Rüdiger Krauß

Fasten
und
Lebenskultu

Neue Aspekte – Anregungen – Erfahrungswerte

Ein Beitrag zur modernen Lebens- und
Gesundheitsgestaltung

Rüdiger Krauß

Fasten
und
Lebenskultur

Neue Aspekte – Anregungen – Erfahrungswerte

Ein Beitrag zur modernen Lebens- und Gesundheitsgestaltung

Ariane Verlag

Die Deutsche Bibliothek – CIP-Einheitsaufnahme

Krauss, Rüdiger:
Fasten und Lebenskultur : Neue Aspekte – Anregungen – Erfahrungswerte ; ein Beitrag zur modernen Lebens- und Gesundheitsgestaltung/ Rüdiger Krauss. – Königstein : Ariane Verl., 1996
ISBN 3-929960-10-9

Gesamtherstellung: Ebner Ulm

Umschlag: Monika Mulzer-Adam, 61273 Wehrheim

Graphik: Jürgen K. L. Ravens, 65818 Schwalbach

ISBN 3-929960-10-9

Printed in Germany

Inhaltsverzeichnis

Einführung

Jedes Buch hat seine Entstehungsgeschichte. Das vorliegende wäre nicht entstanden ohne die wiederholte Ermunterung durch Fastenfreundinnen und Fastenfreunde, denen wie mir die Behandlung der Fastenthematik auf neue Weise ein Anliegen ist. Dafür danke ich ihnen auch an dieser Stelle herzlich. Da es dem Gedanken der Gruppenselbsthilfe widerspricht, sich eine exponierte Position zu verschaffen, insbesondere dann, wenn durch andere Menschen erarbeitete wissenschaftliche und sonstige Erkenntnisse Berücksichtigung finden, soll das Wörtchen „ich" nach Möglichkeit auf diese Einleitung beschränkt bleiben.

Dieses Buch und das Engagement, auf dem es basiert, ist auch aus persönlicher Betroffenheit in Ost und West entstanden, aus Erfahrungen spezieller Art mit der deutschen Ärzteschaft. Der Exodus von Ärzten aus der DDR in die Bundesrepublik Deutschland hatte katastrophale Folgen. Sie ließen ihre Patienten teilweise im Stich und redeten später im Westen – oft an exponierter Stelle – etwas vom Wohle der Patienten. Meine Eltern gingen trotz politischer Gegnerschaft den beschwerlicheren Weg des „Dortbleibens". Oft hörte meine Mutter von Kollegen: „Frau Krauß, wir wundern uns, daß Sie noch nicht im Zuchthaus sind."

Diese Befürchtungen waren weitgehend unbegründet. Aus Feigheit, Mangel an ärztlichem Ethos und fehlender Bereitschaft zu sozialem Engagement wählten viele Ärzte als Wirtschaftsflüchtlinge den egoistischen Weg zu materiellem Wohlstand, der sie im Westen erwartete. Die Möglichkeiten zu konstruktiver Kritik, die in der DDR in bescheidenem Maße auch fruchtbar war, wurden nicht ausgeschöpft.

Als Kinderärztin hatte meine Mutter über Jahre hinweg nur ein bis zwei Kollegen zur ambulanten Behandlung der Kinder einer Industriestadt von 300000 Einwohnern und deren Umland(!). Hinzu kamen allgemeinärztliche Nachtdienste mit (wenig) Schlaf in der Poliklinik, die ärztliche Betreuung von drei Kindergärten in den Mittagspausen und die alleinige ärztliche Versorgung von zwei kleinen Kinderkrankenhäusern, ebenfalls in den Mittagspausen, vor Praxisbeginn, nach „Feierabend" und an den Wochenenden. Als Kind erlebte ich sie im Dauerstreß: Sie verrichtete ihre Arbeit im Laufschritt von Behandlungszimmer zu Behandlungszimmer eilend, von dort zum Krankenhaus und zurück. Ein Auto hatte sie nicht, die Fahrbereitschaft an der Poliklinik war oft anderweitig ausgelastet.

Mein Vater war Internist, später Professor für Naturheilkunde an der Berliner Humboldt-Universität und Leiter eines weiteren Krankenhauses für natürliche Heilweisen.

Ihm widme ich in dankbarer Erinnerung dieses Buch.

Mangels politischer Durchsetzbarkeit des Begriffs „Naturheilkunde" wurde das Fach „physikalisch-diätetische Therapie", später „Physiotherapie" genannt. Auch ihm kamen die Mitarbeiter reihenweise in Richtung Westen abhanden.

Das Mitwirken von Ärzten an der Psychiatrisierung von Gefangenen ist aus der Sowjetunion bekannt. In der nationalsozialistischen Ära waren für die Konzentrationslager nicht nur SS-Ärzte zuständig. Für kleinere Arbeits-Konzentrationslager betätigten sich „normale" niedergelassene Ärzte nebenher als Aussteller von Totenscheinen für die verhungerten und ermordeten Häftlinge. Hier ein Beispiel: das Konzentrationslager Ladelund in Nordfriesland. Ich wohnte zeitweilig in der Nachbarschaft des Geländes und befaßte mich mit dessen Geschichte. Als Todesursache wurde bevorzugt „Dysenterie" angegeben, manchmal auch „Herzschwäche".

Politisch begründete wiederholte Lager- und Zuchthausaufenthalte gaben mir Gelegenheit, das diesbezügliche Wirken von Ärzten in der DDR kennenzulernen. Ein Professor für Psychiatrie fungierte nebenbei als Gutachter des Ministeriums für Staatssicherheit.

Ein mir aus der vorherigen Zeit persönlich als SED-Gegner bekannter Landarzt verdiente sich ein Zubrot durch zwei Besuche pro Woche im benachbarten Haftarbeitslager. Über Generationen von Gefangenen eilte ihm sein Beiname voraus: Er wurde allgemein als „Viehdoktor“ bezeichnet. Ich mochte das nicht glauben. Wieder eingefangene Lagerflüchtlinge wurden halb totgeschlagen und blieben ohne ärztliche Behandlung. Ein stark fiebernder Gefangener hatte zur Schwerstarbeit im Braunkohletagebau anzutreten und starb dort. Ich selbst verweigerte nach einem nicht ausgeheilten Fingerbruch die Arbeit, erhielt keine ärztliche Behandlung, wurde statt dessen vom diensthabenden Offizier getreten und geschlagen und anschließend für drei Wochen mit verschärftem Arrest bedacht, was ich gegenüber der Menschenschinderei während der Arbeit geradezu als Erholung empfand.

Haftschäden fanden im Westen von amtsärztlicher Seite keine Anerkennung. Durch Fasten habe ich mir später selbst erfolgreich geholfen. Bei den eher seltenen Arztbesuchen stand meines Erachtens die Diagnose zur Auslastung der Geräte im Vordergrund – weniger die Behandlung. Die Aspekte Ernährung und Fasten finden generell zuwenig Beachtung.

Die fachliche Basis, aus der heraus dieses Buch entstand, ist bunt gemischt. Vielfältige Studien, darunter auch medizinische, vermittelten solide Kenntnisse von der Beschaffenheit und Funktionsweise des gesunden und kranken menschlichen Organismus. Was an therapeutischen Möglichkeiten und praktischen Erfahrungen in diesem Rahmen gelernt werden kann, ist für mich unbefriedigend.

Die entsprechenden Kenntnisse und Erkenntnisse wurden im Laufe vieler Jahre einerseits autodidaktisch erworben, andererseits durch Gespräche mit Wissenschaftlern und Fastenärzten, Tätigkeit und Gastaufenthalte in naturheilkundlichen und anderen Kliniken, Besuch von Kongressen und Seminaren, fortlaufendes Studium einschlägiger naturheilkundlicher Fachveröffentlichungen, Arbeit in der Pharmaindustrie, Mitarbeit in interdisziplinären therapeutischen Arbeitskreisen sowie durch die praktische Begleitung von Fastenden.

Ein zeitweises starkes Engagement im gesundheitspolitischen Bereich fand eher unauffällig im Hintergrund statt durch die Mitarbeit an neuen Konzeptionen, die von anderen Menschen dann in die Öffentlichkeit getragen wurden. Die heutige politische Bühne eignet sich für Menschen, die ein Bedürfnis nach Selbstdarstellung und Machtausübung haben. Ich gehöre nicht dazu.

Wer ein weitergehendes Interesse an gesunder Ernährung hat, dem wird nichts leichtgemacht. Angebotene Ernährungsformen werden oft mit missionarischem Eifer vorgetragen und widersprechen sich. Auch die Behandlung des Themas Fasten ist nicht frei davon, allerdings sind die Widersprüche weniger gravierend. Es fällt hier etwas anderes auf: Einerseits halten sich hartnäckig Fastenkonzepte und Sichtweisen älteren Datums, die durch veränderte Lebensbedingungen und -inhalte, neuere Untersuchungen oder modifizierte Fastenpraktiken als überholt gelten können. Andererseits gibt es interessante Veröffentlichungen zur Fastentherapie aus früheren Zeiten, die zuwenig Berücksichtigung finden.

In dem vorliegenden Buch wird versucht, einen Teil dieses Mankos auszugleichen und zu einer umfassenderen Sicht dessen zu kommen, was Fasten ist und heute sein kann. Das angebotene Konzept zur Fastengestaltung hat sich bewährt und findet zunehmend Interesse. Sein nachhaltiger Erfolg, die gute Handhabbarkeit und hohe Sicherheit ergeben sich auch aus der Beachtung einer Vielzahl sinnvoller Begleitmaßnahmen. Es soll daher besonders Selbsthilfegruppen und allein Fastenden empfohlen sein.

Generelle Empfehlungen zu Fastenfragen im weitesten Sinne sind immer etwas problematisch, da die persönliche Ausgangslage der jeweils Betroffenen sehr unterschiedlich ist. Es kann daher bei allen in diesem Buch gegebenen Empfehlungen nur darum gehen, einen Mittelweg anzubieten, der möglichst vielen Interessierten gerecht wird.

Die sich durch Fasten eröffnenden Möglichkeiten sind großartig und finden doch ihre Grenzen in gesellschaftlichen, sozialen und individuellen Gegebenheiten. Diese Grenzen realistisch anzuerkennen, muß jedoch nicht heißen, sie als unverrückbar hinzunehmen und sich passiv darin einzurichten.

Viele Menschen empfinden unsere heutige Zeit als stark geprägt von Konsum und zunehmender Vermassung. Sie beklagen sich über eine mehr manipulierende als informierende Werbung und eine auf Kosten des Steuerzahlers ausufernde Bürokratie mit zunehmender Neigung zu Dirigismus und Selbstversorgung statt Dienst am Bürger.

Aus dem Gefühl der Fremdbestimmung entwickeln sie ein Bedürfnis nach stärkerer Selbstverwirklichung, das oft seltsame Blüten treibt. Alte Abhängigkeiten werden lediglich gegen neue eingetauscht, die Abhängigkeit beispielsweise von einem Popidol, einem Psychotherapeuten, einem Guru oder einer Sekte. Der Betroffene kommt so vom Regen in die Traufe und möchte es vielleicht auch unbewußt, denn Beschränkung eigenen Kritikvermögens und passive Heilserwartung sind allemal bequemer als die kritisch-wohlwollende Arbeit an sich selbst und seiner Umgebung zum Besseren hin.

Durch Fasten verliert der Mensch bei umsichtiger Vorgehensweise und Beachtung einiger zunächst als unwichtig erscheinender Details nicht nur an Pfunden im körperlichen, sondern er gewinnt gleichzeitig einiges an Pfunden im geistigen Bereich, und kann sich so einen gangbaren Weg aus dem beschriebenen Dilemma eröffnen.

Die in diesem Buch als „Selbsthilfefasten“ oder „Fasten in Selbsthilfe“ beschriebene Vorgehensweise beruht auf einem Konzept, das in der Praxis schrittweise entwickelt wurde und sich bewährt hat. In einer Selbsthilfefastengruppe wächst der Sinn für achtsamen Umgang mit sich selbst, die Erkenntnis des wahrhaft Wesentlichen im eigenen Leben sowie die Erfahrung, daß berechtigte Eigeninteressen besser mit der sozialen und natürlichen Umwelt als gegen sie zu verwirklichen sind.

1. Das heutige Gesundheitswesen

Die Unzufriedenheit wächst – auf allen Ebenen

Der Zustand unseres Gesundheitswesens interessiert Sie möglicherweise nur am Rande. Wichtiger ist Ihnen Ihr eigener Gesundheitszustand. Sie möchten ein paar Tips bekommen für die persönliche Gestaltung Ihrer Gesundheit und wissen, inwieweit so etwas durch Fasten möglich ist. Das verspricht ja auch der Titel des Buches, und Sie sollen diesbezüglich nicht zu kurz kommen.

Wenn das Thema in einem sehr weit übergreifenden Bogen angelegt wird, so hat das seinen guten Grund. Ihren zukünftigen Fitneßgrad bestimmen Sie nicht allein, er wird wesentlich mitbestimmt durch Ihre engere und weitere Umgebung – die sozialen, gesellschaftlichen und ökologischen Bedingungen für Gesundheit. Ärzte registrieren verstärkt eine Krise des Gesundheitswesens. Die Ursachen werden in einer „Kulturkrise" gesehen (79). Politiker reden seit vielen Jahren über eine Problemlösung, die, wie einige andere auch („Sicherung der Arbeitsplätze", „Hochschulreform"), fast zur leeren Worthülse geworden ist: „Kostendämpfung im Gesundheitswesen."

Dramatisierung ist seit jeher ein beliebtes Mittel, um von den eigenen ungenutzten Möglichkeiten abzulenken und die Schuld für Mißstände bei anderen zu suchen. Das ist auf der persönlichen Ebene nicht anders als auf der Ebene von Interessengruppen oder Repräsentanten des Staates. Die Problemlösung ist theoretisch oft einfach, der Weg jedoch schwer. Im Rahmen von Dramatisierungsstrategien wird der einfache Weg bevorzugt. Er führt meistens am Problem vorbei:

Persönliche Befindlichkeitsstörungen finden auf der sozialen und gesellschaftlichen Ebene ihre Entsprechung und umgekehrt.

Solange Ärzte durch ihre Organisationen auf erworbenen Macht- und Geldpfründen beharren, sind sie unglaubwürdig. Solange vom Volk bezahlte Berufspolitiker mehr Geld ausgeben, als das Volk erarbeiten kann, um ihre Wählerklientel bei Laune zu halten, sind sie unglaubwürdig.

Das Problem ist erkannt. Es wird von der Notwendigkeit eines „schlanken Staates“ gesprochen, die Ausgaben steigen jedoch weiter. Eine beabsichtigte Reduzierung der Neuverschuldung wird als Erfolg verkauft. Das ist so, als ob ein Übergewichtiger sagt: „Ich bin auf dem Wege der Besserung. Statt der fünf Kilo im vergangenen Jahr habe ich mir vorgenommen, dieses Jahr nur 4,9 Kilo zuzunehmen. Fasten in Selbsthilfe im erweiterten Sinn auf allen Ebenen wäre eine sinnvolle Maßnahme. Es hebt die Glaubwürdigkeit gegenüber sich selbst und anderen.

Statt ständig von Kostendämpfung zu reden und mit dem Finger auf andere zu zeigen, wäre der Versuch einer Krankheitsdämpfung angebrachter – auf der gesellschaftlichen, sozialen und persönlichen Ebene. Abgesehen von denjenigen, die aus der Pflege ihrer Krankheit Zuwendungsgewinn beziehen, dominiert der Traum von einem beschwerdefreien Leben in Gesundheit und Wohlergehen. Daß dies ewig ein Traum bleiben wird, dafür ist auf vielfältige Weise gesorgt, aber Träume haben ihre Berechtigung. Weisen Sie doch darauf hin, daß da etwas ab- oder aufzuarbeiten ist.

Immerhin steht statistisch gesehen der Wunsch nach Gesundheit seit langem an der Spitze aller Begehrlichkeiten der Deutschen. Wie kommt es, daß sie dann so wenig dafür tun, und sei es „nur“ durch Vermeidung einiger schädigender Gewohnheiten? Wer Karriere machen will, legt sich einen Plan zurecht. Wer Musiker werden will, übt fleißig. Wer viel Geld haben will, arbeitet mehr als andere oder überlegt, wie er schneller an das Geld anderer Leute herankommt. Was macht ein Mensch, der gesund sein will? Er geht zum Arzt! Er geht zum Arzt in mehr oder weniger passiver Erwartungshaltung aus der Annahme, daß dieser Spezialist für Gesundheit sei – das kann ein folgenschwerer Irrtum sein.

Die Menschen sind also erfolgreich dahin gebracht worden, in einem zentralen Teil ihres Seins auf Selbstbestimmung zu verzichten, Verantwortung abzugeben und sich in Abhängigkeit und somit Manipulierbarkeit zu gefallen. Begründet liegt das nur teilweise in unserer modernen arbeitsteiligen Welt. Nutznießer sind immer diejenigen, die aus Machtausübung über andere Menschen ihr Selbstwertgefühl aufbessern.

Es werden Abhängigkeiten erzeugt und profitabel verwertet. Es darf bezweifelt werden, inwieweit die Gestaltung zwischenmenschlicher Beziehungen auf derartigen Ebenen heute noch zeitgemäß ist. Die Lösung persönlicher, zwischenmenschlicher und globaler Probleme, die im Rahmen des industriell-technischen Zeitalters aufgetreten sind, verlangt nach allseitiger Bildung (insbesondere Gesundheitsbildung), Information und selbstbestimmtem, sich selbst und der Mitwelt gegenüber verantwortlichem Handeln. Ein Einstieg kann die Neugestaltung des Patient-Arzt-Verhältnisses sein. Hierzu wiederum bietet sich unter anderem das Fasten in Selbsthilfe als Möglichkeit an.

Die Kritik an unserem Gesundheitswesen durch Ärzte und die Kritik am eigenen Handeln (besser: dem der Kollegen) hat in letzter Zeit stark zugenommen. Hier die Beispiele:

„Das bereits im Studium vermittelte technisch-mechanistische Weltbild hat viele Ärzte zu emotionalen Analphabeten verkrüppeln lassen." – „Der Arzt will Patienten an sich binden . . ." – „Homöopathie wird als Tröstungszeremonie eingesetzt." – „Etwa ein Drittel bis ein Viertel der sogenannten Hochdruck-Patienten in der Kassenarztpraxis haben in Wirklichkeit gar keinen Bluthochdruck." – „Ärzte haben sich von Technik verführen lassen." – „Untersuchungen zeigen, daß über 60 Prozent der nach Bauchbeschwerden bei Frauen operierten Blinddärme gar nicht entzündet waren." – „Ärzte verordnen fahrlässig" – „Ärzte bekommen Provisionen, wenn sie Präparate eines Herstellers verordnen . . . Dies sind Einzelfälle." – „Die Krankheitsvorsorgeindustrie hat kaum noch ein Bewußtsein vom kranken Menschen, und sie weigert sich erst recht, die Bedeutung von Seele, Geist, Gesellschaft und Kultur beim Entstehen von Krankheiten anzuerkennen." (79)

„Für Patienten ist der Nachweis eines ärztlichen Kunstfehlers ein ziemlich hoffnungsloses Unterfangen." – „Während die Ärzte hierzulande gemeinsam mit ihren amerikanischen Kollegen an der Weltspitze der Einkommensskala stehen, belegen die deutschen Schwestern und Pfleger nur die 16. Stelle im Weltvergleich." – „Über eine Million Bundesbürger gelten laut unterschiedlichen Studien mittlerweile als medikamentenabhängig ..." – „Nach wie vor verläßt nur etwa jeder fünfte Patient eine Arztpraxis ohne Rezept." – „Fehlgewichtungen sind das größte Problem in der Medizinberichterstattung." – „Wenn die offenkundige Unfinanzierbarkeit dieser heute praktizierten Medizin dazu führt, daß die Menschen fortan tatsächlich weniger Medikamente konsumieren, halte ich das für einen großen Erfolg – für die Patienten." (162)

„Einer Studie des pathologischen Instituts eines norddeutschen Krankenhauses zufolge sterben jährlich im Bereich der alten Bundesländer acht- bis zwölftausend Menschen an den Folgen einer medizinischen Behandlung. Wohlgemerkt: Es handelt sich hierbei nicht um Kunstfehler, sondern um ‚Fälle', die nach den Regeln der ärztlichen Kunst behandelt wurden." – „Ist es nicht bedenklich, wenn Weiterbildung heute zu einem beträchtlichen Teil aus Abrechnungsseminaren bestehen muß?" – „Im Alltag wird Mündigkeit oft mit Anspruchsmentalität verwechselt." – „Allein 50 Prozent der Krankenhauspatienten können nach einer Untersuchung der Universität Kiel als Wohlstandskranke bezeichnet werden." – „Vor allem zwei Dinge wären zu ändern, um die Effizienz des Gesundheitssystems im Sinne eines höheren Gesundheitsniveaus zu steigern, bei gleichzeitig deutlich sinkenden Preisen: Erkennung klassisch naturheilkundlicher Prinzipien als Urgrund der Medizin und dementsprechende Konsequenzen für die ärztliche Aus- und Weiterbildung. Umstrukturierung des Versicherungswesens durch Abschaffung des Sachleistungssystems, das eine unreflektierte Inanspruchnahme medizinischer Leistungen fördert und damit den Mißbrauch des Systems geradezu konditioniert." (120)

„Die moderne Medizin verbreitet Angst und verursacht Leiden." – „Statt die Diskussion in die Gesellschaft hineinzutragen, wird Nichtmedizinern die Kompetenz abgesprochen, über das, was im Medizinbetrieb geschieht, zu urteilen. Die Gesellschaft hat sich entmündigen lassen." – „Viele Ärzte, die aus Zeitmangel ihrer

Pflicht, sich lesend weiterzubilden, nicht nachkommen, beziehen ihre Informationen fast ausschließlich von der Industrie, und niemand denkt sich etwas dabei. Das Vertrauen der Ärzte in die Arzneimittelhersteller ist ungebrochen." – „Wer alten Damen ein paar Komplimente macht, dem liegen sie zu Füßen. Das Wartezimmer ist voll von all denen, die sich für ihren Krankenschein einmal noch das charmante Lächeln eines jungen Mannes leisten wollen." – „Nun, die Verpflanzung von Organen, das Herummanipulieren an Genen gibt wissenschaftlichen Ruhm, Fortschritt muß, wie wir gesehen haben, nicht nur herhalten als Vorwand für die Zuwachsraten der pharmazeutischen Industrie, Fortschritt ist auch das Alibi für ärztliche Großtaten. Die Sucht nach ärztlichem und wissenschaftlichem Ruhm ist arztimmanent." – „Wir dürfen aber nicht vergessen, daß die Patienten in diesem Gefüge immer die Schwächsten sind. Vor allem gegenüber den Ärzten." (34)

Soweit einige Äußerungen aus der Ärzteschaft. Sie zeigen, daß ein Umdenkungsprozeß in Gang gekommen ist. Inwieweit er zur Veränderung von Verhaltensweisen führt, ist eine andere Frage. Es gibt Anzeichen dafür, daß die Schlußfolgerungen, die aus der Unzufriedenheit mit dem eigenen Arztsein im Wirtschaftssektor Gesundheitswesen gezogen werden, geschlechtsspezifisch sind. Frauen neigen eher als Männer dazu, auszusteigen und etwas anderes zu machen, so die oben zitierten *Heidi Schüller* und *Sonja Chevallier*. Andere ziehen sich in familiäre Aufgaben zurück. Ein Drittel aller Ärztinnen steigt aus ihrem Beruf aus. Das ist bedauerlich, denn gerade durch sie könnten sinnvolle Änderungen in Richtung auf mehr Menschlichkeit in Gang gebracht werden.

Männer machen weiter und zahlen ihren Preis dafür. Der Arztberuf ist ein schwerer Beruf. Gefordert wird besonders vom niedergelassenen Arzt intensive Zuwendung. Der Beruf ist zeitaufwendig und geht weit über den Achtstundentag hinaus. Die verbleibende Zeit ist nicht ausreichend, um für die gegebene Zuwendung von anderer Seite selbst auch Zuwendung zu erfahren. Ohnehin ist es immer problematisch, ein Defizit an Zuwendung durch Personen dekken zu wollen, die dafür nicht ursächlich verantwortlich sind. Niedergelassene Ärzte sterben früh. Selbstmordrate und Selbstmordgefährdung sind bei Ärzten im Vergleich zu anderen akademischen Berufen am höchsten. Was bleibt und das eigene Befinden hebt, ist oft nur die eigene Überhöhung, das Selbstverständnis eigener Unfehlbarkeit und ein Erfolg, der sich durch gutes Einkommen und ein volles Wartezimmer dokumentiert.

Die Kritik am eigenen Arztsein geht aus beruflichen Gründen verständlicherweise nur bis zu einem bestimmten Punkt: Der Patient soll „mündiger Patient" sein, er soll besser behandelt werden, anders, gründlicher, nebenwirkungsfreier, zuwendungsintensiver und so weiter. Er soll aber – bitteschön – immer Patient bleiben. Als Patient soll er Mensch sein dürfen, als Mensch aber Patient sein müssen. Was wäre auch ein Arzt ohne Patienten? Er wäre reduziert auf eine schwer erträgliche Bedeutungslosigkeit.

Zuwendungsintensität wird heute zunehmend zu einem Gebot aus wirtschaftlichen Motiven. Die Konkurrenz schläft nicht, und nur ein Patient, der gern und oft wiederkommt, ist ein guter Patient. Der zufriedene Patient soll sich besser fühlen durch die Behandlung. Einträglich ist es, wenn er sich nur über Dauerbehandlung besser fühlt. Völlig gesund sollte er nicht sein. Das ist nicht so günstig – er wäre dann ja kein Patient mehr.

Dem Arzt steht ein vielseitiges und für ihn kostenfreies Hilfsarsenal zur Verfügung, das für ständigen Nachschub an Patienten sorgt: die Erziehung, die Werbung, die Alkohol-, Zigaretten-, legalen (Apotheker) und illegalen Drogendealer, die „Giftküchen" der Pharmaindustrie, die Schadstoffproduzenten, minderwertige Nahrungsmittel, Lärm, Streß und diverse andere Folgen menschlicher Unvollkommenheit. Wer aber hilft dem Menschen kostenfrei dabei, nicht zum Patienten zu werden? Nur er sich selbst!

Als in Israel die Ärzte streikten, sank die Sterberate um mehr als 30 Prozent. Für alle, die ungläubig staunend einen Irrtum vermuten: Ein Ärztestreik in Los Angeles führte zu ähnlichem Ergebnis.

Infolge von Trockenheit und Blockade durch die Deutschen litt Dänemark 1917 unter starkem Getreidemangel. Die Regierung verfügte, daß ab sofort kein Getreide mehr an Schweine zu verfüttern ist und diese geschlachtet werden. Die Menschen aßen fortan überwiegend Vollkornbrot, Schrotbrei und Milchprodukte. Ergebnis: Die Zahl der Erkrankungen sank noch im gleichen Jahr um 17 Prozent. Viele Ärzte wurden arbeitslos durch Patientenmangel. *Hindhede*, damaliger Leiter des Staatsinstituts für Ernährungsforschung in Kopenhagen, entwickelte aus dieser Erfahrung seine „neue Ernährungslehre“ (76).

Die Schlußfolgerung aus diesen Fakten soll nicht lauten: Meide den Arzt, dann geht es dir besser und du lebst länger, auch wenn dadurch die Zahl arztbedingter Erkrankungen und Todesfälle gegen Null tendieren würde. Die Lehre ist vielmehr, daß Arztmangel eigenverantwortliches Handeln, gesundheitsbewußtere Lebensweise fördert, und daß eine Ernährungsumstellung den Arztbedarf senkt.

Vergleichsuntersuchungen in England an 7000 Menschen ergaben: Wer regelmäßig an ärztlichen Vorsorgemaßnahmen teilgenommen hatte, lebte nicht länger, erkrankte nicht seltener und auch nicht kürzer als diejenigen, die darauf verzichteten.

In Kanada wurden regelmäßige Gesundheitstests eingeführt. Ergebnis: Die Tests waren weitgehend nutzlos. Sie sagten nur etwas aus über den Gesundheitszustand zum Zeitpunkt der Untersuchung. Es mehrten sich Hinweise, daß gute Testergebnisse zu gesundheitsriskanterem Verhalten verleiteten. Folge: Die Gesundheitstests wurden wieder abgeschafft.

Es wäre also ein Irrtum zu meinen, ein Mehr an Ärzten ergebe ein Mehr an Gesundheit. Die Arztdichte in Großbritannien ist wesentlich niedriger als in Deutschland, die staatliche Krankenversorgung in einem schlechteren Zustand als die Patientenversorgung hierzulande. Die Briten befinden sich trotzdem in keinem schlechteren Gesundheitszustand als die Deutschen.

Auch ein Mehr an Medikamenten ergibt kein Mehr an Gesundheit. *Prof. Hoff* auf einem Internistenkongreß in Wiesbaden: „Sechs Prozent aller Erkrankungen mit Todesfolge und 25 Prozent aller Erkrankungen überhaupt sind auf Arzneimittelschäden zurückzuführen.“ Der Pharmakologe *Prof. Renner* in einer Begutachtung für den Bundesverband der AOK: „In der Bundesrepublik (alte Bundesländer, der Verfasser) sind jährlich bis zu 30000 Tote durch Arzneimittelschäden zu beklagen.“ Die holländischen Ärzte verfügen über einen Bruchteil von Medikamenten, verglichen mit der Zahl der in Deutschland verordneten. Kranker sind die Holländer deswegen nicht.

Kranksein im Dienste der Wirtschaft – wissenschaftlich begleitet

Das Gesundheitswesen ist überwiegend Bestandteil des Wirtschaftssektors. Sein Zuwachs erhöht das Bruttosozialprodukt. Unsere Gesellschaftsordnung ist auf Wirtschaftswachstum angelegt. Ohne Wirtschaftswachstum stellt sie sich selbst in Frage. Die Richtung ist seit langem vorgegeben.

Der Sachverständigenrat zur Begutachtung der gesamtwirtschaftlichen Entwicklung (auch Rat der fünf Weisen genannt): „Das Gesundheitswesen ist ein Wachstumsfaktor. Es ist zudem der Bereich, in dem arbeitsintensiv produziert wird und der deshalb immer mehr Menschen Chancen der Beschäftigung bietet." Und: „Eine administrative Begrenzung des Ausgabenanstiegs trifft, wenn sie wirksam ist, die Wachstumsdynamik – was unerwünscht ist" (174).

Ein amerikanischer Wirtschaftsprofessor verstieg sich zu der Behauptung: „Ein kranker oder alter Mensch hat die *Pflicht* zu sterben, um jungen, impulsiven und initiativen Kräften Platz zu machen" (63).

Daraus logisch geschlossen, müssen wir doch sagen: Je ungesunder wir leben, je teurer unsere Behandlung wird und je länger sie dauert, desto mehr tun wir für Arbeitsplätze und ihren Erhalt. Wenn wir besonders krank sind und in die Invalidität entlassen werden, ist das noch besser, denn wir schaffen dadurch einen neuen Arbeitsplatz. Vergiften wir unseren Körper, unsere Umwelt und unsere zwischenmenschlichen Beziehungen, schafft das Krankheit. Krankheit aber schafft erwünschtes Wirtschaftswachstum. Soziales Handeln reduziert sich auf das Freimachen des eigenen Arbeitsplatzes für andere. Allzulange sollten wir dann auch nicht mehr leben, denn wenn wir vorzeitig an Krebs oder Herzinfarkt sterben, wird Rente gespart.

Spätestens an diesem Punkt wird klar, daß die ganze Richtung nicht stimmt. Die Erkenntnis lautet, auf eine einfache Formel gebracht: Unser Gesundheitswesen, so wie es sich heute darstellt, beinhaltet das Gegenteil von dem, was unsere Gesundheit ausmacht. Es lebt von unserer Krankheit, nicht für unsere Gesundheit. Allein aus diesem Grund spricht schon vieles dafür, wenn wir vom passiven Versorgungsanspruch zur Selbsthilfe im persönlichen Bereich und in unserer Umgebung übergehen.

Es macht wenig Sinn, sich als Versuchskaninchen oder als zu melkende Kuh zur Verfügung zu stellen. Wer auf Änderungen wartet, läuft Gefahr, vergeblich zu warten und auf beschwerliche Weise alt zu werden. Änderungen, die an Macht- und Geldpfründen ansetzen, die sich unter dem Deckmantel der sozialen Marktwirtschaft etabliert haben, sind so schnell nicht zu erwarten. Wer sich selbst ändert, ändert die Welt, in homöopathischen Dosen zwar, aber er ändert sie. Auch homöopathische Dosen können eine große Wirkung haben.

Marktwirtschaft reguliert sich aus Angebot und Nachfrage. Bleibt die Nachfrage aus, wird der medizinisch-industrielle Komplex zum Umdenken gezwungen sein. In der Wirtschaft wird gern von der notwendigen Bereitschaft zur Mobilität gesprochen. Das ist begrüßenswert, wenn Sie sich nicht auf die Bereitschaft zum Ortswechsel beschränkt. Auch ein Berufswechsel könnte von Pharmaproduzenten und Ärzten ins Auge gefaßt werden. In anderen Berufsgruppen ist das selbstverständlich.

Das enge Beziehungsgeflecht zwischen Pharmaindustrie, Ärzten und Apothekern funktioniert immer noch recht gut, auch wenn der erste Sand im Getriebe feststellbar ist. Es geht von der psychischen Abhängigkeit bis zur direkten Bestechung. Früher konnten sich Medizinstudenten nach dem Physikum von einigen Firmen ein teures Fachbuch schenken lassen, das sie für ihre weitere Ausbildung benötigten. Solche Langzeitinvestitionen sind nicht mehr nötig. Fortbildungsveranstaltungen, für die offiziell die Ärzteschaft verantwortlich zeichnet, sind in Wirklichkeit oft nicht nur durch die Pharmaindustrie finanziert, sondern auch organisiert. Eine Pharmafirma „kauft“ dann auch noch die Referenten ein, die beiläufig bestimmte Präparate lobend erwähnen und für diese lobende Erwähnung weitere lukrative Aufträge erhalten. Hinterher gibt es für alle ein gutes Essen, zumindest ein kaltes Büfett – alles gratis natürlich. Die vom Präsidenten der Berliner Ärztekammer, *Ellis Huber*, beklagte „Kulturkrise" (79) wird immer wieder gern von seinen jüngeren Kollegen zum Ausdruck gebracht, indem sie sich wie die Geier auf das Essen von Pharmas Gnaden stürzen.

Stationsärzte bekommen gern Pilot- oder Feldstudien angedient. Dabei geht es teilweise um Kreuzchenmachen auf vorgefertigten Formularen. Der nichtsahnende Patient X wird mit der Substanz Y der Firma Z behandelt und geht leer aus. Der Arzt erhält einen bestimmten Geldbetrag oder eine Sachleistung. Die ausgefüllten Bögen wandern in der Firma in den Papierkorb. Niemand interessiert sich für diese Pseudowissenschaftlichkeit im Dienste des Marketing. Irgendwo weiß das auch der Arzt. Er tut es aber trotzdem.

Nach Paragraph 7 des Arzneimittelwerbegesetzes ist es für Pharmafirmen gegenüber Ärzten unzulässig, „Waren oder Leistungen anzubieten, anzukündigen oder zu gewähren, es sei denn, . . . Gegenstände von geringem Wert . . ." Die Praxis sieht etwas anders aus. Viele Firmen verschenken Auslandsreisen für Ärzte und Apotheker. Andere laden zu einem Gratissegeltörn oder fliegen Ärzte zum Tennisturnier nach New York. Beliebt sind Einladungen an den Sitz der Firma. Liegt der in einem landschaftlich wenig reizvollen Industriegebiet, bietet sich eine Filiale im Ausland, zum Beispiel in Südamerika, an. Das läuft dann offiziell unter „Symposium" mit Betriebsbesichtigung und geht bis zur Übernahme der Kosten für die mitfliegende Begleitung.

Solche Kosten werden auf die Preise aufgeschlagen. Das Geld hierfür holen sich die Firmen von den Apothekern und Krankenhäusern, die wiederum holen es sich von den Krankenkassen, die sich dafür an Ihnen und mir schadlos halten.

Dafür dürfen wir uns das Medikament aus der Apotheke holen und etwas zuzahlen – Selbstbeteiligung nennt man so etwas. Ein sehr irreführendes und betrügerisches Wort, denn die Selbstbeteiligung ist ja vorher schon da, und zwar zu 100 Prozent durch unseren Krankenkassenbeitrag. Alles was darüber hinausgeht, ist eigentlich eine unzulässige Strafgebühr. Erzeugt dieses Medikament Nebenwirkungen, so gibt es gegen diese wiederum ein anderes Medikament. Der einträgliche Kreislauf ist wieder geschlossen, allerdings nicht für Sie.

Es gibt noch ein anderes intensives Beziehungsgeflecht zwischen Pharmaindustrie und dem Wissenschaftsbetrieb, sozusagen auf höherer Ebene. Die Pharmaindustrie benötigt für die Genehmigung neuer Arzneimittel eine Reihe wissenschaftlicher Untersuchungen. Und in dem sogenannten „wissenschaftlichen Prospekt“, mit dessen Hilfe das Präparat in den Markt gedrückt wird, macht es sich gut, wenn noch ein paar weitere Veröffentlichungen über die Substanz aufgezählt sind. Hierfür werden Ärzte gebraucht.

Ein Arzt wiederum, der eine wissenschaftliche Laufbahn einschlagen will, benötigt für seine Habilitation den Nachweis der Veröffentlichung einer Reihe wissenschaftlicher Arbeiten. Es bietet sich geradezu an, daß man miteinander ins Gespräch kommt. Diese Arbeit dient der Pharmaindustrie und dem Arzt, er erhält dafür ein Honorar. So kann sich ein nicht uninteressantes Nebeneinkommen ergeben, unter kostenloser Nutzung der Klinikeinrichtung, der Arbeitskraft Untergebener und der Patienten als Versuchskaninchen.

Nun gibt es nur noch eine Schwierigkeit – die Veröffentlichung dieser Arbeit. Renommierte Fachzeitschriften haben daran kein Interesse, es sei denn, es kommt dabei wirklich etwas Neues heraus, und das ist normalerweise nicht der Fall.

Hierfür gibt es eine Reihe von Fachzeitschriften, die kaum gelesen werden und deren Verleger sich dafür bezahlen lassen, daß ein Fachbeitrag veröffentlicht wird. Die Pharmafirma kümmert sich darum. Sie zahlt das Geld, die Arbeit wird veröffentlicht, und allen ist gedient: der Firma, dem Arzt und dem Verleger. Hieraus ergeben sich – gewissermaßen im Selbstlauf – Schwerpunkte medizinischer „Forschung“. Aus einer Arbeit etwa über die heilsame Wirkung von Wasseranwendungen erwächst kein zusätzliches Einkommen. Naturheilkundliche Forschung ist also in unserem gesundheitsindustriellen Komplex konzeptionell benachteiligt.

Das Arztwesen im Dienste seiner selbst

Weit über 90 Prozent aller wissenschaftlichen Veröffentlichungen dürften durch Veröffentlichungen neueren Datums überholt, wenn nicht sogar widerlegt sein. Auch die neuesten Erkenntnisse werden da keine Ausnahme bilden. Etwas weniger Wissenschaftsgläubigkeit wäre daher hin und wieder angebracht. Unübersehbar ist die Flut von Information, und wer da mithalten möchte, konzentriert sich auf Aktuelles. Es ergibt sich daraus der Nachteil, daß im medizinischen Bereich so manches in Vergessenheit geraten ist, das auch heute noch von Interesse sein könnte. Der Bereich Naturheilkunde und Fasten bleibt hiervon nicht ausgespart.

Wissenschaftlich orientierte Medizin hat sich vielfach in eine gewisse Abhängigkeit von der Industrie begeben. Das ist normal. Sofern sich medizinische Probleme nicht gedanklich oder durch den Gebrauch der Sinne lösen lassen, und sofern Lösungsangebote nicht gedanklich durch eine schlüssige Argumentation beweisbar sind, bedarf es der Technik zur Verifizierung. Es kann jedoch als Zeichen intellektueller Beschränktheit gelten, wenn in der Medizin aus gedanklicher Kraft erbrachte Beweisführungen und Lösungsangebote so lange ignoriert, belächelt und bekämpft werden, bis apparativer Aufwand nach Jahrzehnten zu ähnlichen Ergebnissen kommt. Der Preis ist hoch, denn auf der Strecke blieben das Vertrauen in die ärztliche Kunst und ungezählte Menschen, denen hätte geholfen werden können.

Neben der von *Rudolf Steiner* entwickelten Misteltherapie gegen Krebs, auf die später eingegangen wird, zwei weitere Beispiele:

Die Müttersterblichkeit durch Kindbettfieber nach der Entbindung war früher hoch. *Semmelweis* wies auf die ärztliche Mißachtung primitivster hygienischer Verhaltensmaßregeln als Ursache hin und konnte durch eigenes Besserverhalten die Richtigkeit seiner These bestätigen. Semmelweis wurde verlacht und als Spinner abgetan. Er fand zeitlebens keine Anerkennung, resignierte zutiefst angesichts des vermeidbaren Elends und starb in geistiger Verwirrung. Seine Kollegen handelten weiterhin wie gehabt. Ein Händewaschen zwischen der Behandlung der einzelnen Patientinnen und sonstigen (persönlichen) Verrichtungen hielten sie für überflüssig, von Desinfektionsmitteln ganz zu schweigen. Verachtung „des Weibes" als Gebärender ist durch überlieferte Äußerungen belegt. Frauen mußten sterben, weil es Männern zu aufwendig war, sich die Hände zu waschen.

Der holländische Landarzt *Cornelius Moermann* entwickelte aus Versuchen mit Brieftauben bereits in den 30er Jahren eine Krebstherapie, mit der er sogar noch viele Menschen heilen konnte, die aus dem Krankenhaus nach Hause zum Sterben entlassen waren. Diese diätetische Umstellungs- und Substitutionstherapie basiert auf der simplen Erkenntnis, daß Krebs sich aus einem geschwächten Organismus entwickelt und es demzufolge einer Stärkung der Abwehrkraft bedarf. Moermann wurde von holländischen Ärzten und Politikern heftig bekämpft und fand erst ab den siebziger Jahren wissenschaftliche Anerkennung.

Wenn Steiner und Moermann nicht den dünkelhaften Zugehörigkeitskriterien der Wissenschaftlerkaste entsprachen, so war das doch nur ein Begleitgrund für deren zeitlich stark verspäteten Aha-Effekt. Medizinwissenschaftlich vorzugsweise anerkannt ist immer noch das, was apparatetechnisch meßbar ist. Apparatetechnische und pharmazeutische Vorgaben der Industrie dominieren die Problemprioritäten und Wege persönlicher Profilierung. Nachfrage in Abhängigkeit vom Angebot – Medizinwissenschaft als Appendix der Marktwirtschaft.

Bei solchem Verhalten (der Ausdruck „Denken" wäre hier zu weit gegriffen) kann es nicht verwundern, daß der universitäre Output an Medizinern, für den die universitäre Wissenschaftlerkaste nebenbei mitverantwortlich ist, sich auf der „niedrigeren" Ebene ebenfalls marktkonform verhält – Bedarf und Nachfrage.

Therapieinhalte werden dadurch vorsortiert, was „in" oder über die Kassen profitabel abrechenbar ist. Was „in" ist, bestimmt weitgehend die Industrie über die Werbung, im Bereich alternativer Medizin die Herkunft aus fernen Ländern: Ohrakupunktur wurde in den fünfziger Jahren von einem französischen Arzt entwickelt und allseits belächelt. Nach einem Umweg über China wurde sie von dort kommend hochinteressant.

Was abrechenbar ist, wird von hervorragend honorierten Ärztefunktionären weitgehend durch Verhandlungen mit den Kassen beeinflußt. Wer bezahlt diesen Apparat ärztlicher Funktionäre? Sie als Patient! Ihr Krankenkassenbeitrag geht an die Krankenkassen und andere zur Finanzierung von deren luxuriös ausgestatteten Gebäuden, Bürokratenapparat et cetera. Ein Teil dieses Geldes wird von dort an die kassenärztlichen Vereinigungen überwiesen. Daraus werden jedoch nicht nur die niedergelassenen Kassenärzte bezahlt, sondern auch der eigene Apparat inklusive fürstlicher Funktionärsgehälter.

Versuchen Politiker Kosten zu sparen über die Eindämmung des Riesenangebots erstattungsfähiger Medikamente, werden seitens der Ärztefunktionäre die Patienten vorgeschoben, um Ärzte-Einkommen auf einem hohen Stand zu halten: Die Versorgung der Patienten sei in Gefahr, die Therapiefreiheit gefährdet. Trickreich wird die Therapiefreiheit mit Therapeutenfreiheit vertauscht. Therapiefreiheit herrscht ja aufgrund der ärztlichen Gebührenordnung ohnehin nicht. Diese aber wurde unter maßgeblicher Beteiligung der Ärzte geschaffen, unter weitgehender Aussparung einer sanften und nebenwirkungsfreien Medizin, wie sie die klassische Naturheilkunde anbietet und zu der auch Fasten gehört.

Jedes verordnete Medikament schafft ein Stück Abhängigkeit des Patienten von der Person Arzt. Eine Tablette, die keinen Wirkstoff enthält, hat oft eine ausgeprägte Wirkung, wie Doppelblindversuche zeigen. Die Wirkung resultiert nicht nur daraus, daß der Patient glaubt, das Mittel wird ihm helfen, sie resultiert auch aus der Gläubigkeit gegenüber der Person Arzt. Jede Befolgung einer „Verordnung" ist somit ein Schritt in die Fremdsteuerung, weg von sich selbst und den eigenen Möglichkeiten.

Vom Versagen der Politik

Für die meisten Erkrankungen gilt, daß ihre Ursachenbekämpfung billiger, menschlicher und wirkungsvoller ist, als eine Behandlung nach ihrem Eintreten. Hieraus ergibt sich die Schlußfolgerung und

Notwendigkeit, sich einzumischen und nicht länger hinzunehmen, was uns da Medizinwirtschaft, sonstige Wirtschaft und Politik aus Profit- und Machtstreben an krank machenden Faktoren aufzwingen. Sofern es dabei um die Auswirkungen chemischer Schadstoffe geht, wird es schwierig. Sehr treffend bemerkt der Kieler Toxikologe *Prof. Wassermann*:

„Die chemische Industrie verbindet täuschende Hochglanzwerbung problemlos mit Menschenverachtung, selbst gegen die eigenen Mitarbeiter. Ebenso schuldig sind aber auch Gewerkschaftsfunktionäre, die – dem Management untertänig vorauseilend – nichts für die gesundheitlich geschädigten Chemiearbeiter tun, aber politisch geräuschvolle Reden schwingen. Gesundheitsschäden bei Anwendern der Produkte, wie Landwirten, Gärtnern, Forstarbeitern, Zimmerleuten, Tischlern et cetera werden nicht untersucht. Den Staat interessieren die Ursachen für Gesundheitsschäden seiner Bürgerinnen und Bürger kaum. Interessenverflechtungen schützen die Verursacher. Die flächendeckende Verseuchung der Gesellschaft mit den riskanten Produkten der Chlor-Chemie und deren Folgen macht den konzertierten Einsatz von Gefälligkeitsgutachten buchstäblich notwendig. Gleichzeitig wird bei der betroffenen Bevölkerung, den Steuerzahlerinnen und Steuerzahler, kräftig abkassiert, sei es durch ständig steigende Krankenkassenbeiträge . . . oder durch zehnmal höhere Kosten der Müllverbrennung – verglichen mit besseren (biologisch-mechanischen) Verfahren – zugunsten der Müllwirtschaft“ (186).

Wer sich eine Lösung anstehender Probleme auf der Ebene der Europäischen Union erhofft, bleibt von Enttäuschung nicht verschont. Zitat aus einer Stellungnahme der EG-Kommission: „Zwar besteht in der Öffentlichkeit ein wachsendes Interesse an der Alternativmedizin, doch wird dies von den kompetenten wissenschaftlichen Kreisen nicht geteilt; außerdem deutet derzeit in der medizinischen Fachliteratur nichts darauf hin, daß Alternativheilmittel wirksamer sind als Placebos . . . Diese Behandlungen können bei der Ausübung der Heilkunde und bei der ärztlichen Versorgung wirtschaftliche Probleme aufwerfen, die die Vorschriften der sozialen Sicherheit in Frage stellen.“

Berge von gesunden Äpfeln werden in der Europäischen Union Jahr für Jahr vernichtet, weil sie nicht der Norm entsprechen – zugunsten von schöner aussehenden, chemiegespritzten Produkten. Die Verarbeitung von nicht der Norm entsprechenden Jungfischen zu Fischmehl wird subventioniert – bei gleichzeitiger Leerfischung der Meere. Es werden zwar Kampagnen gegen das Rauchen finanziert, ein – vielfacher Betrag jedoch für die Subventionierung des Tabakanbaus – vor allem in Griechenland – zur Verfügung gestellt.

Hilfreicher als ein Einstieg als Einmischer wird also oft ein Ausstieg als Konsument sein, auch aus medizinischen Leistungen. Die Darlegung einiger diesbezüglicher Möglichkeiten bei gleichzeitiger Erhöhung der Lebensqualität erfolgt später.

Daß eine gute Behandlung im Krankheitsfall gesichert sein muß, ist selbstverständlich. Die einfachste, kostensparendste und humanste Lösung wäre, jedem Menschen aufgrund seines Menschseins unter Einbeziehung der Naturheilkunde eine ausreichende Versorgung im Krankheitsfall zuzubilligen. Das wäre möglich, wenn in Gesundheitszentren, Polikliniken oder Ambulatorien eine Auswahlmöglichkeit in bezug auf Chemotherapie, apparategestützte Medizin und natürliche Heilmethoden bestünde. Verschiedene ärztliche Fachrichtungen könnten dort mit nichtärztlichen Therapeuten die Zusammenarbeit erlernen und praktizieren. Es käme zu sinnvollen therapeutischen Verknüpfungen. Gesundheitsberater und Ärzte für Gesundheitshilfe könnten dort wertvolle Tips zur Krankheitsvermeidung geben und gemeinsam mit den Besuchern im Rahmen sinnvoller Programmangebote Gesundheitsgestaltung praktisch einüben.

Die Kosten verursachenden Apparate von Krankenkassen und kassenärztlichen Vereinigungen würden entbehrlich. Ärzte könnten in Freiheit von Gebührenordnungen und bürokratischem Abrechnungsaufwand diejenige Therapie betreiben, die sie für sinnvoll halten und so ihrem beruflichen Selbstverständnis wieder eine Stück näher kommen. Das Bemühen des *Deutschen Naturheilbundes* geht in diese Richtung. Die Bereitschaft und der gute Wille von vielen Menschen ist da. Die Einschränkung der Möglichkeiten ergibt sich aus dem fehlenden Mut von Politikern zu einschneidenden

Veränderungen, zu der Bereitschaft, Krankheitsvermeidung, ökologischem Umbau und (billigeren) natürlichen Heilmethoden den Vorrang zu geben gegenüber Wachstum der Krankheitsindustrie, Selbstversorgungsmentalität (auf Kosten anderer), der entbehrlichen bürokratischen Apparate und anderen heiligen Kühen der (gar nicht so) sozialen „Marktwirtschaft".

Ein Briefträger als Arzt – amüsantes Lehrstück

Was sich dem Außenstehenden als geballter Sachverstand darstellt, ist oft nicht mehr als die fremdwortgespickte verbale Ummantelung eigenen Unwissens. Welch schöne Karrieren das Gesundheitswesen auch für Quereinsteiger bereithält, konnte der Briefträger und spätere Taxifahrer *Claus Uwe Postel* nachweisen.

Postel fühlte sich zu Höherem berufen und bewarb sich mit einem falschen Ausweis als Arzt und Psychologe unter dem Namen Dr. med. Dr. phil. Clemens Bartholdy beim Flensburger Gesundheitsamt. Als stellvertretender Leiter des Amtes wirkte er unter anderem im Rahmen der Pflichtuntersuchungen am Ort tätiger Prostituierter. Ein lukratives Angebot aus der Flensburger Gesellschaft, eine bei klarem Verstand befindliche ältere Dame für unmündig zu erklären, damit der Sohn schneller an das Erbe herankäme, lehnte er ab. Als Gutachter vor Gericht konnte Postel wiederholt Menschen vor dem Weg der Psychiatrisierung in einer geschlossenen Anstalt retten. Spätere akribische Untersuchungen seines Tuns ergaben, daß zu keiner Zeit einem Menschen daraus Schaden erwachsen war – ein Qualitätsmerkmal, das die meisten seiner „Kollegen" nicht für sich beanspruchen könnten. Leider gibt es keine fachlichen Qualitätsüberprüfungen für Ärzte in regelmäßigen Abständen, für Piloten sind sie selbstverständlich.

In Flensburg fachlich nicht mehr ausgelastet, entschied sich Postel für eine wissenschaftliche Karriere und bewarb sich um eine ärztliche Assistentenstelle an der Psychiatrischen Klinik der Universität Kiel. Postel bekam die Stelle als einer von vielen Bewerbern, nachdem er die „hohen Herren" mit einer Probevorlesung über „Thomas Manns ‚Bekenntnisse des Hochstaplers Felix Krull' aus psychiatrischer Sicht" auf den Arm genommen hatte. Im Rahmen der Vorlesung entwickelte Postel das Phantasiegebilde interessanter Aspekte eines wissenschaftlichen Fachkongresses in New York. Die „hohen Herren" nickten anerkennend und taten auf diese Weise kund, daß auch ihnen diese wissenschaftliche Spezialität geläufig sei. Die Sache hatte nur einen kleinen Schönheitsfehler: Der Kongreß hatte nie stattgefunden.

Ob Postel heute möglicherweise als Oberarzt auf dem Wege zu einer Professur wäre, wissen wir nicht. Seine Sachkenntnis war ausreichend und offensichtlich imponierender als die der anderen (vergeblichen) Mitbewerber. Oder weisen seine Anstellungen darauf hin, daß eine gewisse Portion Hochstapelei zum ärztlichen Alltag gehört, damit gegenüber den Patienten der Anschein des Durchblicks gewahrt bleibt? Und kann Postels Kieler Anstellung dahingehend gedeutet werden, daß ärztliche Hochstapelei derart verinnerlicht ist, daß auch der wissenschaftliche Bereich nicht frei davon ist?

Der Fall Postel wirft weitere Fragen auf, zum Beispiel: Gibt es medizinische Gutachter, die nicht wie Postel verlockenden Angeboten widerstehen – diese können ja auch etwa aus der Industrie kommen? Wie viele Menschen sitzen zwangsmedikalisiert in geschlossenen Anstalten, obwohl eher diejenigen dahin gehören, die ihre Einweisung betrieben haben? Postels Karriere nahm ein jähes Ende nicht durch den Mangel an Wissen, sondern durch eine Nachlässigkeit: Er verlor in Flensburg seine Geldbörse, und die Polizei fand darin zwei Ausweise mit dem gleichen Foto . . .

Postels Anstellungen wurden möglicherweise auch dadurch begünstigt, daß er im „zarten Alter von 27 Jahren" sich als Absolvent von zwei Studiengängen und Verfasser von zwei Doktorarbeiten darstellte. Das reichte schon, um ein Bild geballter Kompetenz zu vermitteln. Sein Buch zum Thema trägt den Titel: „Die Abenteuer des Dr. Dr. Clemens Bartholdy." Zu neuen Ehren gelangte Postel 1995 als Zeuge vor dem Untersuchungsausschuß des Kieler Landtags zur Barschel-Engholm-Affäre. Er war bekannt mit Reiner Pfeiffer, einem der Drahtzieher dieser Polit-Affäre.

Welche Botschaft brachte uns der Briefträger Postel und was hat sie mit Fasten in Selbsthilfe zu tun? Die Botschaft ist teils amüsant, teils bitter und wirft ein schlechtes Licht auf unseren Medizinbetrieb, das sich von dessen leuchtender Selbstdarstellung kraß unterscheidet. Wenn die universitäre Elite ärztlicher Wissenschaft, die ja auch für die Ausbildung künftiger Ärztegenerationen Sorge trägt, im ureigensten Bereich ihrer Qualifikation einen Scharlatan nicht von einem Fachmann zu unterscheiden vermag und sich unkritisch von Titeln blenden läßt, scheint es einem Kranken geboten zu sein, im Interesse des Selbsterhaltungstriebs mit einer gesunden Portion Skepsis und Mißtrauen den Aufwand zu betrachten, der ärztlicherseits mit ihm betrieben wird.

Es soll ja immer noch Menschen geben, die fragen, ob ein Arzt ohne Doktortitel überhaupt ein richtiger Arzt ist, weil für sie der Arzt eben „der Doktor" ist. Österreich hat dieses für betroffene Ärzte schwerwiegende Problem elegant gelöst: Jeder Arzt bekommt dort von Staats wegen den Doktortitel ohne zusätzliche Doktorarbeit geschenkt. Hierzulande verfallen Akademiker, deren graue Zellen oder Zeit für eine Doktorarbeit nicht ausreichen, auf die erfolgversprechende Idee, sich den Titel zu kaufen. Das Geld teilen sich dann Vermittler, Schreiber und der Professor als „Doktorvater".

Ernährungsberater, Gesundheitsberater oder Lebensberater darf sich in Deutschland jeder Mensch nennen. Diese Titel dürfen frei verwendet werden. Um sich Heilpraktiker nennen zu dürfen, ist zwar eine Prüfung erforderlich, aber keine Ausbildung; Fakten, die überwiegend nicht bekannt sind. Wie wäre es damit, jedem Menschen per Geburtsnachweis das Recht auf den Titel zu sichern, den er sich wünscht, selbstverständlich in Verbindung mit einer ordentlichen Urkunde, um auf diese Weise eine titel- und autoritätsgläubige Gesellschaft ad absurdum zu führen? Das Lehrstück Postel braucht dann nicht peinlich zu sein, wenn es bei gesunden und halbgesunden Menschen die Einsicht verstärkt, daß Gesundbleiben und oft auch Gesundwerden ein lebenslanger Prozeß ist, der bei ihnen selbst am besten aufgehoben ist und aus ihnen heraus am stärksten stattfindet. Eine Wunde etwa schließt sich nicht durch eine Operationsnaht oder ein Medikament – derartige Hilfsmaßnahmen können den Heilprozeß lediglich begünstigen. Sie schließt sich durch die dem Menschen innewohnende Heilkraft, deren Stärke er durch seine Lebensführung beeinflussen kann. Diese Lebensführung ist eingebettet in den Umgang mit anderen Menschen, die Hilfe durch sie. Die Heilung einer seelischen Verletzung ist verstärkt auf den liebevollen Umgang mit anderen Menschen angewiesen, damit sich beispielsweise keine Psychose als chronisches Leiden daraus entwickelt. Hier im Bereich von körperlicher, seelischer und sozialer Gesundheit liegt ein weites Aufgabenfeld für Selbsthilfegruppen, zu denen mit tiefgreifenden und weitreichenden Auswirkungen das Fasten in Selbsthilfe in einer Gruppe gehört.

2. Das neue Gesundheitswesen

Gesellschaftliche und persönliche Bedingungen für Gesundheit

Im vorigen Kapitel wurde darauf hingewiesen, daß ein Mehr an Ärzten und Medikamenten in modernen Industriegesellschaften nicht zwangsläufig mit einem Mehr an Gesundheit verbunden ist. Auch aus einem Zuwachs an Krankenhäusern läßt sich zwar ein Zuwachs an medizinischer Versorgung und damit verbundener Kosten, nicht jedoch eine Verringerung von Krankheitshäufigkeit und -dauer erkennen.

Die USA stehen weltweit an der Spitze bei den Ausgaben im Gesundheitswesen pro Einwohner. Das ist bemerkenswert, da viele Millionen Amerikaner nicht krankenversichert sind und sich aus Kostengründen bei Arztbesuchen einschränken müssen. Es besteht der begründete Verdacht, daß ein höherer Betrag der Behandlungskosten als in anderen Ländern lediglich für Fassadenkosmetik ausgegeben wird. In einer mehr auf Schein als auf Sein angelegten Gesellschaft ist es wichtiger, gesund auszusehen, statt es wirklich zu sein. Dementsprechend hoch ist der Anteil an plastischen Schönheitsoperationen. Trotzdem: Mit dem Anstieg der Kosten im Gesundheitswesen ging in den USA eine reale Verschlechterung des Gesundheitszustandes der Bevölkerung einher: Früher das Land mit der geringsten Säuglingssterblichkeit, lagen die USA 1987 im Weltvergleich an 18. Stelle hinter einem Land wie Griechenland beispielsweise, dessen Gesundheitsausgaben je Einwohner 1991 bei 404 Dollar lagen, während für die USA im gleichen Jahr 2867 Dollar berechnet wurden (79, 151). Gestiegen sind in den USA die Zahl der seelischen Erkrankungen, die Sucht- und Selbstmordrate sowie die Sterberate und Behinderung bei jungen Menschen.

Einen hohen Anteil der Kosten stellen dort Maßnahmen der Hochleistungsmedizin, wie Transplantationen und Bypass-Operationen am Herzen. Der Trend ist in Deutschland in eine ähnliche Richtung gegangen, ohne daß sich dadurch im geringsten die Bedingungen für unsere Gesundheit gebessert hätten. Man denke nur an den hohen apparativen und personellen Aufwand, der in Krankenhäusern mit sterbenden alten Menschen betrieben wird, oft gegen deren Willen.

Auch ärztliche Maßnahmen zur Prävention verbessern kaum die Gesundheit, eher schon das Einkommen. Dieser Begriff wird mißbräuchlich verwendet. Der Aufwand erfolgt überwiegend apparatetechnisch und hat mit Krankheitsvorbeugung, Gesundheitsförderung oder Gesundheitserziehung nichts zu tun, im günstigsten Fall mit Früherkennung, in jedem Fall mit Auslastung der Geräte. Beispiel: die überaus teuren Messungen der Knochendichte mit Computertomographen.

Die Errungenschaften medizinischer Wissenschaft haben eine Vielzahl von Erkrankungen behandelbar und oft heilbar gemacht. Manche Krankheitsbilder sind nahezu verschwunden. Die Lebenserwartung ist gewaltig gestiegen. Großen Anteil daran haben die verbesserten technischen Möglichkeiten und operativen Fertigkeiten, Schutzimpfungen, Antibiotika und neuentwickelte synthetische Substanzen.

Auf der gesellschaftlichen Ebene wurden verbesserte Bedingungen für Gesundheit geschaffen durch die Einführung der Kranken-, Renten- und Pflegeversicherung, den gehobenen Wohlstand mit guten Ernährungsmöglichkeiten, das ärztliche Versorgungsnetz, verbesserte hygienische Bedingungen und die Absicherung von Randgruppen.

Diese Erfolge dürfen auf keinen Fall geringgeschätzt werden. Sie hatten jedoch ihren Preis: verstärkte Umweltbelastungen durch Giftstoffe, technischen Lärm und negativen Streß, Auseinanderfallen der Großfamilie als früher wichtiger Voraussetzung für soziale Gesundheit, Auseinanderfallen ganzheitlichen Lebens in einen Arbeits- und einen Freizeitteil, Abgabe der Verantwortung für Gesundheit an Arzt und Staat, Machbarkeitswahn aus Überschätzung medizinischer Möglichkeiten, Geringschätzung der Heilkraft der Natur, Verdrängung von Krankheit und Sterbenmüssen als sinnvollem Bestandteil eines erfüllten Lebens, Entstehung von neuen Krankheitsbildern (teilweise ohne erfolgversprechende Behandlungsmöglichkeit) und Zunahme chronischer Erkrankungen bei verminderter Lebensqualität.

Es ist höchste Zeit für eine simple Erkenntnis: Ein Teil der genannten medizinischen Errungenschaften ist heute nicht mehr geeignet, die mit ihnen verbundenen Erfolge auch in Zukunft zu gewährleisten. Wir nähern uns einer kritischen Grenze, an der unter Berücksichtigung des Wirkungsgrades der zunehmend in diesen Bereichen betriebene Aufwand die damit verbundenen Erfolgserwartungen nicht mehr erfüllen kann.

Dafür ein Beispiel: Extensiver Einsatz von Antibiotika und Sterilisierungsmaßnahmen hat das Problem hochresistenter, an das jeweilige Krankenhaus gebundener Keime geschaffen. Die Pharmaindustrie hinkt trotz enorm teurem Forschungsaufwand in der Entwicklung neuer Antibiotika diesem Trend hinterher. Als Folge bekommen schon heute jährlich Tausende von Menschen in Krankenhäusern durch krankenhausspezifische Keime schwerste Infektionen, oft mit Todesfolge.

Zweiter Teil der simplen Erkenntnis: Maßnahmen, die ein Problem (weitgehend) gelöst haben, jedoch als Folge ein anderes Problem entstehen ließen, sind nicht geeignet, das Folgeproblem ebenfalls zu lösen. Genau dieser vergebliche Versuch ist jedoch zentrales Merkmal unseres Gesundheitswesens, das sich dadurch zunehmend selbst in eine behandlungsbedürftige Position bringt. Die Kosten explodieren, und der Nutzen für die Gesundheit ist geringer als der Aufwand.

Es wäre erforderlich, vorhandene Kapazitäten im Bereich von Forschung, Entwicklung, Ausbildung, Strukturen, menschlicher Arbeitskraft und Kapital umzuleiten, damit Krankheitsvermeidung Vorrang vor Krankheitsbehandlung bekommt. Selbst dieses Minimalprogramm ist noch zu kurz gegriffen, da Gesundheit nicht negativ als Abwesenheit von Krankheit zu definieren ist, sondern auch soziale Gesundheit beinhaltet.

Soziale Gesundheit beginnt bei den Kindern. Es ist beschämend, daß Politiker sich bis heute außerstande sehen, die Benachteiligung kinderreicher Familien aufzuheben sowie jedem Kind einen Kindergartenplatz zu garantieren. Statt dessen wird das Problem auf einen „Generationenvertrag" im Zusammenhang mit zukünftigen Rentenzahlungen reduziert und inzwischen quer durch alle Bundesparteien eine Möglichkeit darin gesehen, durch die Ansiedlung (kinderreicher) ausländischer Familien Abhilfe zu schaffen.

Ein weiteres Beispiel für gesundheitsfördernde Sozialpolitik wäre die Reduzierung von Nachtarbeit. Das Internationale Arbeitsamt in Genf hat vorgegeben, Nachtarbeit auf das nötigste zu beschränken. Schichtarbeiter haben eine verkürzte Lebenserwartung, bestehende seelische und körperliche Erkrankungen verschlimmern sich. Erkrankungen der Herzkranzgefäße sind viermal so hoch, des Magen-Darm-Trakts doppelt so hoch wie bei Tagesarbeitern, die Scheidungsraten sind höher. In Deutschland hat die Nachtarbeit zugenommen. Immer mehr Menschen halten sich und ihre Bürosilos für so bedeutend, daß sie auch nachts bewacht werden müssen.

Der Ruf nach dem starken Staat, der auch für die Gesundheit seiner Bürger sorgt, wäre verfehlt. Seine Möglichkeiten sind ebenso begrenzt wie die Einsichtsfähigkeit seiner oftmals abgehobenen Repräsentanten. Hilfreich wäre bereits, wenn Elterninitiativen und alternativen Gesundheitsmodellen, die einen wesentlichen Beitrag zur seelischen und sozialen Gesundheit leisten und etwa in freien Schulen, anthroposophischen Kindergärten, Krankenhäusern und Waldorfschulen zum Ausdruck kommen, die Tätigkeit nicht erschwert würde. Das aber ist offensichtlich zuviel verlangt.

Das Gesundheitssystem wird der Gesundheitsversorgung seiner Bürger weniger gerecht als es seinem Selbstverständnis entspricht, und das ist letztendlich auch gut so. Ergebenheit in Schicksal und Obrigkeit sind Persönlichkeitsmerkmale vergangener Zeiten, die einer sich verändernden Gesellschaft mit ihren neu entstandenen Problemen nicht mehr entsprechen. Der zeitgemäße Mensch ist geprägt von Kritikfähigkeit und einem Selbstvertrauen, das ihn befähigt, Gesundheit in seinem Sinne zu lenken. Selbstverwirklichung und Selbsthilfe werden so zur Antwort auf Vorgaben durch Staat, Parteien, Kirchen, Konzerne, Fernsehen und sonstige auf Fremdbestimmung angelegte Apparate.

Der zeitgemäße Mensch ist Realist. Er kennt seine Grenzen, und wird diese Apparate nicht bekämpfen, sondern bei Bedarf nutzen und ansonsten links liegenlassen. Sie sind ein Angebot, auf das man nicht eingehen muß, aber kann, sofern es der Selbstgestaltung nützt. Abhängigkeit als Vorstufe der Sucht läßt sich dann vermeiden, wenn der Umgang etwa mit der potentiellen Droge Arzt oder Fernsehen bei jedem Kontakt bewußt und aus innerem Freibleiben gehandhabt wird. Selbstachtung heißt auch: Achtung vor der mir innewohnenden Heil- und Abwehrkraft und Selbstschutz vor innerer Behinderung durch äußere Einflüsse.

Abwehrkräfte werden dadurch gestärkt, daß sie gefordert, aber nicht überfordert werden. Indianer des Amazonasgebietes starben an Erregern, die Weiße ohne Krankheitserscheinungen eingeschleppt hatten. Ihr Immunsystem war nicht vorbereitet und überfordert. Europäer früherer Jahrhunderte entwickelten über Generationen eine Widerstandsfähigkeit gegenüber Erregern, durch die ihre Vorgänger noch starben. Dieser Prozeß zeigte bereits Erfolge, bevor hygienische Maßnahmen, Schutzimpfungen und Antibiotika eingeführt wurden. Die Zahl der Infektionen nahm zunächst nicht ab, wohl aber ihr tödlicher Verlauf. Säuglinge können an in der Luft verbreiteten Erregern sterben, die Erwachsenen bereits nichts mehr anhaben können.

Die Tuberkulose-Erkrankungen gingen nicht zurück aufgrund verbesserter hygienischer Maßnahmen (Tuberkelbazillen werden direkt von Mensch zu Mensch übertragen), sondern aufgrund der verbesserten spezifischen Abwehrkräfte (151).

Für das tägliche Leben ergibt sich daraus: Der Mensch verfügt über eine Vielzahl von Anpassungsmechanismen an schädigende Einflüsse, die dann greifen, wenn eine Konfrontation schrittweise erfolgt. Dieses Faktum betrifft körperliche und seelische Belastungen gleichermaßen. Gesundheit ist somit nicht das Ergebnis übertriebenen Fernhaltens von allen potentiell schädigenden Faktoren, sondern einer schrittweisen Gewöhnung an diejenigen, mit denen der Kontakt früher oder später unvermeidlich ist. Das aufgeschrammte Knie eines Kindes ist kein Anlaß, eine Blutvergiftung zu befürchten. Vielmehr hilft es später, bei einem vergleichsweise schwereren Fall, keine zu bekommen.

Von großer Bedeutung für die Widerstandskraft gegenüber späteren (auch körperlichen) Erkrankungen sind die seelischen Erfahrungen im Kleinkindalter. Wenig liebevoll oder unter Trennungsschmerz bei nur einem Elternteil aufgewachsene Kinder sind krankheitsanfälliger. So mancher Allergie von Kindern und Jugendlichen könnte vorgebeugt werden, wenn Eltern untereinander Verhaltensstrategien entwickeln würden, die nicht zu Lasten ihrer Kinder gehen. Die Psychologie bietet heute eine Reihe von erfolgreich praktizierten Krisenbewältigungsprogrammen an. Was oft fehlt, ist lediglich der gute Wille und ausreichendes Verantwortungsgefühl gegenüber den Kindern.

Zwischenmenschliche Beziehungen sind das Feld, auf dem Selbstverwirklichung am meisten pervertiert wird. Selbstverwirklichung ist dann nicht gerechtfertigt, wenn sie auf Kosten anderer Menschen geht. Wer Umweltschadstoffen die Schuld an einer Allergie gibt, macht es sich oft zu leicht. Andere Menschen sind ihnen ebenfalls ausgesetzt und erkranken nicht. Eine Suche nach Schadstoffen in der eigenen Seele oder im sozialen Umfeld ist oft angebrachter. Selbst im Fall von neurodermitischen Kindern gibt es bereits Hinweise, daß manchmal eine Heilung über die psychologische Beratung der Eltern erfolgen kann.

Aus der Prägung von Gesundheits- und Krankheitsbedingungen im Kleinkind- und Kindesalter ergeben sich unterschiedliche Ausgangspositionen für die eigenverantwortliche Gesundheitsgestaltung im Erwachsenenalter.

Weist ein Mensch im Alter von 20 Jahren auf kindliche Lebensbedingungen als Ursache für seine seelischen Befindlichkeitsstörungen oder erhöhte Krankheitsanfälligkeit hin, mag das noch angehen. Zieht er sich auch noch im Alter von 30 oder 40 Jahren auf diese Einstellung zurück, klingt das etwas merkwürdig. Es können nicht ein Leben lang die Eltern für persönliche Erschwernisse verantwortlich gemacht werden. Erwachsen werden – und damit haben viele Menschen heute ihre Schwierigkeit – heißt auch, Kindheitsschädigungen zu überwinden, eine eigene Lebensgestaltung zu entwickeln und zu leben, die sich notfalls von dem persönlich Erfahrenen grundlegend unterscheidet. Es mögen seelische oder körperliche Narben aus früheren Erlebnissen zurückbleiben, aber es sind dann eben nur Narben.

Der zunehmende Verlust kindlichen Behütetseins birgt somit die stärkere Chance und Notwendigkeit in sich, erfahrene gesundheitsschädigende Verhaltensmuster nicht zu wiederholen, sondern den Selbsthilfegedanken verstärkt aufzugreifen.

Intakte soziale Beziehungen sind eine wichtige Voraussetzung für Gesundheit. Einsamkeit und Kontaktmangel können sich gesundheitsschädigend auswirken. Bekannt sind die Menschenversuche des Stauferkaisers Friedrich II., der Säuglinge ohne jegliches Wort oder liebevollen Blickkontakt lediglich füttern ließ – sie starben alle. Männer sind krankheitsanfälliger durch Einsamkeit als Frauen. Wer in Vereinsaktivitäten oder einer aktiven überschaubaren Religionsgemeinschaft aufgeht, lebt im Durchschnitt gesünder (151).

Die gesundheitsfördernde Kraft der Familie hat nachgelassen. Es ist sicherlich nicht verfehlt, auch hierin eine Ursache für unsere hohen Krankenstände in Deutschland zu sehen. Da kann kein Staat samt Gesundheitswesen helfen, und der Arzt ist kein Sozialarbeiter. Eine zunehmende Zahl von Menschen heiratet nicht, ein Drittel aller Ehen wird geschieden, viele ältere Menschen sind verwitwet. Wenn von dem Rest die Hälfte glücklich verheiratet ist, so stellt das bezogen auf die Gesamtbevölkerung eine kleine Minderheit dar. Eine intakte Großfamilie ist ebenfalls die Ausnahme.

Familie als heilende und gesundheitsfördernde Kraft kann man nicht herbeibeschließen. Der Frage, welche Folgen sich für viele modernen Menschen aus ihrer Vereinzelung, moderner ausgedrückt Singledasein, ergeben, kann hier nicht weiter nachgegangen werden. Auch in diesem Bereich ergibt sich für Selbsthilfegruppen eine wichtige gesundheitserhaltende Aufgabe. Außerdem steht es jedem Menschen frei, der noch ein wenig Initiative hat, eine zu gründen.

Eine andere Frage ist, inwieweit angesichts auseinanderfallender sozialer herkömmlicher Strukturen nicht verstärkt andere Formen menschlichen Zusammenlebens erprobt werden können. Es gibt erfolgreiche Modelle eines gemischten Zusammenwohnens von Familien, jungen Leuten und älteren Menschen in überschaubaren Wohneinheiten – die Großfamilie also auf der Basis von Geistesverwandtschaft statt Blutsverwandtschaft.

Amerikanische Untersuchungen ergaben einen weiteren Hinweis auf gesundheitsrelevantes Verhalten, das in der Verantwortung des einzelnen liegt: Menschen mit hohem Einkommen erwiesen sich nicht als gesünder, wohl aber Menschen mit hohem Bildungsstand (151). Auch aus der Menschheitsentwicklung läßt sich ablesen, daß mit zunehmender Bildung die Lebenserwartung stieg. Unter Ex-Rauchern zum Beispiel dominieren Menschen mit höherem Bildungsniveau.

Bildung ist nicht gleich Berufsausbildung zu setzen. Jeder in Freiheit lebende Mensch hat in Deutschland auch mit schmalem Geldbeutel ein reichhaltiges Bildungsangebot, das er nutzen kann. Bildung erweitert den Horizont, verbessert die Selbsterkenntnis und das Erkennen von Möglichkeiten, die ein Mensch hat. Gesundheitsbildung verkleinert den Abstand zum Arzt. Jede den Arzt nervende Halbbildung in Gesundheitsfragen ist besser als passive Ergebenheit. Sie versetzen sich dann eher in die Lage, abschätzen zu können, ob ein Arztbesuch hilfreich ist oder nicht. Nicht Empfehlungen von ebenfalls Nichtwissenden oder ein volles Wartezimmer sind dann das Kriterium Ihrer Arztwahl, sondern Ihre (bescheidene) Fachkenntnis, aus der heraus Sie Fragen stellen können, von deren Beantwortung Sie eine eventuelle Behandlung abhängig machen.

Es gibt weltweit eine Berufsgruppe, die mit Abstand die höchste durchschnittliche Lebenserwartung hat, sogar weit über derjenigen der Frauen, die *Kardinäle*. Die Begleitumstände ihres Lebens weisen einige charakteristische Merkmale auf:

- Hoher Bildungsstand.
- Leben ohne materielle Sorgen in lebenslanger sozialer Absicherung.

- Aus ihrem sozialen Umfeld beziehen sie das Gefühl eines angesehenen sozialen Status.
- Beruflicher Erfolg.
- Seelische Harmonie durch Pflege der Beziehung zur geistigen Welt.
- Leben in partieller Zurückgezogenheit von den gesundheitsschädigenden Auswirkungen eines modernen Lebensstils.
- Kardinäle haben keinen Ehekrach und keine mißratenen Kinder.
- Berufliche Tätigkeit und Gefühl des Gebrauchtwerdens bis ins hohe Alter.
- Die Wahrscheinlichkeit, daß Kardinäle Vegetarier sind, joggen, Aerobic betreiben oder sich sonstigen anstrengenden Fitneßprogrammen unterziehen, ist eher gering. Hoch ist jedoch die Wahrscheinlichkeit, daß sie sich (aus religiösen Gründen) regelmäßigen Fastenperioden unterziehen.

Selbsthilfegruppen

Das Wort „behandeln“ ist verräterisch. Es drückt die Verfügung über einen anderen Menschen aus, unter Mißachtung seiner Integrität. Es beinhaltet die Selbstbestimmtheit des Handelnden, nicht jedoch die des Behandelten. Behandelt werden auch Sachen, eine Holzfläche etwa. Im Falle von Obst gilt „unbehandelt“ als Qualitätsmerkmal. Ist ein Mensch unbehandelt, erscheint er der Krake Gesundheitswesen als behandlungsbedürftig. Behandelnde Fachleute tun sich schwer damit, ihm ein Urteil darüber zu überlassen, was gut und richtig für ihn ist. Schließlich ist er kein Fachmann – also auch nicht für sich selbst.

Wer zum Behandlungsobjekt wird, zum „Fall“, zum Teil des „Patientenguts“, verliert einen Teil seiner *Menschenwürde*. Der Begriff ist relativ neu in der deutschen Sprache. Es dürfte schwer sein, ihn in der Literatur bis zum 17. Jahrhundert aufzuspüren. Auch das ist verräterisch. Kaum hat er in die Sprache Eingang gefunden, scheint er bereits wieder unmodern zu werden. Sein Inhalt paßt schwer in eine durch „Handhabbarkeit“ und „Sachzwänge“ geprägte Welt. Im ersten Satz unseres Grundgesetzes wird die Menschenwürde als unantastbar bezeichnet – Papier ist geduldig.

Die wichtigste Aufgabe einer Selbsthilfegruppe besteht darin, den achtsamen Umgang mit sich selbst und anderen Menschen als eine Grundvoraussetzung für Menschenwürde immer wieder aufs neue einzuüben. Selbstachtung und gegenseitige Achtung drückt sich durch Worte, Mimik, Gestik, Fühlen, Denken und Handeln aus. Sie fördert die soziale Hygiene, das menschliche Miteinander. Ist dieses Fundament in einer Selbsthilfegruppe gewährleistet, wird der jeweilige persönliche Gewinn im Bereich eigener Betroffenheit um so größer sein.

Eine Selbsthilfegruppe ist mehr als die Summe ihrer Teile plus des Themas, das diese Teile miteinander verbindet. Alle Teilnehmenden sind auch Teilgebende und tragen zur geistigen Atmosphäre bei, die gemeinsam zum Wohle aller geschaffen wird. Egozentrischen Bedürfnissen nach Selbstbespiegelung und Selbstdarstellung sind ebenso Grenzen gesetzt wie dem Sichverkriechen als graues Mäuschen.

Die Teilnahme erfolgt freiwillig aus eigenem Antrieb. Der Zusammenschluß ist eher locker. Es geht allen Beteiligten um die bessere Bewältigung ihrer physischen, psychischen oder sozialen Probleme. Sie helfen sich selbst, helfen den anderen Teilnehmenden und erfahren Hilfe durch andere. Wenn sich aus dem gemeinsam errungenen Erfolg positive Auswirkungen auf das private oder berufliche Umfeld ergeben, so ist das erfreulich und wünschenswert. Eine direkte Einflußnahme als Gruppe auf äußere Zustände findet jedoch nicht statt.

Die Teilnahme an einer Selbsthilfegruppe richtet sich nicht gegen ärztliches Handeln, sondern sie ist dessen sinnvolle Ergänzung. Eine Verweigerungshaltung gegenüber ärztlichem Tun aus einer leidvoll durchlebten Patientenkarriere ist jedoch legitim. Eine begleitende qualifizierte Fachperson ist nicht zwingend erforderlich, mitunter jedoch wünschenswert. Sie hat dann allerdings nicht dominierend, sondern als Gleiche unter Gleichen zu wirken. Gelegentlich können Experten eingeladen werden.

Selbsthilfegruppen sind wichtiger Bestandteil eines modernen, auf Selbstbestimmtheit der Bevölkerung basierenden Gesundheitswesens. Sie haben durch staatliche Bürokratien keine Behinderung, sondern Förderung zu erfahren, weil sie dem Staat Aufgaben abnehmen und zur Kostendämpfung im Gesundheitswesen beitragen. Im Auftrag des Bundesministeriums für Forschung und Technologie wurde ein Forschungsprojekt „Kooperation von Ärzten mit Selbsthilfegruppen zur Effektivitätsverbesserung der ambulanten Versorgung" durchgeführt. Solange keine strukturellen Veränderungen des Gesundheitswesens erfolgen, müssen derartige Versuche Stückwerk bleiben. Es gäbe eine Vielzahl von ärztlichen Beteiligungsmöglichkeiten, die jedoch bisher eher ehrenamtlicher Natur bleiben müssen, solange eine Honorierung nicht gesichert ist. Ein paar Beispiele seien genannt:

- Information der Patienten über bestehende Selbsthilfegruppen,
- Auslegen von Informationsmaterial in der Praxis,
- Anregung insbesondere chronisch Kranker zu einer Teilnahme,
- Information von Selbsthilfegruppen über neue fachliche Erkenntnisse,
- Überzeugungsarbeit gegenüber praktizierenden Kollegen und Ärztefunktionären,
- Förderung von Neugründungen,
- eigene Weiterbildung zum Thema Selbsthilfegruppen.

Ärztliche Zurückhaltung im Engagement für Selbsthilfegruppen muß kein Nachteil sein. Für viele Teilnehmende kann es zunächst nur von Vorteil sein, sich der Droge Arzt zu entwöhnen, um ihm später als freier Mensch mit größerer Sachkunde unbefangener gegenübertreten zu können. Im Rahmen einer Untersuchung wurden von Selbsthilfegruppen-Mitgliedern einige Erfolge benannt:

- selbständigerer Umgang mit der Krankheit,
- Lernen von neuen Verhaltensweisen,
- Verminderung der Isolation,
- Verringerung seelischer Belastungen,
- mehr Zutrauen zu sich selbst,
- weniger Angst vor Krankheitsproblemen und Krisen,

- Verringerung der körperlichen Beeinträchtigung,
- bessere Bewältigung der Reaktionen der Umwelt,
- größere Lebensmotivation,
- veränderte Inanspruchnahme von Versorgungsdiensten (329).

Selbsthilfegruppen sind Ausdruck gewonnener Handlungsfähigkeit. *Moeller* sieht in ihnen eine reflektierte „Umsetzung der konkreten Bedürfnisse in sinnvolles eigenes Handeln“ und „die große Chance, vom blinden Impulszwang zu einem besonnenen, konsequenten Handeln im Dienste der eigenen Bedürfnisse zu finden und zu erkennen, daß diese Bedürfnisse auch Signale einer sozial bedingten Not sind“ (128).

Die Selbstbehandlung

Wie die Selbsthilfegruppen ist die Selbstbehandlung Teil der Gesundheitsselbsthilfe. Behandlung ist nach deutschem Recht nur Ärzten und Heilpraktikern oder in ärztlichem Auftrag handelnden Personen gestattet. Behandeln Sie Ihre Großmutter, dann ist das verboten. Behandelt sie sich selbst, ist das gestattet . . .

Trotz aller Abhängigkeit vom Medizinbetrieb erfolgt mehr als die Hälfte aller Leistungen zur Krankheitsbewältigung im Rahmen der Selbstbehandlung. Den größten Anteil hierbei hat die *Selbstmedikation.* Es werden also Arzneimittel ohne vorherige Rücksprache mit einem Arzt eingenommen. Im Vordergrund stehen dabei: Schlafstörungen, Verstopfung, Schmerzen, Nervosität, Verspannungen, Durchblutungsstörungen, Entschlackung/Blutreinigung und Aufbaupräparate.

Der Sektor ist gewinnträchtig. So zeichnet sich innerhalb der Pharmaindustrie eine veränderte Strategie ab. Dem Ärger mit Regierungsbestrebungen, die Erstattungsfähigkeit von Medikamenten einzuschränken, wird dadurch teilweise entgangen, daß man dem Sektor Selbstmedikation größere Bedeutung zumißt. In diesem Zusammenhang gibt der Bundesfachverband der Arzneimittelhersteller eine Zeitung zum Thema heraus: „Das freie Medikament – Mittel und Wege zur Selbstmedikation.“ Sogar einen mit

1000 DM dotierten „Selbstmedikationspreis“ gibt es, der gern an Politiker vergeben wird.

Diese Tendenz zu hohem Medikamentenkonsum über frei verkäufliche Präparate ist bedenklich, insbesondere dann, wenn es sich um chemische Substanzen handelt, die nicht als harmlos einzustufen sind. Es kann zu nicht abschätzbaren Wechselwirkungen mit verordneten Medikamenten kommen, auch zu Abhängigkeit und Sucht.

Die Alternative soll nicht heißen, sich mehr Medikamente durch den Arzt verschreiben zu lassen, sondern vielmehr: Selbstbehandlung mit naturheilkundlichen Maßnahmen. Hierzu zählen die segensreichen Wirkungen der Wasseranwendungen, die Bedeutung der Heilerde, Akupressur, Partnermassage, gezielte Verwendung von Kräutern in Form von Tee und als Speisezusätze und besonders das *Fasten*. Im Rahmen des Fastens in Selbsthilfe findet eine Kombination mehrerer, rein naturheilkundlicher Maßnahmen statt – dementsprechend tiefgreifend und lang andauernd sind die Erfolge.

Die Fasten-Selbsthilfegruppe

Wenn Sie heute fasten wollen, haben Sie die Möglichkeit, in eine Klinik oder ein Sanatorium zu gehen, sich einer Fastengruppe unter einem „Fastenleiter“ anzuschließen, in einer Fasten-Selbsthilfegruppe mitzumachen oder zu Hause allein zu fasten.

In der Klinik sind Sie ein Objekt professioneller Versorgung. Sie leben ihre passive Erwartungshaltung aus. Die Hilfe kommt von oben. Sie vertrauen darauf, daß alles seine Richtigkeit hat, und brauchen nicht viel nachzudenken. „Der Fastenarzt muß es ja wissen.“ Die klassische Arzt-Patienten-Rollen-Verteilung ist gewährleistet, das Verlangen nach einer übergeordneten Person erfüllt.

Patienten neigen dazu, Kenntnisse und Fähigkeiten ihres behandelnden Arztes zu überschätzen. Diese Rolle wird von Ärzten gern angenommen, in Verbindung mit einer logischen Umkehrreaktion: Wenn Person A Person B überschätzt, neigt Person B dazu, Person A zu unterschätzen.

Von dieser Fehlhaltung sind einige Fastenkliniken und -sanatorien nicht auszunehmen. Deren ärztliche Leiter wollen glauben machen, ein ansonsten weitgehend beschwerde- und symptomfreier übergewichtiger Mensch, der abspecken möchte, gehöre als Patient in eine Fastenklinik.

Manche Fastenärzte haben Schwierigkeiten mit der Vorstellung, beim Vorgang des Abnehmens weitgehend entbehrlich zu sein. Fasten war üblich, lange bevor es Fastenärzte gab. Die Menschheit scheint es überlebt zu haben. Es sei noch ergänzt, daß jeder Arzt sich „Fastenarzt" nennen darf. Dieser angeeignete Titel sagt noch nichts über irgendeine fastenspezifische Qualifikation aus.

Seit Anfang des 20. Jahrhunderts gibt es immer wieder Personen, die sich „Fastenleiter" nennen. Jeder Mensch darf ungestraft diesen Titel führen. Er ist nicht geschützt und sagt ebenfalls wenig über eine Qualifikation aus. Manche dieser Titel sind das Ergebnis der Teilnahme medizinisch nicht Vorgebildeter an einem Kurzseminar mit oft fragwürdigem Inhalt, mit dem die Seminarbetreiber konkrete Ziele verfolgen.

Wenn Sie an einer Fastenveranstaltung teilnehmen, die durch eine Person geleitet wird, die sich als „Fastenleiter" bezeichnet, haben Sie zwei Möglichkeiten:

1. Möglichkeit: Sie betrachten den „Fastenleiter" als eine Art Sparausführung des Fastenarztes, sehen in ihm die fachliche Autorität unter Beibehaltung der Kriterien, die den Klinik-Fasten-Patienten ausmachen. Das kann, abhängig vom Wissensstand und der Erfahrung der Person, gutgehen oder völlig daneben. Geht es daneben, so werden die negativen Auswirkungen auf den Fasteneffekt oft nicht registriert. Die Natur heilt. Besonders während des Fastens kann sie ihre volle Stärke entfalten. Sie heilt auch viele Fehler der Heiler. Die Fastenwirkung mag dann weniger intensiv sein, ist aber noch immer zufriedenstellend.

2. Möglichkeit: Sie betrachten die Ausführungen des Fastenleiters und das Programmangebot mit einer gesunden Portion Skepsis und versuchen, auch auf anderen Wegen ihre Kenntnisse aufzubessern. Sie entwickeln eine gewisse Eigenständigkeit, spüren in sich hinein und erkennen zumindest in Ansätzen, was für Sie gut ist und was nicht. Sie sind weniger autoritätsgläubig und beugen sich nicht generell einem ausgeübten Gruppendruck. In gewisser Weise sind Sie auf dem Weg, den Schritt in die Fasten-Selbsthilfegruppe zu vollziehen.

Wenn Sie zu Hause allein fasten, bedarf es einer starken Persönlichkeit. Familiäre oder berufliche Umstände können motivationshemmend wirken. Die Versuchungen sind größer. Auch bei erfolgreichem Durchstehen der Zeit wird die Fastenwirkung insbesondere im seelischen Bereich weniger intensiv sein.

Beteiligen Sie sich an einer Fasten-Selbsthilfegruppe, so gibt es zunächst die Möglichkeit, berufsbegleitend zu Hause zu fasten und sich regelmäßig zum Erfahrungsaustausch und gegenseitiger Motivation, eventuell auch gemeinsamer Freizeitgestaltung zu treffen. Diese Methode ist dem Alleinfasten entschieden vorzuziehen. Vielleicht haben Sie schon einmal mit einer Gruppe gefastet, begleitet von einer fachlich kompetenten Person. Sie wissen dann in etwa, wie so etwas abläuft.

Eine Selbsthilfe-Fastengruppe ist dann besonders angenehm, wenn man vorher bereits miteinander bekannt war. Das gemeinsame Fasten gibt Gelegenheit, sich gegenseitig von einer anderen Seite kennenzulernen. Das Terrain einer zunächst unbekannten Persönlichkeit muß nicht erst erkundet werden. Gegenseitige Hilfe kann gezielter von Anfang an einsetzen. Durch die gegenseitige Vertrautheit finden Skepsis und Abwehrhaltung weniger statt. Als Nachteil einer Fasten-Selbsthilfegruppe vor Ort ist wie beim Alleinfasten eine Behinderung durch das enge familiäre oder berufsbedingte Umfeld möglich. Es wäre sehr gut, wenn sich die Fastengruppe zu einem gemeinsamen Urlaub entschließen kann, den sie fastend und wandernd in schöner Landschaft verbringt. Sie werden dann den Unterschied zu häuslichem Fasten spüren: Die Wirkung ist intensiver, der Erholungsgewinn hält länger an.

Die Gründung und Teilnahme an einer solchen Fastengruppe in eigener Regie kann hervorragende Erfolge für die eigene Gesundheitsförderung bringen. Das Interesse an solchen Fasteninitiativen wächst, und es gilt darauf hinzuarbeiten, daß sie wesentlicher Bestandteil eines neuen Gesundheitswesens werden – ohne Behinderungen durch staatliche Reglementierungen und erhobenen ärztlichen Zeigefinger.

Die im Abschnitt „Selbsthilfegruppen“ von Mitgliedern benannten Erfolge treffen im vollen Umfang auch auf Fasten-Selbsthilfegruppen zu. Es liegt noch keine diesbezügliche Untersuchung vor, aber denkbar sind folgende zusätzlichen Aussagen:

- Ich fühle mich locker und leicht.
- Meine Beschwerden sind verschwunden.
- Nächstes Jahr werde ich wieder fasten und wandern.

Betriebliche Gesundheitsprogramme

Unternehmen gehen zunehmend dazu über, ihren Mitarbeitern die Teilnahme an Gesundheitsprogrammen anzubieten beziehungsweise sie mit sanftem Druck dazu anzuhalten. Erste Ansätze gab es bereits vor Jahrzehnten in der Bundesrepublik Deutschland und in der damaligen DDR, indem am Fließband Arbeitende die Möglichkeit hatten, an einer Pausengymnastik teilzunehmen. Weitverbreitet sind Seminare auf Managementebene, in deren Verlauf Psychotechniken zur Leistungssteigerung und Mitarbeitermotivierung vermittelt werden.

Letztendlich geht es den Unternehmen darum, über eine Veränderung individueller Verhaltensweisen Krankheitskosten zu verringern und die Produktivität zu steigern. In manchen Betrieben ist dabei allerdings nicht immer der Mitarbeiter als Mensch das Ziel der Bemühungen, sondern sein reibungsloses Funktionieren. Auf der anderen Seite ist es das Recht des Mitarbeiters, der seine Arbeitskraft, Zeit und womöglich Gesundheit dem Unternehmen gibt, sich aus dieser geldwerten und für ihn kostenfreien Gegenleistung das herauszuziehen, was für ihn persönlich von Vorteil ist. Sollte sich sein Gesundheitszustand durch eine Teilnahme verbessern, kommt das – neben seiner Firma – ihm und seinem privaten Umfeld zugute.

Beispielsweise haben die amerikanischen Firmen „Control Data“ und „Johnson & Johnson“ für Tausende ihrer Angestellten derartige Gesundheitsprogramme mit gutem Erfolg praktiziert. Bei „Johnson & Johnson“ bestand das Programm unter anderem aus Sitzungen zur Raucherentwöhnung, Gewichtskontrolle sowie kritischer Kontrolle des Alkoholkonsums und des Eßverhaltens. Außerdem wurden Aerobic, Yoga und Entspannungsübungen zum verbesserten Streßmanagement angeboten (116).

Ein nachhaltiger Erfolg wird für das Unternehmen in dem Maße gewährleistet sein, wie es sich in der Lage zeigt, seine Mitarbeiter als eigenständige Menschen und nicht nur als funktionierende Arbeitskraft anzusehen. Da sind Grenzen gesetzt. Innerbetriebliche soziale Gesundheit setzt auch Entfaltungsmöglichkeiten auf den unteren Ebenen durch begrenzte Mitbestimmung voraus. Die Folge wäre, daß „Entscheidungsträger“ bereit sind, aus sozialer Verantwortung einen Teil ihrer Kompetenzen abzugeben.

Arbeitsbedingte körperliche oder seelische Gesundheitsbelastungen erfordern ein kritisches Überdenken der bisherigen Lebensstrategie, oder – sofern es bisher keine gegeben hat – die Schaffung einer solchen. Unter berufsethischen Aspekten kann die Belastung von Menschen, die die gleiche Arbeit ausüben, sehr unterschiedlich sein. So wird jedes innerbetriebliche Gesundheitsprogramm dort seine Grenze finden, wo sich der Mitarbeiter mit den Produkten oder Dienstleistungen seiner Firma identifizieren möchte, es aber – aus welchen Gründen auch immer – nicht kann.

So geht es möglicherweise Millionen von Menschen. Ihr oftmals problematischer Ausweg besteht darin, daß für sie das eigentliche Leben erst nach Feierabend beginnt – mit negativen Auswirkungen auf die eigene Gesundheit. Zu eigenverantwortlicher Gesundheitsgestaltung gehört auch das kritische Überdenken der bisher geleisteten Arbeit, des geographischen, familiären und sonstigen sozialen Umfelds. Ein solches Überdenken wird erleichtert durch räumliche Distanz, neue Eindrücke, ein körperliches und seelisches Fitneßprogramm, das nicht überfordert, sondern Spaß bringt: Fasten in Selbsthilfe mit Gleichgesinnten in landschaftlich schöner Gegend bietet die Möglichkeit dazu.

Gesundheits- und Fastenselbsthilfe kann jedoch nicht bedeuten, Unternehmen, Behörden und Krankenkassen aus ihrer Pflicht zu entlassen. In einer Vereinbarung zwischen Betriebskrankenkassen und Betriebsärzten wurde diesen auferlegt, „den Menschen vor möglichen Gefahren durch die Arbeit zu bewahren und durch gesundheitserzieherische Maßnahmen ein gesundheitsgerechtes Verhalten des einzelnen Mitarbeiters zu erreichen" (179).

Die Wirklichkeit sieht anders aus: Betriebsärzte sind überwiegend mit Untersuchungen und Therapie beschäftigt.

Ganz im Sinne herkömmlicher Kassenarzttätigkeit mißbrauchen Betriebsärzte den Begriff der Prävention im Sinne einseitiger und zu enger Auslegung: „Als Gruppen-Prävention kommen insbesondere diagnostische Maßnahmen zur Früherkennung des Diabetes mellitus, von Herz-Kreislauf-Erkrankungen einschließlich der koronaren Herzkrankheit sowie die Aufdeckung sogenannter Risikofaktoren (etwa Bluthochdruck, Adipositas, Serumlipide, Rauchen) in Betracht" (193).

Durch das als 5. Buch im Sozialgesetzbuch (SGB) eingefügte Gesundheitsreformgesetz (GRG) sind Krankenkassen zur vorbeugenden Gesundheitsförderung verpflichtet. Paragraph 20, Absatz 1: „Die Krankenkassen haben ihre Versicherten allgemein über Gesundheitsgefährdungen und über die Verhütung von Krankheiten aufzuklären und darüber zu beraten, wie Gefährdungen vermieden und Krankheiten verhütet werden können. Sie sollten den Ursachen von Gesundheitsgefährdungen und Gesundheitsschäden nachgehen und auf ihre Beseitigung hinwirken." Paragraph 20, Absatz 2: „Die Krankenkassen können bei der Verhütung arbeitsbedingter Gesundheitsgefahren mitwirken."

Die sich daraus ergebenden Aufgaben werden unzureichend wahrgenommen. Arbeitgeber haben im Rahmen der Reichsversicherungsordnung, Arbeitsschutzbestimmungen und des Arbeitssicherungsgesetzes einer Fürsorgepflicht gegenüber ihren Arbeitnehmern nachzukommen, die auf die Schaffung von Arbeitsplätzen, die der Gesundheit nicht abträglich sind, hinausläuft. Im Gegensatz dazu steht die Tatsache, daß rund 37 Prozent der Männer und 18 Prozent der Frauen vorzeitig durch Berufs- und Erwerbsunfähigkeit in Rente gehen (178) und beispielsweise 1989 auf jeden in einer Verwaltung Beschäftigten 18,4 Krankheitstage entfielen. Es folgten die Verkehrsbetriebe mit 17 Krankheitstagen pro Person und Jahr (30).

In der Weiterentwicklung der genannten amerikanischen Gesundheitsprogramme wäre es unter humanitären und Kostengesichtspunkten eine sinnvolle Maßnahme, wenn Firmen und Behörden in Verbindung mit einem Ortswechsel ihren Mitarbeitern kostenlose Gesundheitswochen anbieten würden, die aus Fasten, Körpertraining, Ernährungsberatung, Raucherentwöhnung, Rükkenschulung, Atem- und Entspannungsübungen bestehen. Wenn die Teilnehmenden der jeweiligen Trainingsgruppe aus allen Ebenen der Firmen- oder Verwaltungshierarchie kämen, könnte das zusätzlich von Vorteil für das gegenseitige Verständnis und Betriebsklima sein.

Der anthroposophische Ansatz

Anthroposophische Medizin sieht sich nicht in Gegnerschaft zur modernen naturwissenschaftlichen Medizin, sondern als notwendige Ergänzung: „Der im derzeitigen Gesundheitswesen allein bestimmende persönliche Egoismus, der die tiefere Wurzel der sogenannten Kostenexplosion ist, hat zwei Ursachen . . . Die eine ist die Anonymität unseres Gesundheitswesens . . . Die andere Ursache . . . ist aber im Materialismus der Medizin selber gelegen. Dann erst wenn ein erweitertes medizinisches Denken auch auf das Werdende im Menschen blickt, wenn das biographische Urteil unerläßlicher Bestandteil einer Diagnose ist, wenn dem Arzt die Frage selbstverständlich wird, wie eine Krankheit in der Biographie seines Patienten angelegt ist, welche Bedeutung sie für sein weiteres inneres Werden hat, erst dann wird es wieder selbstverständlich werden, das eigene Erkranken und Leiden anzunehmen; eine Aufgabe, die man selber zu lösen hat, und bei deren Bewältigung Arzt, Pfleger und Solidargemeinschaft Helfer sein können und wollen" (49).

Die Aufgabe des anthroposophischen Arztes besteht also weniger im „Verordnen", als im Aufzeigen von Zusammenhängen, Geben von Lösungsansätzen und Begleiten des Patienten in der Lebensgestaltung. *Rudolf Steiner*, der Begründer der Anthroposophie, wies auf die beschränkten Möglichkeiten einer rein materialistisch orientierten Medizin hin: „Es ist das Tragische des Materialismus, daß er von der Erkenntnis der Materie abführt, daß er die Erkenntnis der Materie verhindert. Der Materialismus ist nämlich nicht einmal so schädlich in der eigenen Erkenntnis des Geistigen, als in der Erkenntnis des Geistigen im Materiellen" (153).

Den Gedanken der Selbsthilfe durch geistige Arbeit an sich selbst hat er bereits 1920 Ärzten und Medizinstudierenden nahegelegt. Steiner meinte, daß Anthroposophie „auf das Heilende desjenigen hinweisen muß, was in den Substanzwirkungen, in den atmosphärischen Wirkungen, in den Bewegungswirkungen des menschlichen Organismus, kurz in alledem liegt, was nicht eben unmittelbar geistige Beeinflussung ist, sondern was entweder aus dem Bewußtsein oder aus dem Unterbewußten aktiv mit Initiative aus dem Menschen selbst hervorgehen muß" (169).

Es ist heute wichtiger denn je, den Menschen Gesundheitsselbsthilfe auf geistigem Wege als Bestandteil eines modernen Gesundheitswesens zur persönlichen und gesellschaftlichen Zukunftsgestaltung nahezubringen. Steiner hat sich im Rahmen seiner Vorträge wiederholt in diese Richtung geäußert:

So vertrat er die Auffassung, daß „der menschliche physische Denkapparat reif wird, gewisse Zusammenhänge über Krankheiten zu durchschauen, gewisse Heilungsprozesse, Zusammenhänge von Naturprozessen mit Krankheiten . . ." (167).

Ferner: „. . . daß in Zukunft die materialistische Medizin keinen Boden haben wird." Man werde „. . . nicht eine äußere materielle Medizin brauchen, sondern es wird die Möglichkeit dasein, jene Krankheiten, die nicht durch karmische Ursachen entstehen und deshalb unbeeinflußbar sind, auf psychischem Wege prophylaktisch zu behandeln, zu verhüten" (170).

„. . . daß man in nicht allzu ferner Zeit einer vollständigen Umwälzung des gesamten Denkens über Gesundheit und Krankheit gewahr werden wird. Die Medizin wird durchdrungen werden von demjenigen, was im Geiste begriffen werden kann, weil man lernen wird, gerade die Krankheit als ein Ergebnis von geistigen Ursachen zu erkennen" (166).

„Man kann mit wirklicher geistiger medizinischer Wissenschaft nur die gesundenden Kräfte in ihrer Totalität erhalten. Die wahre Heilkunst würde darinnen bestehen, das Leben so einzurichten, daß der Mensch die Kräfte beherrscht, die seine fortwährende Ausscheidung, Auflösung und Wiedererneuerung bewirken. Dann brauchte man keine Apothekerwaren, wenn nicht nur ein einzelner Mensch dies auf seine menschliche Persönlichkeit anzuwenden weiß, sondern mit anderen Menschen so zusammenlebt, daß es Eingang gewinnen könnte in das ganze menschliche Geschlecht" (168).

Was an herausragender Stelle tätige anthroposophische Ärzte von heute zum Thema sagen, klingt etwas anders: „Grundlage aller ärztlich verordneter Therapie sind die Medikamente" (157). Sicher sind anthroposophische Medikamente geeignet, mit einen Weg zur Selbstgestaltung zu eröffnen. Andererseits fördern sie jedoch als Medikamente die aus herkömmlichen Praxen hinlänglich bekannte passive Erwartungshaltung und Konsummentalität. Etwas mehr Zurückhaltung in der Verschreibung könnte in vielen Fällen sinnvoll sein.

Wichtiger Bestandteil der anthroposophischen Heilkunde sind die künstlerischen Therapien (Plastizieren, Maltherapie, Musiktherapie), die therapeutische Sprachgestaltung, die Heileurythmie, die Gesprächstherapie und die rhythmische Massage. Der Mensch übt über seine künstlerische Tätigkeit nicht nur schöpferische Kreativität, die Wirkungen gehen bis in Leib und Seele hinein. Die Aktivität wird angeregt, positives Selbstempfinden und Selbstgefühl gestärkt, Selbstheilungs- und Regenerationskräfte werden unterstützt. Bewußte Wiederholung stärkt den Willen, hilft Krisen zu überwinden und erleichtert die sich anschließende bewußte Lebensgestaltung. Das Plastizieren fördert die Selbstwahrnehmung, Musizieren hat eine stimmungsaufhellende Wirkung.

In der Eurythmie werden Sprache und Ton in bestimmte Bewegungen umgesetzt. Die Auswirkung auf körperliche und seelische Verfassung ist bei längerem Üben tiefgreifend. Durch rhythmische

Massage erfolgt eine nachhaltige Harmonisierung auf den gesamten Organismus, wobei Teilbereiche gezielt stimuliert oder gedämpft werden können (57).

Die anthroposophische Heilkunde unterscheidet vier Haupttypen von Krankheiten, die eine körperliche oder seelische Ausprägung haben können:

Sklerose	–	Neurasthenie
Allergie	–	Hysterie, Ekel
Geschwulst	–	Depression
Entzündung	–	Wahn

Die damit verbundenen Vorgänge sind an sich nicht krankhaft, sie werden es erst durch ein Auftreten am falschen Ort, zur falschen Zeit oder mit der falschen Intensität. So ist beispielsweise eine Verkalkung im Knochen normal, nicht jedoch an der Innenwand von Arterien. Heilung erfolgt über eine Harmonisierung der Vorgänge, damit sie zur rechten Zeit, am richtigen Ort in der richtigen Stärke stattfinden. Diese aus Platzgründen stark vereinfachte Darstellung kann den interessanten und in sich schlüssigen anthroposophischen Ansatz nur andeuten. Als weiterführende Literatur sei die Literaturangabe (49) empfohlen.

Anthroposophische Heilkunde geht von einem weitgreifenden Menschen-, Sozial- und Weltverständnis aus. Sie ist sanft, liebevoll, zuwendungsintensiv, erfolgreich, weitgehend nebenwirkungsfrei und knüpft an das Gute im Menschen an. Nicht der Profit, sondern der Mensch in seiner persönlichen Eigenart steht im Mittelpunkt des Geschehens. Anthroposophische Chefärzte verzichten (von Ausnahmen abgesehen) auf die anderweitig üblichen pompösen Einkommen – ein schöner Beweis von Glaubwürdigkeit, der anderswo in der Medizinerlandschaft schwer zu finden ist.

Anthroposophische Heilkunde gibt Hilfe bei der Selbsthilfe, sie ist human, sozial und somit ein absoluter Lichtblick, der auf ein neues, besseres Gesundheitswesen der Zukunft hinweist.

Sie wird in Deutschland ganz oder teilweise von einigen tausend Ärzten praktiziert. Es gibt anthroposophische Krankenhäuser und Sanatorien sowie die von Anthroposophen gegründete Universität Witten-Herdecke. In mehr als 50 Therapeutika findet eine sinnvolle Verknüpfung von ärztlicher Therapie, nichtärztlichen Therapeuten und Patienteninitiative statt.

Mensch und Umwelt

Es herrscht eine merkwürdige Verteilung in der Welt: Die einen verkaufen ihre Arbeitskraft oder die Werte, die sie schaffen. Die anderen verkaufen etwas, das ihnen eigentlich nicht gehört: Bodenschätze, Tropenhölzer, Elefantenzähne, frei lebende Tiere, Niemandsland. Jahrtausendelange Selbstbedienung an der Natur und ihre Benutzung als Müllkippe ohne ausreichende Gegenleistung des Menschen konnten nicht ohne Folgen bleiben. Jetzt schlägt die Natur zurück. Menschen erkranken an der Umwelt, die vorher durch Menschen krank wurde.

Erkrankungen hatten schon immer etwas mit unserer Umwelt zu tun. Es steigt jedoch die Erkrankungshäufigkeit, und es entstehen zunehmend neue Krankheitsbilder, die zum Gegenstand intensiver Forschung und Profilierung werden und dem medizinisch-industriellen Komplex ein einträgliches Wachstum bescheren, wiederum auf Kosten der Umwelt. Je schwieriger sich die Verifizierung einer Krankheitsursache gestaltet, desto höher der auf Kosten der Umwelt betriebene Aufwand. Sie antwortet dem Menschen mit verstärkter Umweltbelastung, mutierenden Erregern, Klimaumschwung und geringerem Erholungswert. Ursache und Wirkung bedingen sich nicht mehr nur gegenseitig, sondern werden zu Merkmalen ein und desselben Vorgangs.

Lange Zeit konnte die von Umweltschützern gern gemachte Aussage gelten: „Die Natur braucht den Menschen nicht, der Mensch braucht aber die Natur." Je mehr jedoch die Natur durch den Menschen zerstört wird, desto mehr ist sie auf seine Hilfe angewiesen. Ein Mensch, der überfordert wurde, benötigt eine Phase der Regeneration. War die Überforderung existenzgefährdend, wird er während der Regenerationsphase fremder Hilfe bedürfen. Auch die Erde verfügt über Selbstheilungskräfte und bedarf in vielen geographischen Breiten einer Erholungspause. Einige Bereiche sind so stark geschädigt, daß eine Regenerierung ohne menschliche Hilfe nicht mehr möglich ist.

Wissenschaftler arbeiten an Modellen von Raumstationen, die samt Insassen auf Dauer von der Erde abgekoppelt im Weltraum frei operieren können. Solche Spiele laufen auf eine moralische Bankrotterklärung hinaus, vergleichbar dem primitiven Niveau eines Wallenstein im Dreißigjährigen Krieg, der meinte, daß ein Krieg sich selbst ernähren müsse. Eine Spur der Vernichtung als Preis menschlichen Überlebens ist zwar möglich und machbar dank wissenschaftlich begleiteter Hochtechnologie, aber nicht alles Machbare ist wünschenswert.

In dem Maße, in dem wir die Umwelt schützen, vermeiden wir, eines Tages dahin zu kommen, vor ihr fliehen, uns vor ihr als etwas Bedrohlichem schützen zu müssen. Teilweise ist das ja bereits der Fall, wenn wir an verseuchtes Trinkwasser, radioaktive Belastung und verstärkte Hautkrebsgefahr durch die Ausdünnung der Ozonschicht denken.

Die Erde ist belebt und hat etwas Belebendes an sich. Geht es ihr gut, um so besser. Irdisches Menschsein vollzieht sich in Bindung an die Erde. Sie trägt und beschützt uns durch ihre Oberfläche und ihre atmosphärischen Hüllen. Steigen wir mit dem Flugzeug in große Höhen, wird dieser Schutzmantel geringer, die Auswirkung schädlicher kosmischer Strahlen nimmt zu.

Der Mensch befindet sich dann im Gleichgewicht mit ihr, wenn in ihm selbst ein Gleichgewicht zwischen materiellen und geistigen Anteilen besteht. Übergewicht des Materiellen läßt geistige Werte verkümmern. Umgekehrt ist die Bereitschaft von Menschen, die sich aus ihrer Religiosität heraus stark auf ein Jenseits hin orientieren, an Fragen des Umweltschutzes, eines achtsamen und eventuell heilenden Umgangs mit der Erde, stark eingeschränkt. Als Beispiele mögen einige fernöstliche Heilslehren und die Zeugen Jehovas gelten.

Zeitlich begrenzte Konsumeinschränkungen gegenüber der Umwelt können nicht nur ein Beitrag zu deren Regenerierung sein. Mittelfristig gesehen bringen sie uns selbst einen Gewinn an Lebensqualität. Wer in einem undichten Boot sitzt, möchte das rettende Ufer schnell erreichen. Er wird Dinge als Ballast abwerfen, die vor der eingetretenen Situation als Zeichen von Wohlstand galten.

Gesundheitsorientiertes Denken im Einklang mit der Umwelt ist langzeitorientiert. Langzeitorientiertes Denken fällt Politikern schwer, die sich in die nächste Legislaturperiode retten wollen. Das von ihnen am Leben erhaltene alte Gesundheitswesen ist wie sie selbst: kurzzeitorientiert. Seine Begrenzung auf einen berechenbaren materiellen Zugewinn der darin Wirkenden geht zwangsläufig mit einer Begrenzung der Leistung einher. Sie reicht überwiegend von der Früherkennung oder dem Auftreten einer Krankheit bis zum wie auch immer gearteten Ende der Behandlung.

Neues Denken umfaßt größere Zeiträume, das neue Gesundheitswesen ebenfalls. Es werden wieder (geistige) Bäume für die Enkel gepflanzt. Dieser nichtmateriell orientierte Vorgang schenkt innere Erfüllung. Persönliche Ethik praktisch machbar und wenig spektakulär gelebt wird zum Dreh- und Angelpunkt für die persönliche und soziale Gesundheit der Zukunft. Persönlich in Bescheidenheit gelebte Ethik ist keine Askese, es ist Leben im Einklang mit den Gesetzen der Natur als Lebensgrundlage. Zu den physischen, psychischen und sozialen Bedingungen für Gesundheit gesellt sich somit ein Umweltaspekt.

Es ist in der Medizin immer noch sehr stark die Neigung ausgeprägt, physiologische und pathophysiologische Vorgänge auf der Mikroebene chemisch zu definieren. Folgerichtig soll auch die Heilung überwiegend auf chemischem Wege durch Chemotherapie erfolgen. Diese Sicht und Behandlungsweise wird im Rahmen eines neuen Gesundheitswesens an Bedeutung verlieren. Ein physikalischer Ansatz widerspricht zwar nicht dem chemischen, ist aber weitergehend und erfolgversprechender. Danach funktionieren Stoffwechsel, Erkrankung und Heilung wie alle sonstigen Vorgänge in der Natur auf der Ebene der Information, getragen von energetischer Schwingung. Nicht nur lebende Systeme sind davon betroffen, sondern auch eine Substanz wie Wasser. So wird Homöopathie erklärbar: Durch das rhythmische Verschütteln einer Substanz – etwa mit Alkohol – überträgt sich die Information auf die entsprechende Verdünnungs- beziehungsweise Potenzierungsstufe, auch dann noch, wenn im Verdünnungsmittel rein rechnerisch kein Molekül der Wirksubstanz mehr enthalten ist.

Jeder Schadstoff, jede Schadensquelle, der sich ein Mensch ausgesetzt sieht, hat ihre spezifische und auch meßbare Schwingung, die im Organismus als krankheitsauslösender Störfaktor auf das körpereigene Schwingungsverhalten trifft. Das betrifft unter anderem Schwermetalle, giftige Farben, Pflanzenschutzmittel, Stromleitungen, geopathische Störfelder, Fernsehgeräte, Richtfunktelefone und Computer.

Es konnte festgestellt werden, daß schadstoffbelastetes Wasser nach chemischer Reinigung zwar frei von diesen Stoffen war, jedoch weiterhin das für sie charakteristische Schwingungsmuster bestimmter Wellenlängen aufwies (119). Unser Trinkwasser ist demzufolge chemisch rein, aus physikalischer Sicht jedoch weiterhin schadstoffbelastet. Die Grenzwertdiskussion bezüglich Nitrat et cetera bekommt so eine neue Dimension. Wohl hilft dem Menschen eine Eliminierung von Schadstoffen, besser ist jedoch eine zusätzliche Löschung der schädlichen Schwingungsmuster, die durch Spektralanalyse mit einem Spektrometer nachweisbar sind. So etwas ist im Körper möglich durch die von wenigen Ärzten praktizierte Bioresonanztherapie.

Gesundheitsbelastend wirkt sich die in jedem Menschen nachweisbare Frequenz des ihn umgebenden Stromnetzes aus. Eine Verstärkung durch zusätzliche Elektrostörfelder kann zur Ursache von Migräne, Kopfschmerzen und Schlafstörungen werden. Eine bioelektronische Ausstattung des Stromnetzes kann hier Abhilfe schaffen.

Kunststoffteppichböden bewirken eine elektrostatische Aufladung und unerwünschte Positiv-Ionisierung der Luft. Klimaanlagen fördern die Bildung krankheitserregender Bakterienkulturen. Bildschirme sollten grundsätzlich mit einem Bildschirmfilter ausgerüstet sein, der eine statische Aufladung verhindert. In Schweden ist es Schwangeren verboten, an Bildschirmen zu arbeiten. Unter zahlreichen baubiologischen Gesichtspunkten ist unter anderem zu empfehlen, alle Metallbauteile zu erden.

Wechselwirkungen zwischen geopathischen und elektrischen Störfeldern werden so vermieden. Die Ableitung erfolgt über einen Plus- und einen Minuspol, das starke elektromagnetische Feld wird vermieden. Kunststoffputz ist obsolet, da Feuchtigkeit nicht durch die Wand nach außen dringen kann. Schwingungsaktiver Putz schafft ein günstiges Wohnraumklima (137). Eine baubiologische Sanierung ist also auch bei Altbauten möglich.

Bei Mikrowellenbelastung (Herde, Richtfunk) unter dem deutschen Grenzwert wurden im Tierversuch immunologische Schäden, Mißbildungen, genetische Schäden und Sterilität festgestellt. Die in Deutschland zulässigen Grenzwerte liegen um das Hundertfache höher als in der ehemaligen DDR und Sowjetunion. Kann es sein, daß man hierzulande zu sorglos mit dieser Problematik und allem, was unter dem Oberbegriff Elektrosmog zusammengefaßt wird, umgeht?

Das neue Gesundheitswesen fordert von dem einzelnen gegenüber der Umwelt ein Umdenken, rechtzeitiges Erkennen von Belastungen, Einsatz umweltfreundlicher Techniken, Umstellung der Ernährungs- und Lebensgewohnheiten sowie ständige persönliche Weiterbildung.

Kleine Geschichte der Naturheilkunde, und was wir daraus lernen können

Der Begriff „Naturheilkunde" wurde von *Lorenz Gleich* (1798 bis 1865) geprägt, der ein Schüler von *Prießnitz* war, dem schlesischen Bauern und Begründer der neuzeitlichen Wasserheilkunde. Was unter diesem Begriff zu verstehen ist, gab es bereits vorher. Vom Altertum bis ins 18. Jahrhundert konnte Naturheilkunde aus heutiger Sicht mit „Schulmedizin" gleichgesetzt werden (der Begriff „Schulmedizin" wurde erst 1876 durch einen homöopathischen Arzt geprägt).

Für *Hippokrates* waren ausleitende Heilmethoden und das Fasten von zentraler Bedeutung. Überschüssiges wurde entzogen, Fehlendes zugesetzt. Die Bedeutungen von Wärme, Kälte, Wasseranwendungen und gesunder Ernährung waren bekannt. Soziale Gesundheit blieb nicht ausgeklammert. Die Heilkunde des Hippokrates war Bestandteil der Volksheilkunde bis in die Neuzeit hinein. Volksheilkunde in Europa war aber mehr. Sie war auch das, was wir heute als schamanistische Medizin bezeichnen: spirituelle Durchdringung von Heilmitteln und Kräuterzubereitungen durch althergebrachte kultische Handlungen.

Das konnte manchen Kirchenfürsten gar nicht gefallen; sie beanspruchten das Monopol für den seelisch-geistigen Bereich und begannen systematisch, all das zu unterdrücken und zu bekämpfen, was sich in diesem Bereich der Kontrolle des Klerus entzog.

Aus Achtung vor den Naturkräften brachte die mittelalterliche Landbevölkerung noch Opfer dar für Bäume, Berge und Quellen. Dieser Brauch wurde so erfolgreich durch schlimme Strafen ausgerottet, daß manche Alternativen solche Praktiken für eine Erfindung der nordamerikanischen Indianer halten. Man weiß einfach nicht, daß es so etwas früher auch hier gegeben hat. Aber vielleicht steckt da ein tieferer Sinn dahinter, daß manches, was früher einmal als Göttergeschenk empfunden wurde, zunächst verlorengehen mußte, damit es dann aus leidvoll gewonnener Einsicht und eigener Kraft auf neue Weise errungen werden kann.

Die Ausrottung der Achtung vor der Natur basierte auf einem falsch verstandenen Christentum, welches meinte und teilweise heute noch meint, der Mensch müsse sich die Natur untertan machen.

(Und Jesus trat zu ihnen, redete mit ihnen und sprach: Mir ist gegeben alle Gewalt im Himmel und auf Erden. Darum gehet hin und lehret alle Völker und taufet sie im Namen des Vaters und des Sohnes und des Heiligen Geistes, und lehret sie halten alles, was ich euch befohlen habe. Und siehe, ich bin bei euch alle Tage bis an der Welt Ende.

„Taufbefehl" aus dem
Evangelium nach Matthäus 28, 18 bis 20)

Als nächstes nahm man sich die Hexen und Heiler vor, die durch ihre kultischen Geistheilungen in Verbindung mit selbst zubereiteten Heilmitteln eine gewisse Macht auf die Menschen ausübten, die sich der Kontrolle der Kirche entzog. Dieser Ausrottungsfeldzug war ein zentraler Bestandteil der mittelalterlichen Inquisition und kostete vielen Menschen das Leben.

Aber auch später noch mußten Heilkundige wie *Prinz Rakoczy* (alias Graf von St. Germain), die sich esoterischen Strömungen, wie etwa den Rosenkreuzern verbunden fühlten, auf der Hut sein, um nicht Opfer von Verfolgung zu werden.

Der wohl bedeutendste Arzt des Mittelalters war *Paracelsus*. Er sah ähnlich wie Hippokrates den Schwerpunkt in den körpereigenen Abwehrkräften, die er „archaeus" (= innerer Arzt) nannte. Für ihn bestand die Aufgabe des Arztes darin, diesen Archaeus zu stärken. Im 18. Jahrhundert waren dann in gehobenen Schichten Bade- und Trinkkuren sehr beliebt, während das übrige Volk sich aus Kostengründen an seine überlieferten Hausmittel und -anwendungen hielt.

Im 19. Jahrhundert kam es zu einem Auseinanderfallen in zwei Lager. Die fortschrittsbegeisterten Forscher des industriell-technischen Zeitalters sahen das Entstehen von Krankheit nicht mehr ganzheitlich als Endstufe einer bereits vorher begründeten Fehlentwicklung, sondern lediglich als eine chemische oder mechanische Veränderung, die auf chemischem oder mechanischem Wege zu korrigieren ist. Der Machbarkeitswahn begann sich auszubreiten.

Breite Unzufriedenheit an dieser Entwicklung orientierte sich an den *Rousseauschen* Gesundheitslehren und trug zur Entstehung der Naturheilbewegung bei, aus der der *Deutsche Naturheilbund* hervorgegangen ist. Auch die damit in Verbindung stehende *Lebensreformbewegung*, aus der die Reformhäuser entstanden, orientierte sich an Rousseau. Es handelte sich um eine Auflehnung von Gefühl, Instinkt und persönlicher Erfahrung gegen mechanistisches Denken, unpassende vorgegebene Normen und den Staat an sich. Mütter stillten ihre Kinder selbst, Frauen legten das beengende Korsett ab und trugen lieber Sackkleider, man ließ Licht, Luft und Sonne an seinen Körper und ging baden – damals geradezu unerhört revolutionäre Vorgänge. Die von *Froebel* gegründeten Kindergärten traten ihren Siegeszug rund um die Welt an. Der Schrebergarten wurde zu einer Oase der Erholung in Industriezonen mit hoher Schadstoffbelastung.

Ärzte griffen die von den Reformern *Prießnitz, Kneipp, Felke, Rickli* und *Schroth* entwickelten Heilverfahren auf. Zu Felkes Programm gehörten Lehmpackungen, Irisdiagnose, Magnetismus, Hypnose und Massage.

Wie heute verliefen schon damals in Sachen Naturheilkunde die Fronten quer durch alle politischen Richtungen. *Bismarck* erkrankte durch das Nuckeln an seinen dicken Zigarren an Lippenkrebs. Nachdem ihm die Schulmedizin nicht helfen konnte, heilte ihn ein Bauer mit Heilkräutertinkturen. So wurde er trotz ungesunder Lebensweise ein Anhänger der Naturheilkunde. Als fortschrittsgläubige Politiker um *Rudolf Virchow* im Preußischen Landtag per Gesetz die nichtärztliche heilende Konkurrenz ausschalten wollten, wandte sich Bismarck massiv dagegen: „Was die Natur und der liebe Gott einem Menschen gegeben haben, das soll die Polizei ihm nicht nehmen!"

Bismarcks Leibarzt *Schweninger* war naturheilkundlich orientiert. Nur unter großen Schwierigkeiten gelang es, ihm einen Lehrstuhl an der Berliner Universität zu verschaffen. Die Anfeindungen gingen so weit, daß Schweninger von einem internistischen Professorenkollegen zum Duell herausgefordert wurde. Er verließ nach einigen Jahren die Universität, um ein Kreiskrankenhaus zu leiten.

Trotz großer Widerstände etablierter Professoren gelang es 1920, eine hydrotherapeutische Anstalt zu begründen, aus der ein eigenständiger Lehrstuhl für „natürliche Heil- und Lebensweise" hervorging. Die Aufzeichnungen seines Inhabers *Schönenberger* zeugen von der Blasiertheit seiner Kollegen (70) und erinnern an ähnliche Reaktionen von heute. Als Schönenberger in das Restaurant ging, in dem seine Kollegen mittags zu essen pflegten, kam der Ober und sagte: „Die Herren wünschen nicht, daß Sie hier speisen." (107) – Schönenberger hatte zu gehen.

Der *Deutsche Naturheilbund* (damals: Prießnitzbund) begründete 1927 in Mahlow bei Berlin aus Spenden seiner Mitglieder ein Naturheilkrankenhaus, das nach 1945 enteignet wurde. Die Bundesregierung verweigert eine Rückgabe oder entsprechenden Ersatz. Immerhin: Es darf gekauft werden. Allerdings fehlt hierzu das Geld. Spenden sind herzlich willkommen. 1934 wurde auf Initiative des Reichsärzteführers Wagner ein Beschluß der Reichsärztekammer herbeigeführt, wonach am Dresdener Rudolf-Heß-Krankenhaus ein organisierter Dialog zwischen Naturheilkunde und Schulmedizin eingerichtet wurde. Die Zusammenarbeit der Professoren *Grote* (Innere Medizin) und *Brauchle* (Naturheilkunde) klappte gut. An Forschungsergebnissen aus jener Zeit konnte die deutsche Naturheilkunde später anknüpfen. Der Versuch des Dresdener Modells hat bewiesen, daß eine Zusammenarbeit und gegenseitige Integration von Naturheilkunde und Schulmedizin möglich ist. Es wäre unredlich, von dieser Erkenntnis Abstriche zu machen, weil die politischen Begleitumstände in eine nicht genehme Richtung gingen. Beabsichtigt war die Einbindung der Naturheilkunde in den ärztlichen Verantwortungsbereich. Das 1939 verabschiedete Heilpraktikergesetz hatte zum Ziel, die nichtärztliche Konkurrenz auszuschalten. Wer kein Arzt war und heilen wollte, mußte Heilpraktiker werden. Wie sich aus den im Reichsanzeiger veröffentlichten Ausführungsbestimmungen ergibt, sollte die Zulassung jedoch restriktiv gehandhabt werden. So ist es de facto auch heute, nur mit einem Unterschied: Da die westdeutsche Ärzteschaft die Bedeutung der Naturheilkunde weitgehend verschlafen hat, bemächtigten sich die Heilpraktiker weitgehend dieses Sektors. In der späteren DDR gab es keine Heilpraktiker.

Zu ergänzen bleibt, daß die bedeutenden Naturheil- und Fastenärzte *Moeller* und *Lahmann* in Dresden wirkten und auch an der Universität Jena ein Lehrstuhl für Naturheilkunde eingerichtet wurde. Aus diesen Fakten ergaben sich nach 1945 eindeutige Standortvorteile für deutsche Naturheilkunde auf dem Gebiet der späteren DDR. Was dort auf wissenschaftlichem Gebiet im Bereich Naturheilkunde geleistet wurde, fand internationale Anerkennung und war den vergleichsweise spärlichen Ergebnissen aus der Bundesrepublik Deutschland überlegen. Es wurde eine vierjährige Facharztausbildung in Naturheilkunde installiert, die bis zur „Wende“ mehr als 600 Ärzte durchlaufen haben. Da der Begriff

„Naturheilkunde“ als reaktionär galt und gegenüber den SED-Funktionären nicht durchsetzbar war, wurde die Bezeichnung „Physiotherapie“ gewählt. Der Westen hatte und hat nichts Vergleichbares zu bieten – lediglich eine Schmalspur-Zusatzausbildung über wenige Wochen in Verbindung mit einem Praktikum für die Zusatzbezeichnung „Naturheilverfahren“.

3. Geschichte des Fastens

Fasten in der Tierwelt

Wenn eine Katze etwas Schlechtes gefressen hat, wird sie so lange die Nahrung verweigern, bis sie die Magenverstimmung oder Vergiftung durch ihr Futter überstanden hat. *Riedlin* berichtete von einem besonders eindrucksvollen Beispiel. Es folgen Auszüge aus einem Brief, den ihm ein „königlicher Hofgraveur" aus Magdeburg schrieb: „Eines Tages kam meine schwarze Katze von ihrem Rundgang nach Hause ... Es dauerte nicht lange, so ging sie auf den an der Tür liegenden Abtreter und fing zu brechen an. Nachdem sie nichts mehr brach, hatte ich ihr Milch hingestellt, von der sie aber nichts annahm. Ich setzte ihr reines Flußwasser hin, da leckte sie etwas davon, und ich legte sie dann neben den warmen Ofen, wo sie *volle sechs Wochen liegengeblieben* ist, nicht Speise noch Trank nahm ... Sie war in den Wochen erheblich abgemagert, was ich beim Streicheln auffallend bemerken mußte, so daß ich glaubte, das Tier müsse auf diese Art bald eingehen. Meine Sorge sollte sich aber nicht bestätigen. Nach sechs Wochen nahm sie zum ersten Mal klares Wasser an, hatte ich ihr doch täglich etwas angeboten ... Die arme Hungerkünstlerin bekam einige zweimarkstückgroße Geschwüre, wodurch die Haare auf den Stellen weggingen und zuletzt die rohe Haut zu sehen war, und zwar dadurch, daß ich den Eiter vorsichtig und zart zu entfernen stets bemüht war und sich das liebe Tier mit großer Ruhe diese Prozedur gefallen ließ. Zuletzt kam kein Eiter mehr, die Stellen wurden trokken, und nach und nach wuchsen wieder Haare an diesen gewesenen Eiterstellen, aber leider keine schwarzen, sondern weiße, was auch nicht gerade schlecht aussah. Das Tier war kerngesund geworden ..." (149).

Zugvögel legen weite Strecken fastend zurück. Die männlichen Pinguine in der Antarktis bebrüten die Eier bis zum Schlüpfen der Jungen und fasten während dieser Zeit. Sie brüten im Landesinneren, während die Weibchen ans Meer gezogen sind. Anschließend unternehmen sie immer noch fastend die Wanderung ans Meer. Auch die Kampfzeit der Pinguine ist mit längerem Fasten verbunden.

Lachse legen Hunderte von Kilometern fastend zurück, wenn sie vom Meer die Flüsse aufwärts wandern zum Laichen. Sie überspringen Hindernisse und wiegen zum Schluß weniger als die Hälfte ihres Anfangsgewichts. Bei den Aalen ist es ähnlich. Sie fressen bis zu mehreren Monaten nichts.

Auch das Puppenstadium der Insekten kann als Fasten angesehen werden. Am Ende einer Phase der Entsagung und Zurückgezogenheit ist ein wunderschöner Schmetterling entstanden. Auch der Winterschlaf der Tiere ist Fasten. Eine Schlange, die ein anderes Tier verschlungen hat, kann mehrere Monate davon leben. Blutegel, Wanzen, Läuse und Zecken kommen bis zu mehreren Jahren ohne Nahrung aus, nachdem sie sich vollgesogen haben. Ein Samenkorn ist noch nach vielen Jahren der Abgeschlossenheit in der Lage zu keimen.

Das Verbrennen von Depots ist eine einfache Heil-, Ausgleichs- und Entlastungsmethode, derer sich die Natur bei Pflanzen, Tieren und Menschen bedient.

Fasten der Naturvölker

Mit dem natürlichen Regulativ des Fastens lebt die Menschheit seit Anbeginn. In den Anfängen war es ein eher durch die äußeren Umstände erzwungener Nahrungsverzicht. Auch durch Hungerkatastrophen blieb die Bevölkerungszahl vieler Regionen über lange Zeiten konstant. Nicht zuletzt der Hunger führte zu Völkerwanderungen und der Besiedlung neuer Landstriche, etwa in Südafrika und Südamerika (26). Eine gewisse Änderung erfolgte durch die systematische Einführung von Ackerbau und Viehzucht, aber selbst dann blieb die Menschheit nicht von Hungerkatastrophen verschont.

Die Zeit vom Winter bis zum Frühjahr war oft eine Zeit der Nahrungsknappheit. Insbesondere am Volk der Hunzas im Himalaya, das in seinen Ursprüngen auf Soldaten Alexanders des Großen zurückgeht, konnte beobachtet werden, daß regelmäßige Zeiten der Nahrungsknappheit sich in Verbindung mit gesunder Ernährung und körperlicher Anstrengung hervorragend auf den Gesundheitszustand auswirken. Der Brite *McCarrison* notierte 1925, nachdem er das Hunzaland bereist hatte: „Merkwürdig. Es gibt keine Ärzte, keine Spitäler, keine Apotheken – statt jedoch auf darbende, verkrüppelte Leute zu treffen, begegnen uns Menschen von makelloser Erscheinung, offenbar von Krankheiten, alltäglichen Gebrechen gänzlich unbefleckt."

Die UNESCO-Zeitschrift „Impact of Science on Society" 1976: „Mit einer einzigen Ausnahme ist der Krebs ein universales Problem. Diese Ausnahme wurde wissenschaftlich untersucht. In einer herrlichen Himalayalandschaft, nördlich von Kaschmir, lebt ein Volk, die Hunza, die keinerlei Krankheiten kennen" (126).

Auch bei ausreichendem Nahrungsangebot erlegten sich Naturvölker häufig Fastenzeiten auf. So wie der Beruf des Priesters und Heilers in archaischer Ganzheitlichkeit durch den Medizinmann oder Schamanen ausgeübt wurde, hatte das Fasten eine spirituelle und therapeutische Bedeutung. Es diente vorrangig dem Vertreiben, Fernhalten oder Austreiben böser Geister, dem Überlebenstraining und war Bestandteil von Einweihungsritualen.

Auf den Fidschi-Inseln wurde nach einem Todesfall zehn bis 20 Tage bis zum Abend nichts gegessen, ebenso auf Samoa. Andere Naturvölker verzichteten auf Nahrung, um sie dem Toten auf seine große Reise mitzugeben. Des weiteren bestand die Befürchtung, durch Essen den Geist des Toten, der noch nicht auf die Reise gegangen war, aus Versehen mit hinunterzuschlucken. Ebenso bestimmten Schuldgefühle das Trauerfasten der Hinterbliebenen. Ferner diente das Trauerfasten der inneren Ablösung von dem Gestorbenen und somit dem unbehinderten Fortgang des eigenen Lebens.

Fasten diente dem Ziel, geheimnisvolle, der Nahrung innewohnende Kräfte von sich fernzuhalten. In diesem Zusammenhang sind auch weitverbreitete Nahrungstabus zu sehen. So wurden von den Ureinwohnern Feuerlands, die ansonsten nicht wählerisch waren, keine Tiere gegessen, die sich gelegentlich von menschlichen Leichen ernährten: Aasgeier, Raubvögel, Hunde. Nicht verzehrt wurden von den Ureinwohnern des brasilianischen Chaco Teile von Tieren und Pflanzen, die als Kleidung oder im Haushalt Verwendung fanden, ferner Hühnereier und die Milch von Schafen, Ziegen oder Kühen. Dieser Verzicht wurde gleichfalls in Zeiten der Nahrungsknappheit durchgehalten.

Für die Bororo im Mato Grosso galten als tabu: Krokodil, Tapir, Strauß, drei Arten Hirsche und zwei Arten Fisch. Nahrungstabus gab es weiter bei den Andamanen auf Malakka und bei den Wedda in Südindien und Ceylon. Besonders komplizierte Verbote pflegten die Ureinwohner Australiens, obwohl sie oft unter Nahrungsknappheit litten. Bestimmte Tiere galten als Totems, das heißt als Freunde, Verwandte oder Ahnen und wurden nicht gegessen. Manche Tiere durften Männer nicht essen, manche Frauen nicht. Aufgrund individueller Totems konnte ein Tier dem einen Menschen gestattet sein, dem anderen gleichen Geschlechts aber nicht. Gab es nur dieses eine Tier zu essen, mußte er zuschauen. Es gab in Australien auch Pflanzentotems und Speiseverbote für bestimmte Altersklassen.

Wer heutzutage in seinem Kopf Stimmen hört und als real erlebt, setzt sich dem Verdacht der Schizophrenie aus und muß eventuell eine Klinikeinweisung befürchten. Nicht so bei Naturvölkern: Das Hören von Stimmen machte Menschen zu angesehenen Personen mit guten Chancen, Medizinmann zu werden. Zum dazugehörigen Einweihungsritual gehörte oft das Fasten, im Chaco zusätzlich langes Umherwandern oder das längere Sitzen auf einem Baum zur Meditation. Für die Yamaha-Indianer auf Feuerland gehörten zur Einweihung als Medizinmann: Stimmen hören, Fasten, erhebliche Einschränkung von Bewegung und Schlaf – das Ganze über Monate.

Weitverbreitet war des weiteren das Fasten oder die Nahrungseinschränkung für pubertierende Jungen und Mädchen an der Schwelle zum Erwachsensein. Frauen fasteten während der Periode. Nahrungsbeschränkungen während der Schwangerschaft sind überliefert. Auch Fasten während der Schwangerschaft und Entbindung gab es – allerdings nicht durch die Frau, sondern den Mann, um böse Geister fernzuhalten (74, 75).

Zusammenfassend ist festzustellen: Es gibt Parallelen bei völlig getrennter räumlicher und kultureller Entwicklung. Es kann daraus die Schlußfolgerung gezogen werden, daß individuell menschliche und menschheitliche Entwicklung gewissen Gesetzmäßigkeiten unterliegen, deren unverzichtbarer Bestandteil das Fasten ist.

Fasten in früheren Kulturen

Wenn hier eine Trennung erfolgt zwischen „Naturvölkern“ und „früheren Kulturen“, so soll damit keine Wertung verbunden sein. Selbstverständlich hatten Naturvölker ebenfalls eine Kultur, die oft genug von tieferer Lebensweisheit geprägt war als die heutige Konsumgesellschaft. Denken wir nur an die Indianer Nordamerikas, die sich bei einem Baum entschuldigten, bevor sie ihn fällten, die von der lebendigen Natur nicht mehr nahmen als das, was sie zum Leben brauchten. Durch die Trennung soll deutlich werden, in welcher Weise sich im Rahmen menschheitlicher Entwicklung die Fastenmotive geändert haben.

Die ältesten Hinweise auf das Fasten der Kulturvölker gibt es aus den altindischen Veden und Upanishaden, die zunächst mündlich über Jahrtausende wortgetreu überliefert und erst später aufgezeichnet wurden. Im alten Indien waren 30tägige Fastenzeiten üblich. Im alten Ägypten fasteten Priester regelmäßig vor Weihehandlungen. Man war sich im alten Ägypten des Zusammenhangs zwischen übermäßiger und falscher Ernährung und Krankheiten bewußt. Durch eintägiges Fasten pro Woche wurde versucht, dem Körper eine gesundheitserhaltende Entlastung zu verschaffen. Im 3800 Jahre alten Papyrus *Edwin Smith* (benannt nach seinem Übersetzer) steht: „Der Mensch ißt zuviel. Er ernährt sich nur von einem

Viertel dessen, was er verzehrt, von den anderen drei Vierteln jedoch leben die Ärzte."

Im alten Griechenland war das Fasten Bestandteil kultischer Handlungen. Es gehörte zum Eleusinischen Mysterienfest und ging in dem Zusammenhang auf Demeter, die Erdenmutter und Göttin der Fruchtbarkeit, zurück. Gemäß der homerischen Mythologie tanzte Demeters Tochter Kore mit ihren Freundinnen in der Natur, als sich plötzlich die Erde öffnete und Hades Kore in sein Reich der Unterwelt entführte. Demeter verging nicht nur der Appetit. Sie fastete auch aus Protest und suchte überall ihre Tochter. Demeters Fasten belastete die Götterwelt. Hades wurde gezwungen, Kore wieder herauszugeben. Das geschah, als Demeter in der attischen Stadt Eleusis weilte, woraufhin sie ihr Fasten beendete. Zuvor hatte sie sich geweigert, ihr Göttinnenamt auszuüben. Die Erde wurde unfruchtbar, eine große Hungersnot war die Folge. Aus moderner Sicht haben wir es hier mit der ersten Überlieferung eines erfolgreich praktizierten Hungerstreiks zu tun. In der Folge wurden die Eleusinischen Mysterien in Erinnerung an dieses Geschehen gefeiert. Sie bestanden aus Fasten und freizügigen Orgien der Fruchtbarkeit. Sicher stand damit in Zusammenhang die Erkenntnis, daß auch in der Natur der aus dem Schoß der Erde kommenden Fruchtbarkeit eine Phase winterlicher Zurückgezogenheit vorausgeht. Kore kehrte im Herbst in die Erdentiefe zurück, um von dort im Frühjahr wieder zu erscheinen. Demzufolge wurden die Eleusischen Feste im Frühjahr und im Herbst gefeiert.

Im Rahmen des phrygischen Attis-Kybele-Kults gehörten Fasten und Feiern zum gleichen Ereignis. Priester des Poseidon durften keine Fische essen. Die Priesterin des Brachidenorakels von Didyma fastete drei Tage lang vor ihrer geistigen Schau. Pythia, die Priesterin des Orakels von Delphi, fastete ebenfalls, bevor sie Antwort auf Befragungen gab.

Überliefert ist weiter, daß in den damaligen Philosophenschulen gefastet wurde. Die eher lebensfreudigen Epikuräer hatten ihre Fastenzeiten ebenso wie die Orphiker, Kyniker und Neuplatoniker. *Pythagoras* ließ seine Schüler 40 Tage lang fasten. Er war der Ansicht, daß sie erst durch diese lange Fastenzeit die geistige Dimension seiner Lehre begreifen würden.

Der römische Philosoph *Seneca* hat gefastet, wenngleich ihn das nicht davor bewahrt hat, sich später das Leben zu nehmen. *Cicero*, dessen Reden sich auch im Original heute eher trocken lesen, soll ein großartiger Redner gewesen sein. Vor seinen Auftritten im Römischen Senat fastete er drei Tage lang. Von ihm stammt der Ausspruch: „Der Geist erkennt das Innerste der Natur aller Dinge, wenn er vorbereitet durch Nüchternheit im Essen und Trinken Nachtwache hält."

Der römische Geschichtsschreiber *Plutarch* äußerte sich wie folgt: „Wenn wir die Sonne durch feuchte Luft und unverbrannte Nebeldünste sehen, so erscheint sie uns nicht rein und leuchtend, sondern wässerig, trüb und in gebrochenem Licht. Ebenso muß notwendig auch in einem schlammigen, übersättigten und von fremdartigen Speisen beschwerten Leib der Glanz und das Licht der Seele matt und verdunkelt sein . . ., da ihr die Sehkraft für subtile und schwer erfaßbare Gegenstände fehlt."

Durch *Hippokrates* erfolgte der systematische Einsatz des Fastens als Therapie. In seinen diätetischen Richtlinien war Fasten von zentraler Bedeutung. Je höher der Grad der Krankheit, desto weniger wurde zu essen angeboten. Während des Fastens war nur das Trinken von Honigwasser erlaubt. *Galen* verbot auch dieses, nach Möglichkeit sollte gleichfalls das Trinken von Wasser vermieden werden. Die Tradition der Durstkuren geht also bis ins Altertum zurück.

Die Schule der Dogmatiker setzte Fasten an Stelle von Aderlaß ein. Für *Esistratos* war im dritten Jahrhundert das Fasten Hauptmittel gegen entzündliche Erkrankungen. Auch gegen Bluthusten setzte er Fasten ein. *Asklepiades* als Begründer der methodischen Schule ließ Fieberkranke zunächst drei Tage fasten. Weitere Fastentage waren der sechste, achte und zehnte Krankheitstag. Reibungen des Körpers, Spaziergang und Bewegung gehörten zur Therapie. Bei voraussichtlich länger dauernden Krankheiten gab es zur besseren Wirksamkeit der Hauptbehandlung eine Vorkur. Sie bestand aus einem Fastentag, dem sich über mehrere Tage eine schrittweise Annäherung an die normale Kostmenge anschloß (6).

Bevorzugte Kost von Athleten waren zunächst Weizenschrot, frischer Käse und getrocknete Feigen, erst später kam Fleisch dazu. Von den römischen Legionären ist bekannt, daß sie hauptsächlich Getreide aßen. Als einmal der Getreidevorrat ausging und es statt dessen Fleisch zu essen gab, streikten die Soldaten.

Von den Wikingern ist bekannt, daß sie nichts aßen, bevor sie in den Kampf zogen. Sofern verfügbar, gab es etwas Fliegenpilz. Das darin enthaltene Muscarin machte aggressiver. Die alten Germanen sollen jeweils einen Tag in der Woche gefastet haben (15). In der Edda steht zu lesen, wie ein germanischer Held sich nach einer Verwundung durch neuntägiges Fasten heilte.

Im Mittelalter ist zumindest von *Paracelsus* und dem arabischen Arzt *Avicenna* bekannt, daß sie Fastenkuren einsetzten. Als Folge der grausamen Tötung von einigen Millionen „Hexen" und Heilern in Europa durch die Inquisition ist auch viel an überliefertem Wissen aus dieser Zeit verlorengegangen. Der Einfluß der Klostermedizin konnte ausgebaut werden, vermutlich unter anderem mit dem Ziel, Menschen in Abhängigkeit zu bringen. Schon zu einem früheren Zeitpunkt gab *Hildegard von Bingen* detaillierte Fastenempfehlungen als Buße für Laster und sonstiges sündiges Verhalten. Sie betonte dabei, daß man nicht in eigener Regie fasten, sondern sich einer erfahrenen Führung anvertrauen müsse (187). Zitat Hildegard aus obiger Literaturangabe: „Wer auf dieser Welt der Vergnügungssucht anhängt, dann aber die Einflüsterung dieser diabolischen Kunst ablegen möchte . . ., der soll sein Fleisch, je nach Art und Grund seiner Verfehlung, durch Fasten züchtigen . . ." (Übersetzung *Schipperges*)

Fasten in neuerer Zeit

Friedrich Hoffmann, Leibarzt des ersten Preußenkönigs, schrieb ein Fastenbuch: „Wie man manche schwere Krankheit durch Mäßigung und Fasten kurieren kann." Im Vordergrund standen die Molkekuren. Der Arzt *Tissot* schrieb 1779 hierzu: „Molke ist das allerlindeste und mächtigste Eröffnungsmittel, das den freien Lauf der Galle, den Abgang des Stuhles und die Ausscheidung des Harnes erleichtert" (8). Es waren europäische Physiologen des 19. Jahrhunderts, die auch über heroische Selbstversuche die wissenschaftliche Erforschung der medizinischen Fastenwirkungen begründeten. *Heun* erwähnt insbesondere den Florentiner *Luciani*, dessen Standardwerk „Das Hungern" 1890 erschien und über Jahrzehnte Maßstäbe setzte (73).

Neue Impulse erfuhr das Fasten in Europa durch die amerikanischen Ärzte *Tanner* und *Dewey*. *Herbert Shelton*, der Begründer des Natural-Hygiene-Fastens, war Schüler von Dewey. Eine weitere Verbreitung der Fastenidee in Europa ist dem Franzosen *Guelpa*, den Schweizern *von Segesser* und *Bertholet* und den Deutschen *Riedlin*, *Möller*, *Meier* und *Ehret* zu verdanken. Auf wissenschaftlichem Gebiet sind *Schenck*, *Grote* und *Brauchle* für die Vorkriegszeit und *Krauß*, *Ditschuneit*, *Wechsler*, *Jungmann* und *Leitzmann* für die Zeit ab den 60er Jahren zu nennen.

4. Religiöse Fastenmotive

Im Judentum

Gläubige Juden fasten zumindest am Yom-Kippur-Tag, dem Tag des Versöhnungsfestes. In der jüdischen Tradition findet sich eine Vielzahl von Hinweisen. Elia hat 40 Tage gefastet, Mose fastete 40 Tage lang. Ester fastete, und Daniel ebenfalls. Zur Thematik einige Stellen aus dem Alten Testament: Dann trat Moses mitten in die Wolken hinein und stieg auf den Berg hinauf. Und Moses blieb vierzig Tage und vierzig Nächte auf dem Berg. (Zweites Buch Mose 24, 18) Und er blieb vierzig Tage und vierzig Nächte dort bei Gott. Er aß kein Brot und er trank kein Wasser. Und er ging daran, auf die Tafeln die Worte des Bundes zu schreiben und die zehn Gebote. (Zweites Buch Mose 34, 28) Und dann warf ich mich vor Gott nieder wie zuerst, vierzig Tage und vierzig Nächte. Ich aß weder Brot noch trank ich Wasser wegen all eurer Sünden, die ihr begangen hattet, indem ihr tatet, was übel war vor den Augen Gottes, so daß ihr ihn kränktet. (Fünftes Buch Mose 9, 18)

Darauf zogen alle Söhne Israels, ja das ganze Volk, hinauf und kamen nach Bethel und weinten und saßen dort vor Gott und fasteten an jenem Tag bis zum Abend. (Buch der Richter 20, 26)

Und die Männer von Israel selbst wurden an jenem Tag hart bedrängt, und dennoch stellte Saul das Volk unter einen Eidschwur, indem er sprach: „Verflucht ist der Mann, der Brot ißt vor dem Abend und ehe ich an meinen Feinden Rache genommen habe.“ Und niemand vom Volke kostete Brot. (Erstes Buch Samuel 14, 24) Dann nahmen sie ihre Gebeine und begruben sie unter der Tamariske in Jabesch, und dann fasteten sie sieben Tage lang. (Erstes Buch Samuel 31, 13)

Und sie klagten und weinten und fasteten dann bis zum Abend um Saul und um seinen Sohn Jonathan und um das Volk Jehovas, weil sie durch das Schwert gefallen waren. (Zweites Buch Samuel 1, 12)

Dann rief ich dort am Strom Ahawa ein Fasten aus, um uns vor Gott zu demütigen, um bei ihm den rechten Weg für uns und für unsere Kleinen und für alle unsere Habe zu suchen. (Buch Esra 8, 21)

Esra ... aß kein Brot und trank kein Wasser, denn er trauerte wegen der Untreue der ins Exil Weggeführten. (Buch Esra 10, 6) Und es geschah ..., daß ich mich niedersetzte und zu weinen begann und tagelang trauerte, und ich fastete unablässig vor dem Gott im Himmel. (Buch Nehemia 1, 4)

... Mit Fasten beugte ich meine Seele in Betrübnis, und mein eigenes Gebet pflegte in meinen Busen zurückzukehren. (Buch der Psalmen 35, 12)

Und ich ging daran, beim Fasten meiner Seele zu weinen. Aber es wurde mir zu Schmähungen. (Buch der Psalmen 69, 10)

Meine Knie selbst haben geschlottert vom Fasten. Und mein Fleisch selbst ist abgemagert. (Buch der Psalmen 109, 24)

Aus welchem Grunde fasteten wir, und du sahst es nicht, und beugten wir unsere Seele in Betrübnis, und du wolltest nicht Kenntnis nehmen? (Buch Jesaja 58, 3)

Und Gott sprach dann zu mir: Bete nicht für dieses Volk zum Guten. Wenn sie fasten, höre nicht auf ihr inständiges Rufen ..., denn durch das Schwert und durch Hunger und durch Pest bereite ich ihnen ihr Ende. (Buch Jeremia 14, 12)

Und du selbst sollst hineingehen und aus der Rolle, die du aus meinem Munde geschrieben hast, die Worte Gottes vor den Ohren des Volkes im Hause Gottes am Fasttag vorlesen ... (Buch Jeremia 36, 6)

Und ich richtete dann mein Angesicht auf Gott, um ihn ... mit Fasten ... zu suchen. (Buch Daniel 9, 3)

In jenen Tagen begab es sich, daß ich selbst, Daniel, drei volle Wochen trauerte. Leckeres Brot aß ich nicht, und kein Fleisch oder Wein kam in meinen Mund ... (Buch Daniel, 10, 2)

Heiligt eine Zeit des Fastens. Beruft eine feierliche Versammlung ein. Versammelt die älteren Männer, alle Bewohner des Landes, zum Hause Gottes und schreit zu Gott um Hilfe. (Buch Joel 1, 14)

Und auch jetzt ist der Ausspruch Jehovas, „kehrt um zu mir mit eurem ganzen Herzen und mit Fasten . . ." (Buch Joel, 2, 12)

Und die Männer von Ninive begannen an Gott zu glauben, und sie riefen ein Fasten aus . . . (Buch Jona 3, 5)

Dies ist, was der Gott der Heerscharen gesprochen hat: „Das Fasten des vierten Monats und das Fasten des fünften Monats und das Fasten des siebenten Monats und das Fasten des zehnten Monats wird dem Hause Juda zu Jubel und zur Freude und zu guten Festzeiten werden" . . . (Buch Sacharja 8, 19)

Wenn wir zusammenfassen, ergeben sich aus dem jüdischen Glauben folgende Gründe für das Fasten:

- um Gottesnähe und Gotteserkenntnis zu erlangen,
- im Krieg und bei Vernichtungsgefahr,
- aus Trauer,
- aus Scham,
- um Gottes Hilfe herbeizurufen,
- bei Beginn des Glaubens an Gott,
- im Rahmen der Rückkehr zu Gott,
- um Gott milde zu stimmen,
- zur Freude,
- um einem göttlichen Fastengebot nachzukommen.

Es fasteten Einzelpersonen und das ganze Volk Israel. Wer sich dem Fastengebot entzog, konnte ausgestoßen werden. Im Talmud heißt es: „Wer betet, ohne erhört zu werden, muß zu fasten beginnen."

In diesem Zusammenhang will ich auf einen weitverbreiteten Irrtum hinweisen, der sich auf die Rolle von Jesus Christus bezieht: In dem Zeitraum vor und nach Jesus gab es jüdische Glaubensgemeinschaften, die mit der Erstarrung der herrschenden Lehre nicht einverstanden waren und sich in ein eigenes Gemeinschaftsleben zurückzogen. Zu ihnen gehörten die Essener und Nasiräer. Die Hypothese, Jesus sei Mitglied der Essener gewesen, konnte in keiner Weise belegt werden. Auch die in den fünfziger Jahren dieses Jahrhunderts in den Höhlen von Qumram gefundenen Schriftrollen geben keinen Hinweis. Von Jesus ist darin nicht ein einziges Mal die Rede (8). Auch die Essener waren eine jüdische Glaubensgemeinschaft und keine frühchristliche. Aus einer Schrift unklarer Herkunft, die als „Friedensevangelium" der Essener bezeichnet wird, sei abschließend wie folgt zitiert (Übersetzung *Szekelyi*):

„Der Körper ist der Tempel Gottes, und der Geist ist der Tempel Gottes. Darum reinigt den Tempel, damit der Herr des Tempels darin wohnen kann und einen Platz einnehmen kann, der seiner wert ist. Und von allen Versuchungen eures Körpers und Geistes, die von Satan kommen, zieht euch zurück unter den Schatten von Gottes Himmel. Erneuert euch und fastet. Denn ich sage euch wirklich, daß der Satan und seine Plagen nur durch Fasten und Beten ausgetrieben werden können. Bleibt allein und fastet und zeigt euer Fasten keinem Menschen. Der lebendige Gott wird es sehen, und groß wird die Belohnung sein. Und fastet, bis Beelzebub und alle Übel euch verlassen und all die Engel eurer Erdenmutter kommen und euch dienen. Wahrlich, ich sage euch, wenn ihr nicht fastet, werdet ihr euch nie aus der Macht des Satans befreien können und von allen Krankheiten, die Satan verursacht. Fastet und betet inbrünstig und sucht die Macht des lebendigen Gottes für eure Heilung. Meidet die Menschenseele während des Fastens und sucht die Erdenmutter, denn der Suchende wird finden."

Im Christentum

Der moderne Umdenkungsprozeß bezüglich Fasten innerhalb der letzten hundert Jahre hat überwiegend außerhalb der Kirche stattgefunden. Impulse kamen von Naturwissenschaftlern, Ärzten, aus der amerikanischen und deutschsprachigen Naturheilbewegung. Die Mehrzahl der Fastenden hat überwiegend eine eher lockere Beziehung zum christlichen Glauben. In Deutschland verringerte sich der Einfluß der Kirchen auf das öffentliche Leben, die Zahl der Mitglieder schrumpfte. Der Verfasser dieses Buches bedauert diese Entwicklung nicht. Er ist der Auffassung, daß diese Tendenz logische Folge einer Entwicklung ist, die die Kirchen von zentralen Inhalten christlicher Lebensführung entfernt hat. Als Bestandteil der Dreiheit Beten – Fasten – Almosengeben zählt Fasten zu diesen zentralen Inhalten.

„Kirche in der Krise" ist ein beliebtes Schlagwort. Verfolgt man die Geschichte zurück, war sie eigentlich immer in der Krise, vielleicht auch deshalb, weil sie an keiner Stelle der Bibel für später einmal vorgesehen war. Selbstkritische Prozesse und Einflüsse von außen haben Fasten für Kirchen wieder verstärkt zum Thema werden lassen. Christen entdecken das Fasten für sich unter neuen und teilweise sehr alten Aspekten und suchen nach Möglichkeiten, es im Rahmen der Konsumgesellschaft in ihre Lebensgestaltung einzubeziehen. Da das Fasten in Selbsthilfe in einer Gruppe hierzu Gelegenheit bietet, ist Fasten unter christlichen Aspekten ein wichtiger Bestandteil dieses Buches.

Die Selbstkritik aus kirchlichen Kreisen ist manchmal recht radikal, auch wenn sie nicht immer den Kern trifft. *Rudolf Bohnen*, lange Jahre Pfarrer in Schweizer Gemeinden und später Theologieprofessor in Wuppertal, Berlin und Heidelberg: „Unsere Kultur nährt sich von Bibelreden, lebt von den abgegessenen Tischen früher Christen, ähnelt darin den vielleicht Ärmsten in Indien, den Kindern, die den Abfalleimern nachgehen und sie nach Speiseresten durchsuchen. Daß sie sich mit der Nahrung im Abfall auch Krankheiten holen, kann man sich vorstellen. So ließen sich unsere Kulturkrankheiten hinsichtlich der Bibel auf den gleichen Vorgang zurückführen: Die Ernährung aus Abfällen hat uns infiziert. Wir müssen die Bibel neu lesen für ein neues Europa in einer neuen Welt" (20). Wie wäre es denn damit, die Bibel nicht „neu zu lesen", sondern überhaupt zu lesen? Bezogen auf das Fasten heißt das, jene Stellen, die eine klare Aussage zum Thema beinhalten, nicht einfach zu übergehen, zu interpretieren, umzudeuten, zu relativieren oder zu verwässern, um sie für den menschlichen Gebrauch handhabbarer zu machen.

Im Rahmen der vorösterlichen Fastenzeit hat die Evangelische Kirche einige Kampagnen ingang gebracht unter dem Motto: „Sechs Wochen ohne." Als Mitmacher kann sich da schon empfinden, wer jeden Tag den Fernseher zwei Stunden weniger laufen läßt oder ein Bier weniger trinkt.

Derartige Verwässerungsversuche sind nicht neu. Zur gleichen Zeit, als *Karl der Große* (742 bis 814) einen christlichen Konzilsbeschluß herbeiführen ließ, in dessen Folge auf unchristliche Weise das Fleischessen während kirchlich verordneter Feiertage mit dem Tode bestraft wurde, beschlossen gutgenährte Würdenträger, was nicht als Fleisch zählte: Karpfen, Schnecken, Froschschenkel, Schildkröten und Lachs. Das arme Volk bekam derartige Delikatessen ohnehin nicht auf den Tisch und hatte bitteschön zu hungern. Der Paulanerorden kreierte ein „Fastenbier". Es handelte sich dabei um kein Dünnbier, sondern um Starkbier (59).

Wer aus christlicher Motivation fasten möchte, dem seien zum Nachlesen in chronologischer Reihenfolge, um langes Suchen zu vermeiden, die entsprechenden Bibelstellen im Literaturverzeichnis im Anhang Seite 311 genannt.

Das Evangelium nach Matthäus 9, 14 bis 17 beinhaltet eine zentrale Stelle, die in geringfügiger Abwandlung bei Markus und Lukas wiederholt wird: „Dann kamen die Jünger des Johannes zu ihm und fragten: ‚Warum pflegen wir und die Pharisäer zu fasten, deine Jünger aber fasten nicht?' Darauf sagte Jesus zu ihnen: ‚Die Freunde des Bräutigams haben doch nicht etwa Grund zu trauern, solange der Bräutigam bei ihnen ist? Es werden aber Tage kommen, da der Bräutigam von ihnen weggenommen sein wird, und dann werden sie fasten. Niemand näht einen Flicken nichteingelaufenen Tuchs auf ein altes äußeres Kleid; denn wegen seiner vollen Stärke würde er von dem äußeren Kleid abreißen und der Riß würde schlimmer werden. Auch gießt man nicht neuen Wein in alte Weinschläuche; wenn man es aber tut, werden die Weinschläuche bersten, und der Wein wird verschüttet, und die Weinschläuche sind verdorben; sondern man gießt neuen Wein in neue Weinschläuche, und beides bleibt erhalten.'"

Es bedurfte also keines Auftrages oder Gebotes an die Christenheit, zu fasten. Es war für Jesus eine Selbstverständlichkeit, daß nach seinem Tode gefastet wird. Weiter machte er im Zusammenhang mit dem Gleichnis darauf aufmerksam, daß sich christliches Fasten grundlegend von dem überkommenen jüdischen Fasten unterscheiden wird. Es war sicherlich nicht die kurze Zeitspanne von der Gefangenschaft bis zur Auferstehung gemeint, sondern generell die Zeit danach, in der Fasten zum Bestandteil der Lebensführung werden sollte. Wäre dem nicht so, dann hätten sich die Jünger zu einem Trauerfasten nach der Gefangenschaft bis zur Auferstehung entschlossen. Das war jedoch nicht der Fall: Als sie eine Erscheinung von Jesus hatten (Evangelium nach Lukas 24, 21 bis 42), verfügten sie über gekochten Fisch – der bestimmt wegen seiner geringen Haltbarkeit zum Essen gedacht war.

Im Rahmen der Bibel wird hinsichtlich der Art der Durchführung auf vier verschiedene Fastenarten hingewiesen.

1. Möglichkeit: 40 Tage ohne Essen und Trinken, wie es Mose praktiziert hat. Diese Variante ist aus heutiger Sicht schwer nachvollziehbar, weil nicht möglich. Es fehlt die Flüssigkeit. Schlußfolgerung: Es handelt sich um eine Legende, ein Fasten aus übernatürlichen Kräften oder mit übernatürlicher Hilfe. Immerhin sind Fälle verbürgt, daß indische Fakire sich zwei Wochen haben eingraben lassen und sogar ohne Atmung überlebten. Nachdem man sie ausgegraben hatte, wurden sie mit Massage und anderen naturheilkundlichen Methoden wiederbelebt. Der Mensch hat also die Möglichkeit, durch meditative Techniken sein vegetatives Nervensystem derart zu beeinflussen, daß der Grundumsatz gegen Null tendiert. Außerdem besteht die Möglichkeit, Flüssigkeit über die Haut aufzunehmen. Im Fall von Mose würde das bedeuten, daß es auf dem Berge Sinai eine Quelle gab oder zumindest die Luftfeuchtigkeit extrem hoch war und es oft geregnet hat – alles Spekulation.

2. Möglichkeit: Es wird über 40 Tage gefastet, wie Jesus es getan hat. Er aß nichts und trank Wasser. Zwar steht nicht geschrieben, daß er Wasser getrunken hat („er aß nichts"), aber im Gegensatz zu Mose („ich aß weder Brot, noch trank ich Wasser") findet sich kein Hinweis darauf, daß er nichts getrunken hat. Satan wollte ihn nicht zum Trinken verführen, sondern zum Essen. Nach dem Fasten

„hungerte ihn“, von Durst ist keine Rede. Ein Fasten über 40 Tage ist für einen normalgewichtigen Menschen ohne weiteres möglich.

3. Möglichkeit: Drei Tage lang kein Essen und Trinken. Auch das ist ohne weiteres möglich, wie wissenschaftliche Untersuchungen mit Durstkuren ergeben haben. Für diese Fastenvariante finden wir bereits im Alten Testament zwei Beispiele (*Buch Esra 10, 6; Buch Ester 4, 16*). Im Neuen Testament gibt es einen Hinweis im Zusammenhang mit dem Christus-Erlebnis, das aus dem Saulus einen Paulus werden ließ: „Drei Tage lang aß und trank er nichts“ (*Apostelgeschichte 9, 9*).

4. Möglichkeit: Reduzierte Kost. „Zu der Zeit trauerte ich, Daniel, drei Wochen lang. Ich aß keine leckere Speise; Fleisch und Wein kamen nicht in meinen Mund; und ich salbte mich auch nicht, bis die drei Wochen um waren“ (*Buch Daniel 10, 2 bis 3*).

Christliche Motive für das Fasten, wie sie sich aus dem neuen Testament ergeben, haben nur teilweise ihre Entsprechung im Alten Testament, teilweise unterscheiden sie sich deutlich.

Fasten als gesundheitsfördernde und -erhaltende Maßnahme findet auch durch den christlichen Glauben seine Bestätigung. „Die Speisen für den Bauch und der Bauch für die Speisen; Gott wird aber sowohl ihn als auch sie zunichte machen . . . Wißt ihr, daß eure Leiber Glieder Christi sind . . . Wißt ihr nicht, daß der Leib von euch der Tempel des in euch wohnenden heiligen Geistes ist, den ihr von Gott habt? Auch gehört Ihr nicht euch selbst . . . Auf jeden Fall verherrlicht Gott in dem aus euch bestehenden Leibe“ (*Erster Brief an die Korinther 6, 13 bis 2*). „Geliebter, ich bete, daß es dir in allen Dingen wohlgehe und du gute Gesundheit habest, so, wie es deiner Seele wohlgeht“ (*Drittes Evangelium nach Johannes, 2*). Ein Hinweis auf Fasten findet sich in diesen Bibelstellen nicht, wohl aber kann aus ihnen geschlossen werden, daß Essen vergänglicher Natur ist und wahre Gesundheit eine geistige Dimension hat und wir achtsam mit unserem Körper umzugehen haben. Es hat im Rahmen des Christentums immer wieder extreme Verzichtsstrategien gegeben, verbunden mit einem auf die eigene Körperlichkeit bezogenen Selbsthaß. Mönche lehnten Kleiderwechsel und jegliche Körperpflege ab – sie stanken „wie die Schweine“ (*Umberto*

Eco). Jede natürliche Regung wurde als satanischer Eingriff gedeutet und teilweise mit Selbstauspeitschung beantwortet. Der Mönch *Abälard* kastrierte sich sogar. Derartiger Fanatismus wurde dann als gottgefällige Lebensweise empfunden, steht jedoch im eindeutigen Widerspruch zu biblischen Aussagen.

In vorchristlicher Zeit gab es per Gesetz festgelegte Fastenzeiten, an die sich alle zu halten hatten. Die Pharisäer fasteten Montag und Donnerstag. Es geschah gern demonstrativ, um zu zeigen, was für ein frommer Mensch man sei. In einer Gegenüberstellung war Jesus lieber auf der Seite des reuemütigen Sünders: „Ich sage euch: Dieser ging als gerechter erwiesen als jener in sein Haus hinab; denn jeder, der sich selbst erhöht, wird erniedrigt werden, wer sich aber selbst erniedrigt, wird erhöht werden." (*Evangelium nach Lukas 18, 14*).

Seine größte Bedeutung findet christliches Fasten als Dienst an Gott: „Sie hielten Gottesdienst und fasteten" (*Apostelgeschichte 13, 2*). Auch aus dem Alten Testament ist dieses Motiv als Gottes Anliegen überliefert: „Als ihr fastetet . . ., habt ihr da für mich gefastet?" (*Buch Sacharja 7, 5*). Ein solches Fasten verträgt sich nicht mit der „Heuchelei" der Pharisäer (Bergpredigt). Es ist an keinen vorgegebenen Zeitraum gebunden: „Regiert euch aber der Geist, so steht ihr nicht unter dem Gesetz" (*Brief an die Galater 5, 18*). Die Aufgabe des Fastens besteht dann nicht darin, für sich oder andere etwas zu erreichen, sondern etwas zu geben. Ein Beispiel ist die Prophetin *Hanna*, die „Tag und Nacht mit Fasten und Flehen heiligen Dienst darbrachte" (*Evangelium nach Lukas 2, 37*).

Ein weiteres Fastenmotiv: Hilfe zu sein auf dem Wege, ein besserer Mensch zu werden. Fasten aus Demut und Bescheidenheit also. Die zahlreichen Beispiele aus dem Alten Testament gelten auch für spätere Zeiten.

Fasten kann des weiteren dienen, die Wirkung eines Gebets zu verstärken, insbesondere die Kirchenväter weisen später darauf hin. Außerdem dient es der Befreiung von einer Last. Wer sich als Christ versteht oder sich dem christlichen Glauben verbunden fühlt, kann natürlich einfach fasten, um abzuspecken. Möchte ein Mensch jedoch aus christlichen Motiven heraus fasten, so helfen vielleicht folgende Fragen weiter, die vor Fastenbeginn mehr Klarheit verschaffen. Sie wurden von einem Menschen mit jahrelanger Fastenpraxis formuliert:

- Bin ich überzeugt, daß der Wunsch zu fasten von Gott stammt? Möchte Gott von mir ein gewöhnliches oder ein Teilfasten?
- Stimmen meine Motive? Habe ich den verborgenen Wunsch, andere zu beeindrucken?
- Was sind meine geistlichen Ziele bei diesem Fasten?
  Persönliche Heiligung oder Weihe?
  Fürbitte? Welche besonderen Anliegen?
  Göttliches Eingreifen, Führung oder Segen?
  Geistliche Fülle für mich oder andere?
  Die Gebundenen zu lösen?
  Den göttlichen Zorn zu besänftigen, Erweckung zu erflehen?
- Sind meine Ziele selbstsüchtig? Wiegt mein Wunsch nach persönlichem Segen meine echte Sorge für andere auf? „Ein jeglicher sehe nicht auf das Seine, sondern auf das, was des anderen ist."
- Bin ich entschlossen, mit diesem Fasten vor allem dem Herrn zu dienen? „Sie dienten dem Herrn und fasteten" (184).

Wir kommen nun zu dem Fasten in frühchristlicher Zeit. Um sich auch äußerlich von dem Pharisäer-Fasten abzusetzen, fasteten die urchristlichen Gemeinden nicht Montag und Donnerstag, sondern Mittwoch und Freitag (in Erinnerung an den Karfreitag). Fasten wurde noch nicht als Ausdruck der Askese verstanden, eher als Gemeinschaftserlebnis in Verbindung mit gemeinsamem Beten. Die Urgemeinden sahen sich massiver, lebensbedrohlicher Verfolgung ausgesetzt. Sie beteten und fasteten außerdem für die Verfolger.

Eine gewisse Änderung trat ein mit der Entwicklung des Mönchtums in Oberägypten, das aus den dortigen Einsiedeleien hervorgegangen ist. *Athanasius* brachte die Kunde davon nach Rom. In Kleinasien wurde es Ende des vierten Jahrhunderts von *Basilius* und *Gregor von Nazianz* eingeführt. Einige Elemente des Mönchtums wie die Einführung der Tonsur sind dem ägyptischen Serapiskult entlehnt (180). So kann es nicht verwundern, daß heute in Orientierung an der Bibel einiges fremd erscheint.

Einflußreicher Vertreter der asketischen Linie war *Johannes Klimakos*, Abt vom Berge Sinai, mit seiner Schrift „Klimax tou paradeisou" – Leiter zum Paradies. Aus Klimax = Leiter leitet sich ebenfalls sein Beiname Klimakos ab. Hier wird wie folgt zitiert: „Das Fasten ist ein Licht der Seele, die Wache des Geistes, die Erleuchtung des blinden Herzens, die Thür der Zerknirschung, die Quelle der demütigen Seufzer, der Tod der Geschwätzigkeit, die Veranlassung des einsamen Lebens, die fröhliche Trauer des zerknirschten Herzens, der Wächter des Gehorsams, die Ursache eines leichten Schlafes, das Heil des Lebens, der Urheber der seeligen Ruhe, die Nachlassung der Sünden, das Thor und die Seligkeit des Paradieses."

„Der Fraß und die Völlerei ist die Heuchelei des Bauches . . ."

„Die Sattheit, die von den Speisen kömmt, ist eine Mutter der Geilheit."

„Oft hat der Sanftmütige durch Liebkosung den Löwen zahm gemacht; wer aber seinem Leibe durch schmeichelnde Pflege frönt, hat ihn oft noch mehr verwildert" (181). Johannes war Mitautor der Philokalia, einer Sammlung von Schriften asketisch-mystischen Inhalts, die für die orthodoxe Ostkirche bis heute von Bedeutung ist.

Es folgen, zitiert nach *Régamey*, einige Aussagen namhafter Vertreter von Kirche, Geistesleben und Mönchtum des ersten Jahrtausends, die teilweise heute noch von Bedeutung sind.

„Siehe da, was das Fasten wirkt. Es heilt die Krankheiten, trocknet die überschüssigen Säfte im Körper aus, vertreibt die bösen Geister, verscheucht verkehrte Gedanken, gibt dem Geist größere Klarheit, macht das Herz rein, heiligt den Leib und führt schließlich den Menschen vor den Thron Gottes."

Athanasius, Bischof von Alexandrien

„Tatsächlich wird man, sobald man begonnen hat zu fasten, unmittelbar im Geist dazu gedrängt, mit Gott ins Gespräch einzutreten. Der Körper, der fastet, kann es nicht ertragen, die ganze Nacht auf seinem Lager zu verbringen, denn das Fasten drängt ganz naturgemäß dazu, in Gesellschaft Gottes zu wachen, nicht nur bei Tage, sondern sogar des Nachts. Der Leib eines Menschen, der fastet, hat keine große Mühe, gegen den Schlaf anzukämpfen."

Isaak von Ninive

„Gibt es unter ihnen einen Armen, der unterstützt werden muß, dann fasten sie zwei oder drei Tage lang und pflegen ihm die Nahrung zu schicken, die sie für sich selbst zubereitet hatten."

Der Philosoph Aristides
über die Christen an Kaiser Hadrian

„An deinem Fasttag sollst du nur Wasser und Brot nehmen. Dann sollst du den Betrag der Auslagen berechnen, die du an diesem Tag für die Ernährung gehabt hättest, und sollst sie einer Witwe, einer Waise oder einem Bedürftigen geben. Du sollst dir selbst etwas entziehen, damit ein anderer aus deinem Verzicht Nutzen schöpfe."

Der Hirte des Hermas

„Wer also bete, der faste! Wer fastet, der übe Barmherzigkeit! Wer wünscht, daß seine Bitte gehört werde, muß auf den hören, den er bittet . . . Wer selbst wünscht, daß Gott Verständnis für seinen Hunger habe, der habe Verständnis für den, der Hunger leidet!"

Peter Chrysologus, Bischof von Ravenna

„Barmherzigkeit, Geduld, Nächstenliebe und die Tugenden, von denen der Prophet spricht (Jesaja 58) und die wesentlich gut sind, dürfen nicht dem Fasten untergeordnet werden. Im Gegenteil muß das Fasten sich ihnen unterordnen und nur dazu dienen, sie zu erwerben. Es ist das Werkzeug und nicht das Ziel. Die Abtötung des Fleisches, die Härten der Enthaltsamkeit sind nur ein Mittel, um zur Nächstenliebe zu gelangen, die unter allen Umständen das unverrückbare und unabhängige Gut ist."

Johannes Cassian

„Wenn aber alle Völker den Rat des Fastens annähmen, um ihre Fragen zu regeln, würde nichts mehr verhindern, daß tiefster Friede in der Welt herrsche; die Völker würden nicht mehr gegeneinander aufstehen, und auch die Heere würden einander nicht in Stücke hauen. Es würden an abgelegenen Straßen keine Wegelagerer auf der Lauer liegen, in den Städten gäbe es keine Denunziation mehr und auf der See keine Seeräuber. Unser ganzes Leben wäre nicht in so hohem Grade von Stöhnen und Seufzen erfüllt, wenn das Fasten es regelte. Das Fasten würde alle lehren, die Liebe zum Geld, zu überflüssigen Dingen und im allgemeinen die Neigung zu Feindseligkeiten aufzugeben.“ (Basilius der Große)

„Fasten ist der Friede des Körpers.“

Peter Chrysologus

„Nicht nur der Mund soll fasten, sondern auch das Auge, Ohr, die Füße, die Hände und alle anderen Glieder des Leibes.“

Johannes Chrysostomus, Bischof von Konstantinopel

Basilius in seinen Homilien: „Frage die Ärzte, und sie werden dir sagen, daß des Leibes Wohlbefinden, wenn es den höchsten Grad erreicht hat, am gefährlichsten ist. Daher entfernen die Erfahrenen das Überflüssige durch Fasten, damit nicht die Kraft unter der Last der Wohlbeleibtheit zusammenbricht. Indem sie nämlich absichtlich über eine karge Lebensweise das Überschüssige wegnehmen, geben sie der ernährenden Kraft einen gewissen Spielraum, neue Nahrung und den Anfang zu einem frischen Wachstum.“

Noch einige Auszüge aus den Texten der Kirchenväter:

„Mit dem Fasten des Leibes muß das Fasten des Geistes verbunden sein. Denn auch der Geist hat seine schädlichen Speisen, und er ist durch diese fett geworden, dann kugelt er, auch ohne Überfluß an körperlichen Speisen, in den Abgrund der Üppigkeit.“

„Fettmachende Speisen des Geistes sind: Zerstreuung (sehr angenehm zu essen), Zorn (bereitet für Augenblicke eine höchst verhängnisvolle Befriedigung), Neid und Eifersucht (das sind vergiftende Säfte), eitle Ruhmsucht (ist eine Zeitlang ein ergötzlicher Genuß, macht aber auf die Dauer arm und steril).“

„Jede Neugier und jedes unstete Umherschweifen des Geistes füttert die Seele mit Schadstoffen. Wenn wir uns, soviel an uns liegt, dieser Speisen durch ein besonders geheiligtes Fasten enthalten, werden wir mit Nutzen und sogar mühelos das körperliche Fasten beobachten können."

Johannes Cassian

„Das Fasten ist die Speise der Seele. Wie die körperliche Speise stärkt, so macht das Fasten die Seele kräftiger und verschafft ihr bewegliche Flügel, hebt sie empor und läßt sie über himmlische Dinge nachdenken, indem es sie über Lüste und die Freuden des gegenwärtigen Lebens erhaben macht. Wie leichte Fahrzeuge das Meer schneller durchqueren, schwerbelastete Schiffe aber untergehen, so macht das Fasten die Gedanken leichter."

Johannes Chrysostomus

„Eine große Zahl von Nackten und Obdachlosen hat uns die gegenwärtige Zeit gebracht ... Diesen komme zu Hilfe, der du fastest. Sei freigiebig gegen die unglücklichen Brüder. Was du deinem Bauch entziehst, das laß den Hungrigen zukommen. Deine Gottesfurcht zeige sich gerecht, indem sie gleichmäßig verteilt. Heile durch die weise Enthaltsamkeit zwei einander entgegengesetzter Zustände: deine Übersättigung und den Hunger des Mitbruders. So machen es auch die Ärzte: Bei den einen wenden sie entleerende, bei den anderen verstopfende Mittel an, damit durch Zusatz oder Entziehung die Gesundheit eines jeden wiederhergestellt werde."

Gregor von Nyssa (64)

Diese Texte zeigen, daß die biblischen Aspekte des Fastens erweitert wurden. Sie zeigen des weiteren, daß hier eine abgeschlossene Männerwelt entstanden war, aus der heraus Literatur für Männer geschrieben wurde. In Abkehr von 50 Prozent der göttlichen Menschschöpfung wollte man ein gottgefälliges Leben führen – mit allen sich daraus ergebenden Problemen. Interessant wäre Frauenliteratur zum Fasten aus dieser ersten Zeit der ersten Jahrhunderte, aber die gibt es nicht.

Bei aller Weisheit, die aus der Abgeschiedenheit des beginnenden Mönchtums kam, entsteht der Eindruck, daß es sich dabei streckenweise um eine alternative Leistungsgesellschaft handelte. Einer versuchte den anderen zu übertrumpfen. Dabei konnte wie heutzutage hilfreich sein, sich selbst auszutricksen. So ernährte sich *Makarios von Alexandria* ausschließlich von hartem Brot. Damit er nicht zu kräftig zulangte, wurden die Brocken durch ein enghalsiges Gefäß gestopft. Fortan hatte der gute Mann viel Beschäftigung damit, sie dort wieder herauszubekommen. Derartige Abartigkeiten wurden damit begründet, daß man sich „beim Essen Gewalt antun" solle.

Das den Pachomianern folgende Mönchtum sah die Dinge nicht mehr so verbissen. Durch Spenden und zielgerichtete Arbeit entwickelte sich ein beachtlicher Wohlstand, der zur Folge hatte, daß aus Protest dagegen die im 13. Jahrhundert gegründeten Bettelorden der Franziskaner und Dominikaner Zulauf bekamen. Unauffällig aus dem Hintergrund arbeitend, dürfte *Bernhard von Clairvaux* mit seinem Zisterzienserorden von größter Bedeutung gewesen sein. Dem spirituellen Aspekt des Christentums verbunden, wirkte er trotzdem – und vielleicht gerade deshalb so erfolgreich – in die Welt hinein. Die Gründung des Ordens von Sion, des Templerordens und des Deutschritterordens geht auf seine Initiative zurück. Auch noch, als der Deutschritterorden – aus Palästina vertrieben – seinen Ordensstaat in Osteuropa aufbaute, wurden seine Reihen ständig durch Mönche aus dem Zisterzienserorden aufgefüllt. Zum Fasten äußerte sich Bernhard von Clairvaux wie folgt: „Das Fasten gibt dem Beten Zuversicht und macht es glühend . . . Das Gebet erlangt die Kraft zu fasten und das Fasten die Gnade zu beten. Das Fasten stärkt das Beten, das Beten stärkt das Fasten und bringt es vor den Herrn."

Maßgeblicher Vertreter eines esoterischen Christentums war in jener Zeit *Meister Ekkehard*: „Wenn man mich fragt, warum beten wir, warum fasten wir, warum tun wir alle guten Werke? Ich antworte: Darum, daß Gott in der Seele geboren werde und die Seele wiederum in Gott. Alles Kornes innere Natur meinet Weizen und alles Metall Gold und alle Geburt den Menschen."

Thomas von Aquin machte es sich etwas leichter. Der bedeutende Kirchengelehrte gab anderen Menschen Fastenempfehlungen, ohne sich selbst daran zu halten – eine heuchlerische Verfahrensweise, die bis heute anzutreffen ist und Menschen in Scharen aus den Kirchen treibt. Zwei Zitate von Thomas von Aquin:

„Fasten dient hauptsächlich drei Zwecken: Erstens der Unterdrückung der Begierden des Fleisches . . . zweitens dient das Fasten dazu, daß der Geist sich freier zur Betrachtung hoher Dinge erhebt . . . drittens für die Sünden genugzutun."

„Gebote werden nicht für freiwillige Werke gegeben; diese fallen vielmehr unter den Rat. Das Fasten ist ein freiwilliges Werk; denn sonst müßte es überall und immer gleichmäßig beobachtet werden. Also fällt das Fasten nicht unter ein Gebot."

Interessant in dem Zusammenhang zu wissen: Thomas von Aquin war so extrem fett, daß er an einem normalen Tisch nicht mehr an das Essen herankam. Es mußte daher an seinem Platz ein Halbkreis in die Tischplatte gesägt werden (18).

Nachdem Fleischesser während Fastenzeiten nicht mehr mit dem Tode bestraft wurden, erfolgte eine mildere Maßnahme: Im 10. Jahrhundert schlug man heimlichen Falschessern zur Strafe die Zähne aus. Wie mit denjenigen verfahren wurde, die keine Zähne mehr hatten, ist nicht bekannt.

Um den diversen Speiseverboten während verordneter, demonstrativ praktizierter Fastenzeiten zu entgehen, wurden im 16. Jahrhundert „wahre Schokoladenorgien gefeiert, weil Schokolade angeblich nicht das Fasten brach" (171). Rückschauend kann festgestellt werden: Die verordneten Fastenzeiten mit ihren detaillierten Teilbeschränkungen förderten die Kreativität in der Kochkunst. Bisher unbekannte Dinge fanden Eingang in die Küchen (zumindest der Wohlhabenden).

Am nachhaltigsten haben sich vorgegebene Fastengebote und damit verbundene Speisenverbote in der russischen Landbevölkerung bis zur Oktoberrevolution gehalten. Die Philokalia, auf dem Berg Athos von griechischen Mönchen zusammengestellte Texte griechischer Asketen aus dem 4. bis 14. Jahrhundert, entsprach russischem Empfinden und stieß dort auf breites Interesse. Es ist schon beachtlich, wie arme russische Bauern in der vorösterlichen Fastenzeit ihre schwere Arbeit bei einem Fastensüppchen aushielten. In der Nacht zum Ostersonntag traf man sich dann in der Kirche und brachte das Beste an Essen mit, das jeder zu bieten hatte. Gegen Mitternacht bekreuzigte man sich nach dem Gottesdienst, sprach ergriffen: „Der Herr ist auferstanden, er ist wahrhaftig auferstanden“, und alle umarmten sich gegenseitig. Dann begann der große Festschmaus.

Eine nicht selten gepflegte Sitte war, bei trocken Brot und Wasser über Land unterwegs zu sein und tausende von Malen pro Tag das Herzensgebet zu sprechen oder zu denken. In geringfügigen Abwandlungen hatte es folgenden Inhalt: „Herr Jesus Christus, Sohn Gottes, bitte erbarme Dich meiner.“ Aus der Beschreibung eines solchen Pilgerdaseins wissen wir, wie über dieser konsequenten Fasten- und Betübung aus einem einfachen Menschen ein weiser Mann geworden ist, der sich mit gelehrten Männern zu unterhalten wußte.

Zitat: „(Es ist) das schlichte, aber häufige Anrufen des Namen Gottes ein unerklärliches Geheimnis für jene, die weder Kenntnis noch Überzeugtsein von dessen späteren unermeßlichen Nutzen haben . . . Warum säuberst du denn beispielsweise vorher deinen Leib, wenn dich danach verlangt, deine Seele zu reinigen? Du fastest, du entziehst deinem Körper nahrhafte und aufreizende Kost. Gewiß tust du das, damit der Leib die Reinheit der Seele und die Erleuchtung der Vernunft nicht beeinträchtige, oder besser gesagt, damit die Seele gefördert werde; damit das immerwährende Hungergefühl im Körper dich an deine Entschlossenheit gemahne, nach innerer Vervollkommnung zu streben und Gott Wohlgefälliges zu tun, was du so leicht vergißt. Aus der Erfahrung merkst du es, daß du durch äußeres Fasten eine innere Verfeinerung deiner Vernunft, Ruhe des Herzens, ein Werkzeug zum Niederhalten deiner Leidenschaften und eine Mahnung an die geistliche Übung erlangst. So erwirbst du denn mittels der äußeren Materie inneren geistigen Gewinn und Förderung“ (85).

Immer wieder gab es Männer in Rußland, die auf diesem Wege zu Starzen (weise Alte) wurden und hochangesehen waren. *Tolstoi* starb beispielsweise, als er auf dem Wege zu dem Starzen *Seraphim von Sarow* war. *Johannes von Kronstadt*, letzter Starze von Rußland (1829 bis 1908), ging einen etwas anderen Weg. Aus ärmsten Verhältnissen Nordrußlands an der Grenze des Überlebens stammend, ging er den Schulungsweg der Philokalia und wurde Arbeiterpriester in Kronstadt, einer Industrie- und Hafenstadt vor den Toren St. Petersburgs, Verbannungsort für Landstreicher, Alkoholiker und Verbrecher. Im Laufe der Jahre entwickelte er bei 20 Stunden Arbeit und Gebet pro Tag eine gewisse Fähigkeit zur Hellsichtigkeit und die Fähigkeit zur Geistheilung. Sogar Fernheilungen per Gebet sind verbürgt. Die Zeugnisse sind zu zahlreich und zu jungen Datums, als daß sie bezweifelt werden könnten.

Johannes von Kronstadt hat nicht nur ungezählte Menschen auf geistigem Wege von Krankheiten geheilt, er half den Armen und Unterdrückten und wurde um Rat gefragt. Er war das Gewissen Rußlands. Zehntausende reisten an, um nach seinem Tode am Trauerzug teilzunehmen (164). Angesichts der Schuldhaftigkeit einiger Repräsentanten und des Schutzes, den sie in Beamtenmanier nach ihren Verfehlungen genossen, ist Kirche selten etwas Achtung und Verehrung Gebietendes gewesen. Wohl aber sind aus ihr immer wieder großartige Persönlichkeiten hervorgegangen, auch in Zeiten des Niedergangs. Johannes von Kronstadt ist ein Beispiel dafür.

Eine Beantwortung der Frage, was Fasten für die Kirche heute ist, fällt schwer. Zu diffus und vielfältig ist das Bild der im Wandel begriffenen Kirchen. Es geht also eher um die Frage, was Fasten heute für Christen sein könnte. *Papst Johannes Paul II.* hierzu am 21. März 1979: „Warum fasten wir? Diese Frage erfordert eine ausführliche gründliche Antwort, damit sichtbar wird, wie eng das Fasten und die Bekehrung zusammenhängen, jene geistige Wandlung, die den Menschen Gott näher bringt ... Ein Mensch, der sich mit Sinnesfreuden befriedigt, bleibt recht oft geistig untätig. Sein Geist öffnet sich nicht der Suche nach der Wahrheit. Der Wille bleibt gefesselt von der Gewohnheit." Und vor Schülern: „Das Fasten ist ein unersetzliches Training, um in den Wettkämpfen des Lebens den Sieg davonzutragen ..."

Die Frage nach einem zeitgemäßen christlichen Fasten berührt die Frage nach einem zeitgemäßen Christentum. Es stellt sich dem

Verfasser die Frage, inwieweit es nicht an der Zeit ist, Stück für Stück auf dem Weg von einem paulinischen Christentum zu einem stärker johanneisch geprägten voranzuschreiten: Weg von einem Frauen beschränkenden Christentum (das es im übrigen zu Jesus Zeiten nicht gab), hin zu einem Christentum gleicher Rechte und Pflichten, in dem Frauen auch ein Fasten artikulieren dürfen, das auf ganz anderen Erfahrungen basiert. Weg von Kirchen, die verwaltet werden von Personen, die überwiegend keine persönlichen Fastenerfahrungen haben und halbherzig Empfehlungen für vorgeschriebene Fastenzeiten geben, hin zu einem Christentum, in dem der Mensch in eigener Verantwortung sich auf den Weg zu persönlicher Vervollkommnung begibt, mit Fasten als einer von vielen Möglichkeiten.

Das setzt voraus: Jeder Christ entscheidet selbst, wann und wie lange und wie intensiv er fastet. Christliches Leben heute, sofern es überhaupt stattfindet, ist stark geprägt durch die Feiertage. Auf die damit verbundene Arbeitsfreiheit legen auch Nichtchristen großen Wert. Der Sinngehalt der Feiertage ist weitgehend verlorengegangen oder pervertiert worden. Der Einkaufs-, Schenk-, Eß- und sonstige Konsumrummel im Zusammenhang mit Weihnachten ist geradezu abartig und drückt das Gegenteil von dem aus, was damals stattgefunden hat. Mancher wünscht sich, dem entfliehen zu können. Die Fernreisen über Weihnachten nehmen ja auch permanent zu.

Gegenvorschlag: Nicht entfliehen, nicht mitmachen, sondern Fasten über Weihnachten, um auf diese Weise einen neuen Zugang zu dem Ereignis zu finden. Es gibt Menschen, die über wiederholtes weihnachtliches Fasten dahin gekommen sind, daß sie der Rummel nicht mehr tangiert, die Erinnerung an das Ereignis nicht mehr termingebunden ist. Sie brauchen keinen „Heiligabend" mehr, weil für sie das ganze Jahr über bei Bedarf Heiligabend sein kann. Was für die Weihnachtstage gilt, trifft ebenso auf alle anderen Kirchenfeste zu. Ein neuer Zugang zu den kirchlich verordneten Feiertagen über das Feiertagsfasten kann einen neuen Zugang zu Fragen christlichen Seins bringen. So manches Brimborium wird dann als trügerischer und entbehrlicher Schein erkannt.

Um nicht in der Suppe seinesgleichen zu schmoren, hätte es durchaus etwas für sich, Feiertage mit nichtchristlich orientierten Menschen zu verbringen, nicht im Stil eifriger Verkündigung, sondern eher als Bestandteil einer stillen, wortlosen Mission, die durch eigenes Verhalten statt durch Worthülsen geprägt ist.

Sind durch ein solches Fasten Akzente im eigenen Inneren gesetzt, dann kann es auch mit Aktion verknüpft werden. Dazu ein Beispiel, das vom katholischen Hilfswerk *Misereor* praktiziert wird. Viele Menschen leiden unter einem Mangel an Gerechtigkeit. Sie hungern nach Gerechtigkeit – hier und anderswo. Dies könnte Anlaß für ein Fasten für Gerechtigkeit sein. Hierzu Misereor:

„Was heißt Fasten für Gerechtigkeit für uns?

Hungern im Sinne freiwilligen Fastens löst uns von unserem Alltagsgeschäft, macht uns frei von den Gedanken des ‚Habenwollens', öffnet uns für neue Lebensprioritäten und neue Formen der Selbstbeschränkung, macht uns empfindsamer gegenüber jenen, die das ganze Jahr über zum Fasten gezwungen sind. Durch unser Fasten weisen wir hin auf die Ungerechtigkeit in aller Welt, auf die wachsende Verelendung der Menschen sowie die Verletzung ihrer Rechte und ihrer Würde.

Im Fasten appellieren wir leibhaftig an die Solidarität und Mitverantwortung. Wir lernen, nach Gerechtigkeit zu hungern.

Das Fasten kann nicht die allgemeine Antwort sein auf die Ungerechtigkeit und den Unfrieden in der Welt. Aber es kann Anlaß und Ort sein, an dem wir Antworten überlegen und erste Schritte zur Buße und Umkehr tun.

Durch unser Beten und Fasten suchen wir die Begegnung mit Jesus Christus, der sich mit den Niedrigen gleichgesetzt hat. Für dieses Eintauchen in Gott wie in die von Ungerechtigkeit verursachten Leidensgeschichten werden wir eher bereit sein, wenn wir fasten und so unseren Hunger nach Gerechtigkeit an eigene körperliche Erfahrung knüpfen" (127).

In anderen Religionen

Im Rahmen des *Shintoismus* beten Japaner zu einer Vielzahl von Göttern und bringen ihnen Opfer. Opfer und Gebet werden von den Göttern nur angenommen, wenn der Ausübende äußerlich und innerlich rein ist. Für kultische Handlungen ist die Weihe Voraussetzung. Sie ist als Vorbereitung auf den Kult tage- bis wochenlang auszuüben. In dieser Zeit wird in körperlicher und seelischer Askese gelebt. Fasten dient der inneren Reinigung als Vorbereitung auf den Kult. In der zeremoniellen Vorschrift steht die genaue Festsetzung der Dauer einer solchen Weihe: „Für das kleine Fest nur einen Tag, für das mittlere drei Tage und für das große Fest einen Monat." Der Weihegedanke wurde durch die Berührung mit dem Buddhismus verstärkt. In einem Spruch heißt es deshalb: „Gott nimmt keine unsaubere Verehrung an." Durchgehender Gedanke im Shintoismus ist für den Japaner „Makoto". Es bedeutet soviel wie Offenheit, Aufrichtigkeit, Wahrheitsliebe und Wirklichkeitstreue. In einem japanischen Sprichwort heißt es: „Der Geist, den die Wahrheitstreue zum Wesen hat und zum Erlebnis bringt, dringt bis zu den Göttern durch" (92).

Vom vorchristlichen Buddha ist überliefert, daß er in jungen Jahren oft und ausgiebig gefastet habe, um auf dem Pfad der Erleuchtung voranzuschreiten. Er dehnte das Fasten so weit aus, bis er sich nur noch von einem Samenkorn pro Tag ernährte. Anschließend habe er sich jedoch verstärkt der Meditation zugewandt. So spielt das Fasten im *Buddhismus* keine zentrale Rolle, wohl aber die Nahrungsbeschränkung im Rahmen des asketisch geprägten buddhistischen Mönchtums.

Bereits vor Buddha gründete *Mahavira* in Indien eine Religionsgemeinschaft, die heute noch verbreitet ist; den *Dshainismus* (djina ist ein Sanskritwort, es bedeutet: Sieger). Mahavira hielt es für besonders verdienstvoll, dem Leben durch Fasten ein Ende zu setzen. Er selbst tat das dann auch, ebenso wie viele seiner Anhänger. Heute wird im Rahmen des Dshainismus dieses tödliche Extremfasten nicht mehr propagiert. Im Vordergrund steht eine generelle Askese: Wahrhaftigkeit, wenig Besitz, Keuschheit, Gewaltlosigkeit gegenüber Menschen und Tieren. Umherwandernde dshainistische Mönche sind hoch angesehen in Indien. Sie werden eingeladen und dürfen nur nehmen, was ihnen geschenkt wird. Ihr ganzer Besitz besteht aus dem Gewand, etwas Stoff zum Filtern von Trinkwasser, Bechern, Schüsseln und einem Wedel zum Verjagen von Insekten.

Im *Hinduismus* sind Fastenübungen Teil der Religionsausübung. *Gandhi*, zitiert nach Régamey: „Das Fasten ist noch immer ein integrierender Teil des Hinduismus . . . Die Hinduliteratur ist voll von Berichten über das Fasten, und es gibt heute Tausende von Hindus, die beim geringsten Anlaß fasten . . . Die Abtötung des Fleisches wurde in der Welt immer als eine Bedingung für den spirituellen Fortschritt angesehen. Es gibt kein Gebet ohne Fasten, wenn man das Fasten im weitesten Sinne auffaßt" (148).

Von *Zarathustra* (= Zoroaster), der ebenfalls eine Religion begründete, ist überliefert, daß er fastete. Aus Elementen seiner Lehre, des Buddhismus und des Christentums schuf der Perser Mani die Religion des *Manichäismus*. Die Dualität zwischen Licht und Dunkelheit, Gut und Böse war bestimmendes Element. Einflüsse reichten bis nach Europa zu den Katharern. Auch *Rudolf Steiner* hat sich mit dieser von Askese geprägten Lehre auseinandergesetzt.

Wie alle heute genannten Religionen, akzeptierte auch Mohamed als Begründer des Islam den heiligen Sinn des Fastens. Für einen *Moslem* ist Fasten Pflicht. Die Sprachwurzel des Ramadan, des islamischen Fastenmonats, bedeutet: ‚sich in Ruhe befinden'. Die Sufis, Anhänger einer esoterischen Variante des Islam – allerdings ist der Sufismus auch von außerislamischen Lehren beeinflußt – fasten zusätzlich zum Ramadan mehrere Wochen pro Jahr.

Fasten gehört für jeden Moslem neben Beten und Almosengeben zum Pflichtprogramm. Im Koran steht: „O ihr, die ihr glaubt, vorgeschrieben ist euch das Fasten, sowie es auch denjenigen, die vor euch lebten, vorgeschrieben worden ist." (Zweite Sure, Vers 179) Während des Ramadan wird gefastet von der Morgendämmerung bis zum Sonnenuntergang. In dieser Zeit sind verboten: essen, rauchen, trinken, Sexualität. Da viele Menschen während des Ramadan kaum weniger essen, dafür sehr viel am Abend, nehmen sie während der Fastenzeit zu.

Abschließend zwei Zitate von *Mohamed:*

„Einen Tag werde ich hungrig bleiben und am nächsten Tag Nahrung zu mir nehmen. Und wenn ich Nahrung zu mir nehme, dann werde ich Dich preisen. Und wenn ich hungrig bleibe, dann werde ich Demut vor Dir suchen. Es gibt kein besseres Fasten als dieses."

„Das Paradies hat eine große Pforte, Rhayam genannt. Nur einer, der fastet, wird das Paradies durch diese Pforte betreten."

Ob es da noch andere Pforten in dieses islamische Paradies gibt, durch die beispielsweise islamische „Märtyrer"-Terroristen hineingelangen wollen, entzieht sich unserer Kenntnis. Es ist schon merkwürdig, daß viele Gläubige dazu neigen, Andersgläubige schnell als „Ungläubige" abzuqualifizieren und zu bekämpfen. Immerhin wird das arabische Wort für Gott „Allah" auch von den ägyptisch-koptischen Christen heute noch verwendet. Welchen Wert und welche Wirkung religiös motiviertes Fasten heute hat, dürfte letztendlich weitgehend von dem Inhalt abhängen, mit dem es durch Menschen versehen wird.

5. Verschiedene Fastenformen

Fasten mit Kuhmilch oder Stutenmilch

Die Milchkur kann fast schon nicht mehr als Fastenform bezeichnet werden, denn ein Liter Milch enthält je nach Fettgehalt etwa 650 Kalorien. Die Menge wird auf kleine Portionen über den Tag verteilt getrunken. Durch den geringen Natriumgehalt der Milch kommt es zu einer Entwässerung mit allen sich daraus ergebenden Folgen: statische Entlastung, Entquellung des Bindegewebes, Entlastung des Kreislaufs. Die erhebliche Eiweiß- und Kalziumzufuhr behindert jedoch den durch eine Fastenkur erwünschten Abbau von schwerlöslichen Kalzium-Eiweiß-Komplexsalzen, die sich als Folge der Wohlstandsernährung in den Gefäßen einlagern.

In Rußland und der Ukraine werden Sanatorien betrieben, in denen eine Kur mit Stutenmilch durchgeführt wird. Es gibt dort eine Vielzahl von Fachveröffentlichungen hierzu. Als Naturheilmittel wird Stutenmilch seit Jahrtausenden eingesetzt. Sie kommt mit ihrem Albumin-Globulin-Gehalt der Muttermilch sehr nahe. Stutenmilch flockt im sauren Milieu des Magens feiner aus als Kuhmilch, ist deshalb und aufgrund des höheren Milchzuckeranteils besser verdaulich.

Die Stutenmilch ist reich an Magnesium, Kalzium, Phosphor, Eisen, Mangan und Kupfer. Als stoffwechselaktivierende Enzyme sind Peroxidase, Phosphatase, Katalase, Lipase und Diastase enthalten, in geringen Mengen auch die Vitamine A, B_1, B_2, B_6, B_{12}, C und E. Sie fördern die Antikörperbildung und eine unspezifische Steigerung der körpereigenen Abwehr.

Anwendungsgebiete für ein Fasten mit Stutenmilch sind:

- Leber-, Magen-und-Darm-Erkrankungen
- Stoffwechselstörungen

- Streß, Nervosität, Schlaflosigkeit, Schäden durch Röntgenbestrahlung
- Neurodermitis, Schuppenflechte und andere Hauterkrankungen, für die auch eine äußere Anwendung in Betracht kommt (21).

Stutenmilch kommt tiefgefroren in den Handel und ist in Reformhäusern oder per Versand direkt ab Erzeuger erhältlich. Interessant ist in diesem Zusammenhang, daß die mongolischen Reiterscharen so überraschend schnell bis nach Europa vordringen konnten, obwohl oder weil sie sich über weite Strecken ausschließlich von frisch abgezapftem Pferdeblut und Stutenmilch ernährten.

Molkekur

Molke ist das, was von der Milch übrigbleibt, wenn durch Zugabe von Säuren oder Lab zur Käseherstellung sich das Kasein abscheidet. Man könnte sie auch als das Serum der Milch bezeichnen. Molke enthält Eiweiße der Albumin- und Globulinfraktion, jedoch kaum Fett und Cholesterin. Weitere Bestandteile sind unter anderem Milchsäure, Milchzucker, Kalium, Natrium, Kalzium, wenig Magnesium, die Spurenelemente Zink und Eisen sowie in geringer Dosierung einige B-Vitamine, Vitamin A und C.

Die Geschichte der Molkekur geht auf *Hippokrates* zurück. Behandelt wurden auf diese Weise chronische Leber- und Gelenkerkrankungen, Übergewicht sowie Erkrankungen der Verdauungsorgane. Der Londoner Arzt *Sydenham* behandelte im 17. Jahrhundert Gicht mit Molke-Trinkkuren. Der bedeutende preußische Arzt und Gesundheitspolitiker *Hufeland* setzte sich Anfang des 19. Jahrhunderts gleichfalls für diese Heilmethode ein.

Die Molke-Kur ist ebenfalls eine eiweißergänzte Fastenkur. Wenn der Sinn eines beabsichtigten Fastens im Abbau von Körperfett besteht, ist diese Methode gut geeignet, zumal das angebotene Eiweiß eine hohe biologische Wertigkeit besitzt. Besteht die selbstgestellte Aufgabe des Fastens im wesentlichen darin, eiweißgebundene Gift- und Schlackenstoffe in den Gefäßen und in der bindegewebigen Grundsubstanz zu mobilisieren und auszuscheiden, dann wird diese Fastenform weniger wirksam sein als das später dargestellte Fasten in Selbsthilfe. Auch als Therapieform zum Abbau bestehender Geschwulstbildungen empfiehlt sich Molkefasten nicht. Der Körper wird seinen Eiweißbedarf dann zunächst einmal aus der angebotenen Molke decken. Der wünschenswerte Abbau von überfüllten Eiweißspeichern, etwa in Gestalt von Ab- und Einlagerungen in den Gefäßen und in Geschwulstbildungen, läßt auf sich warten.

Nachgewiesen ist die Wirksamkeit einer Molkekur gegen Bluthochdruck sowie erhöhte Cholesterin-, Harnsäure- und Triglyzeridwerte im Blutserum (77). Von entscheidender Bedeutung ist hierbei allerdings, welche Art von Molke verwendet wird. Normale Molke hat einen großen Anteil an linksdrehender D(-)-Milchsäure, ebenso wie Joghurt. Ein zu hohes Angebot an linksdrehender D(-)-Milchsäure führt zu Übersäuerung und einer daraus resultierenden allgemeinen Verschlechterung der Stoffwechsellage. Folge: Herabsetzung der Harnsäureausscheidung über die Nieren, verminderte Insulinaktivität bei Diabeteskranken, Förderung der Auskristallisation von Natriumurat-Nierensteinen, Störung der Darmflora, Verschlechterung der Sauerstoffausnutzung (4). Erhöhte Konzentrationen von linksdrehender D(-)-Milchsäure wurden in Krebsgewebe festgestellt (185).

Die Weltgesundheitsorganisation hat bereits 1967 eine Begrenzung der täglichen Aufnahme von linksdrehender D(-)-Milchsäure auf 100 Milligramm pro Kilogramm Körpergewicht empfohlen. Andere Experten empfehlen sogar einen Grenzwert unter 50 Milligramm pro Kilogramm Körpergewicht (56).

Rechtsdrehende L(+)-Milchsäure hingegen ist von zentraler Bedeutung für den menschlichen Stoffwechsel. Sie wird auch vom Körper selbst synthetisiert und zur Glukoneogenese, Synthese von Aminosäuren, Fettsäuren und Steroiden herangezogen (147).

Für eine Molkekur sollte also in jedem Fall eine Spezialmolke mit hohem Anteil an rechtsdrehender L(+)-Milchsäure verwendet werden.

Im später vorzustellenden Konzept des Fastens in Selbsthilfe wird die Bedeutung der rechtsdrehenden L(+)-Milchsäure für den Fastenstoffwechsel berücksichtigt und mit den Vorteilen, die das Saftfasten bietet, verbunden: durch die Verwendung von nicht homogenisierten Gemüsesäften etwa in Demeter-Qualität, die nach dem L(+)-Milchsäuregärungsverfahren hergestellt wurden.

Schroth-Kur

Johannes Schroth, ein schlesischer Fuhrmann aus Niederlindewiese, begründete diese Kur im 19. Jahrhundert. In ihrer klassischen und ursprünglichen Form wechseln Trink- und Trockentage einander ab. Während der Trockentage gab es alte Semmeln, Reisbrei, Grießbrei, Hafergrütze, Graupen ohne jegliches Getränk, während der kleinen Trinktage zusätzlich einen halben Liter sauren Weißwein. Donnerstag und Sonntag waren die großen Trinktage: kein Essen, statt dessen morgens 0,1 Liter Wein, bis abends dann noch bis zu einem Liter Wein. Säure und Alkohol des Weines hatten die Aufgabe, Harnsäure- und sonstige Ablagerungen zu mobilisieren (129). Heute finden „Kurgebäck", Gemüsesuppen und eingeweichtes Trockenobst Verwendung. Viele Häuser ersetzen den Wein durch Kräutertees.

Wichtiger Bestandteil der Kur ist eine morgendliche schweißtreibende Ganzpackung. Auf den Kältereiz des feuchtkalten Lakens reagiert der Körper zunächst mit der Engstellung der Gefäße und Intensivierung der Atmung, danach mit vermehrter Wärmebildung und Durchblutung. Über den Wärmestau und die daraus resultierende Anregung der Talg- und Schweißproduktion erfolgt eine Ableitung von Gift- und Schlackenstoffen über die Haut bei gleichzeitiger Entlastung von Leber und Nieren (71). Dementsprechend breit ist das Spektrum der Indikationen.

Auf welche Weise durch den rhythmischen Wechsel von Trink- und Trockentagen in den Organismus eingegriffen wird, ist wissenschaftlich noch nicht geklärt. Es wird gern der Vergleich mit einem Schwamm gebracht, der sich mehrmals im Wechsel mit Wasser vollsaugt und ausgedrückt wird. Dieser auch als Gewebsdrainage bezeichnete Vorgang wird auf das Mesenchym bezogen, die bindegewebige Grundsubstanz zwischen Blutgefäß und Organgewebe. Die Trockentage gehen dabei erfahrungsgemäß einher mit einer Umstimmung des vegetativen Nervensystems, die sich positiv auf den Gesundungsprozeß auswirkt (25).

Mayr-Kur

Diese Kur wurde von dem österreichischen Gastroenterologen *F. X. Mayr* entwickelt. Er nannte hierfür drei Säulen: Schonung, Säuberung und Schulung. Als vierte Säule kann man die dazugehörige ärztliche Bauchmassage hinzufügen. Morgens und mittags wird eine Mahlzeit eingenommen. Abends gibt es lediglich Tee. Die Mahlzeiten bestehen aus einer mehrere Tage alten Semmel und Milch, ersatzweise Joghurt, Sauermilch oder Dickmilch. Es soll jedoch während der Kur eine Milchsorte beibehalten werden. Während der Mahlzeiten und eine halbe Stunde vorher darf nichts getrunken werden, um eine Verdünnung der Verdauungssäfte zu vermeiden – eine sinnvolle Maßnahme, die auch in der indischen Naturheilkunde üblich ist.

Die Semmel wird in kleinen Bissen gekaut, jeweils bis zu 64 mal, die Milch in Teelöffelportionen eingenommen. Diese Maßnahme dient der Kauschulung – ausgehend von der Tatsache, daß zu hastiges Essen oft eine Mitursache für Magen-und-Darm-Erkrankungen ist. Dezidierte Ernährungsratschläge standen für Mayr nicht im Vordergrund: „Das Was bedenke, doch mehr das Wie." Gegessen wird im Rahmen der Mayr-Kur, bis ein Gefühl der Sättigung erreicht ist. Bei der gründlichen und langwierigen Kauprozedur ist das bereits nach einer kleinen Menge der Fall.

Zur Säuberung des Darms erfolgt jeden Morgen die Einnahme eines Viertelliters einer Lösung von Bittersalz oder F.-X.-Mayr-Passagesalz. Einläufe sind nicht üblich. Die Mayr'sche Dünndarmmassage orientiert sich an der Ein- und Ausatmung des Patienten, verbessert den Kreislauf und die Sauerstoffversorgung und steigert die Peristaltik. Dauert die Massage zu lange, kann es zur „Rückvergiftung“ durch die mobilisierten Stoffe kommen (48).

Neben den naheliegenden Magen-und-Darm-Erkrankungen sowie Übergewichtigkeit wird die Mayr-Kur unter anderem eingesetzt bei Hauterkrankungen, Durchblutungsstörungen, Bluthochdruck und zu hohen Blutfett- und Cholesterinwerten. Bei Alkoholmißbrauch und Drogenabhängigkeit waren die Erfahrungen „eher schlecht“ (54).

Die Fastenkur nach Guelpa

Der französische Arzt *Guelpa* ist zu den in der ersten Hälfte des 20. Jahrhunderts wirkenden europäischen Fastenpionieren zu zählen. Seine allgemeinverständlich gehaltenen Schriften erzielten eine hohe Auflage und wurden in viele Sprachen übersetzt.

Guelpa kombinierte seine meist fünf Tage dauernden Fastenkuren mit der täglichen Verabreichung von Bittersalz oder Glaubersalz. Getrunken wurde dünner Tee oder verdünnte Limonade. Nach diesen fünf Tagen gab es für sieben bis zehn Tage Salate, Obst, Gemüse, etwas Kartoffeln und Semmeln. Danach wurde wieder gefastet, das Ganze in mehrmaligem Wechsel.

Die verabreichte Fastenkost ist aus heutiger Sicht nicht besonders originell, die Ernährung, wie sie im Konzept Fasten in Selbsthilfe vorgestellt wird, sicherlich vorteilhafter. Es drängt sich eine gewisse Parallele zu den Trink- und Trockentagen der Schroth-Kur auf. Für Guelpa standen Entgiftung und Entschlackung sowie die Behandlung chronischer Erkrankungen im Vordergrund. Hier erzielte er der Überlieferung nach gute Erfolge, insbesondere bei der Zuckerkrankheit (heute: Diabetes mellitus Typ II).

Was dieses leider weithin in Vergessenheit geratene Konzept für unsere heutige Zeit interessant macht, ist das intermittierende Fasten. Die in Fastenkliniken gern gewählte Fastendauer sind drei Wochen, bei Bedarf und Bereitschaft der Fastenden auch länger. Insbesondere dann, wenn dem Fasten nur ein oder zwei „Entlastungstage“ vorangehen, wird das Fasten bei einigen Erkrankungen mehr oder weniger häufig abgebrochen, weil sich die Krankheitsbeschwerden auf schwer erträgliche Weise verstärkt haben. Das trifft in besonderem Maße zu auf die Fastenbehandlung von Magengeschwüren. Es sind Fälle bekannt, in denen dieses Problem durch intermittierendes Fasten gelöst werden konnte.

Das Beispiel einer betroffenen Frau: Sie leidet unter einem Magengeschwür, soll operiert werden und entschließt sich als letztem Versuch zur Fastenbehandlung in einer Klinik. Wegen unerträglich gewordener Schmerzen muß das Fasten nach fünf Tagen abgebrochen werden. Nachfolgendes Essen über sieben Tage lindert den Zustand. Sie entschließt sich, in eigener Regie erneut zu fasten und schafft diesmal sieben Tage. Nach einer erneuten Pause von einer Woche fastet sie diesmal ohne Beschwerden drei Wochen. Eine ärztliche Untersuchung danach kommt zu dem Ergebnis, daß das Magengeschwür vollständig abgeheilt ist. Beschwerden sind seitdem nicht wieder aufgetreten. Sie fastet jetzt einmal pro Jahr im Rahmen einer Selbsthilfegruppe zur allgemeinen Gesundheitsvorsorge.

„Krebskur-total“ von Breuß

Breuß, ein österreichischer Elektromonteur und guter Irisdiagnostiker, behauptete, Krebskranke heilen zu können, sofern nicht zuvor eine konventionelle Behandlungsweise (Chemotherapie, Bestrahlung) eingesetzt wurde. Nach einer Krebsoperation empfahl er zwei bis fünf Monate Wartezeit. Breuß wurde ärztlicherseits heftig attackiert. Informationen über die heilende Kraft von Gemüsesäften erhielt er durch den damaligen österreichischen Bundeskneippobmann *Balestrang*.

Breuß heilte Menschen von Brustkrebs, Gebärmutter- und Eierstockkrebs, Prostata- und Hodenkrebs, Milz- und Bauchspeicheldrüsenkrebs, Leberkrebs, Magenkrebs, Darmkrebs, Knochenkrebs, Hautkrebs, Augenkrebs, Lymphknotenkrebs, Lippenkrebs, Kehlkopf- und Tonsillenkrebs, Gehirntumor und Leukämie – sofern seine Angaben und die von ihm veröffentlichten Dankschreiben der Wahrheit entsprechen (130). Zur Annahme des Gegenteils sollte ohne Grund kein Anlaß bestehen, auch wenn seine Aussagen im Stile der Verkündigung von einem leicht hypertrophen Selbstbewußtsein zu zeugen scheinen. Wie viele Mißerfolge den im Laufe mehrerer Jahrzehnte erzielten Erfolgen gegenüberstehen, ist nicht bekannt.

Die „Krebskur-total" dauert 42 Tage. Es werden Kräutertees und eine Saftmischung getrunken, alles langsam in kleinen Schlukken und gut eingespeichelt. Die Tagesmenge Saft überschreitet einen halben Liter nicht, „je weniger, desto besser". Der Saft besteht zu gleichen Teilen aus rote Bete, Möhren und Sellerie sowie etwas Rettich- und Kartoffelsaft.

Morgens wird eine halbe Tasse Nierentee kalt getrunken (bestehend aus Zinnkraut, Brennesseln, Vogelknöterich und Johanniskraut). Es folgt nach einer halben Stunde Salbei und Pfefferminz, Johanniskraut und Melisse, dann in größeren Abständen bis Mittag 15 Milliliter Saft. Zwischendurch wieder Salbei- und Nierentee. Der Nierentee wird nach drei Wochen abgesetzt. So geht es weiter bis zum Abend. Zusätzliche Gabe: eine Tasse Storchschnabelkrauttee (kalt, in kleinen Schlucken). Je nach Krebsart kann eine Ergänzung durch geeignete Teesorten erfolgen.

Nulldiät

Unter Nulldiät ist ein kalorienfreies Fasten mit Wasser oder Tee oder mit beidem zu verstehen. Es ist somit die extremste und konsequenteste Anwendung der Fastenidee. Seine Verbreitung im Europa des 20. Jahrhunderts dürfte zurückgehen auf den Selbstversuch des amerikanischen Arztes *Tanner*. Er fastete 1880 42 Tage lang und nahm in dieser Zeit ausschließlich Wasser und Kräutertees zu sich. Schäden blieben danach nicht zurück – Tanner erfreute sich bester Gesundheit. Die amerikanische Fachwelt hielt das nicht für möglich. Sein Fastenmarathon fand daher am United States Medical College statt – unter persönlicher Aufsicht des Rektors und einiger Professoren. Die Zeitungen berichteten über dieses spektakuläre Ereignis ausführlich, und Tanner erreichte dadurch, daß Fasten im fortschrittsgläubigen industriell-technischen Zeitalter als in Vergessenheit geratene Heilmethode wieder interessant wurde.

Ärzte der bereits 1822 gegründeten amerikanischen Naturheilbewegung „Natural-Hygiene" setzten das Fasten nun ebenso ein wie *Ehret*, der zunächst in der Schweiz und nach dem 1. Weltkrieg in Los Angeles eine Fastenklinik leitete. Ehret: „Der vom Fasten Begeisterte trinkt nur Wasser. Es ist am besten, jede Spur von Nahrung zu vermeiden" (40).

Der deutsche Fastenpionier *Riedlin*: „Als Getränk empfehle ich nur reines Wasser, am besten Quellwasser. Nur bei Krampfzuständen reiche ich heißen Tee von Lindenblüten, Pfefferminz oder Kamillen ... Alle Nährstoffe aber, wie etwa Honig, Zucker, alkoholfreier Traubenmost, Limonaden und Fruchtsäfte sind ausgeschlossen" (149).

Der deutsche Arzt *Schenck* hat in zwei aufeinanderfolgenden Jahren jeweils zur gleichen Jahreszeit im Selbstversuch und unter wissenschaftlicher Beobachtung durch einen Kollegen das Tee-/Wasserfasten mit dem Saftfasten verglichen. Verabreicht wurden pro Tag 950 Kubikzentimeter heißes Wasser beziehungsweise Tees bei der Nulldiät und 700 bis 1000 Kubikzentimeter Obstsaft (entsprechend etwa 225 Kalorien) im Rahmen des Saftfastens. Das Saftfasten ertrug er wesentlich leichter als die Nulldiät. Während der Nulldiät war die Ausscheidung von Mineralien und stickstoffhaltigen Stoffwechselprodukten wesentlich größer als beim Saftfasten. Die Übersäuerung ist während der Nulldiät stärker. Allerdings vertritt Schenck die Auffassung, daß eine vorübergehende Übersäuerung einige krankhafte Störungen günstig beeinflußt. Er zählt hierzu Eiterungen, verzögerte Wundheilung und eine Reihe von Hauterkrankungen (155). Denkbar wäre dies über eine dadurch hervorgerufene Stimulierung der körpereigenen Abwehrkräfte.

Zu bedenken ist, daß ein Vergleich von Fastenkuren derselben Personen mehr Gewicht haben kann als bei unterschiedlichen Personen. Andererseits folgte die Nulldiät im Jahr nach dem Saftfasten, und zwischen beiden lag eine Durstkur. So ist aufgrund des sich ausbildenden Konditionierungs- und Gesundungseffekts nicht auszuschließen, daß in umgekehrter Reihenfolge ein auf Nulldiät folgendes Saftfasten wesentlich günstiger abgeschnitten hätte. Ferner ließ das Fasten mit Obstsäften die therapeutische Wirkung von Gemüsesäften und die Bedeutung von rechtsdrehender L(+)-Milchsäure für den menschlichen Organismus außer acht.

In jedem Falle sollten sich Fastende, die sich zu einer Nulldiät entschließen, auf eine sorgfältige Substitution von Mineralstoffen achten, möglichst in organisch gebundener Form (aus dem Reformhaus). Kapseln und Tabletten sind zu vermeiden, da diese bereits Hungergefühle erzeugen können über eine beginnende Peristaltik des Magens. Auch eine Vitaminsubstitution wäre sinnvoll. Da jedoch synthetische Produkte während des Fastens am besten generell vermieden werden und organisch gebundene Vitamine Kalorien enthalten, wäre das dann keine Nulldiät mehr.

Eiweißergänztes Fasten mit Formeldiät-Präparaten

Forschungsergebnisse von *Ditschuneit* und ältere amerikanische Arbeiten aus den 60er Jahren ergaben die Notwendigkeit, in Bettruhe Fastenden, stark übergewichtigen Personen eine Eiweißsubstitution von bis zu 40 Gramm pro Tag zu gewähren, um Eiweißmangelschäden an lebenswichtigen Organen zu vermeiden. Es wurde ein Diättrunk konzipiert (Ulmer Trunk), der neben Eiweiß auch Vitamine und Mineralstoffe enthält. Getrunken werden außerdem drei Liter Tee und Wasser (31). Der Effekt des Abspekkens bei starker Übergewichtigkeit steht dabei im Vordergrund. Entgiftung und Entschlackung werden vernachlässigt. Die an der Ulmer Universitätsklinik gemachten negativen Erfahrungen mit einer Kombination von Bettruhe und Nulldiät beweisen eindeutig, wie wichtig die Verbindung des Fastens mit einem dosierten Körpertraining ist.

Buchinger-Heilfasten

Buchinger war im 1. Weltkrieg Arzt bei der Marine. Er kurierte eine eitrige Mandelentzündung nicht rechtzeitig aus mit der Folge, daß dieser Herd streute und er schweres Gelenkrheuma bekam. Offensichtlich mit der Naturheilkunde nicht ausreichend vertraut, konnte er sich auch jetzt nicht helfen. Als Folge eines Hinweises von nichtärztlicher Seite, er möge es doch einmal mit Fasten versuchen, fastete er mit gutem Erfolg 19 Tage lang bei dem bereits genannten *Riedlin* in Freiburg. Nach einer weiteren Fastendauer von 28 Tagen war Buchinger auch von seinen Gallenkoliken und einem chronischen Leberleiden befreit. Aufgrund dieser positiven eigenen Erfahrungen machte er Fastentherapie zu seinem Beruf. Es gibt heute eine Buchinger-Klinik in Bad Pyrmont, die von seinem Enkel geleitet wird, eine weitere in Überlingen.

Eine Fastenkur nach Buchinger dauert im allgemeinen drei Wochen. Sie beginnt mit etwas Obst nach der Anreise. Es folgt das Wiegen, die ärztliche Eingangsuntersuchung, das Lesen der Hausordnung. Während des darauffolgenden Entlastungstages wird dreimal frisches Obst und Trockenobst gereicht, insgesamt nicht mehr als ein Kilo. Getrunken wird Mineralwasser. Weitere Untersuchungen und ein Gespräch mit dem behandelnden Arzt finden statt. Die Fastenverpflegung besteht aus Getränken und Honig:

- morgens einen Viertelliter Tee,
- mittags einen Viertelliter gesalzene Gemüsebrühe,
- nachmittags einen Viertelliter Tee mit zwei bis drei Teelöffeln Honig,
- abends einen Viertelliter Fruchtsaft,
- über den Tag verteilt zwei Liter Mineralwasser (27).

Es gibt hin und wieder schwarzen Tee und auch morgens Honig, außerdem Milchzucker. Hierzu ein Interview-Zitat:

Helga Dürselen: „Süßigkeiten schließen sie während des Heilfastens nicht aus. Ihre Patienten warten jeden Nachmittag schon sehnsüchtig auf den Honig, morgens auf den Milchzucker. Welche Bedeutung haben Milchzucker und Honig während des Fastens?“

Otto Buchinger: „Vom Honig sollte nur ein gestrichener Teelöffel gereicht werden. Diese geringe Menge ist geeignet, den Blutzukkerspiegel aufrechtzuerhalten, um eine Krise zu vermeiden. Der Milchzucker dient der Pflege der Darmflorabakterien“ (39).

Wenn von der Überlinger Buchinger-Klinik allein zwei bis drei Teelöffel Honig für den Nachmittag empfohlen werden und Helga Dürselen ihre Beobachtungen als Patientin machte, können wir davon ausgehen, daß der Honigkonsum im Durchschnitt erheblich über einem Teelöffel pro Tag liegt.

Während des ersten Fastentages erfolgt eine Darmreinigung mit 40 Gramm Glaubersalz in dreiviertel Liter lauwarmem Wasser. Alternative ist das Klistier. Bleiben Hungergefühle, wird das Abführen mit Glaubersalz wiederholt. Ab dem darauffolgenden Tag erfolgen regelmäßig Einläufe. Zu den ergänzenden Maßnahmen gehören unter anderem ein Prießnitz-Leberwickel, Gymnastik, eventuell Massagen, Spaziergangsempfehlungen und – wenn für notwendig erachtet – homöopathische Medikamente. Begleitet wird die Kur mit Vorträgen zur Lebensschulung.

Besondere Bedeutung hat das „Roedern“. Es handelt sich hierbei um die Stimulierung und Reinigung der Lymphdrüsen und Schleimhäute des Nasen-Rachen-Raums. Der lymphatische Rachenring und die Nasenschleimhäute haben eine wichtige Aufgabe bei der Infektabwehr über die dort befindlichen Lymphozyten und produzierten humoralen Antikörper. Das Epithel der Nasenschleimhaut mit seinen Zilien verhindert in intaktem Zustand das Eindringen von Bakterien und Fremdstoffen.

Mit einem speziellen Gerät erfolgt die Saug- und Wischmassage von Gaumen- und Rachenmandeln. Für die Nase wird ein mit einem ätherischen Öl getränkter Watteträger verwendet.

Obwohl Hunderttausende bereits in Deutschland ohne ärztliche Aufsicht gefastet haben, wird dies abgelehnt. Auch von einem ambulanten Fasten unter ärztlicher Aufsicht wird abgeraten, da dieses zu riskant sei. Einige Gründe werden angeführt: Zwischenfälle könnten Arzt und Patient überraschen. So bedürften unter Umständen auftretende depressive Zustände eines seelischen Zuspruchs. Es könne Krisen durch zu niedrigen Blutdruck und ein

Absinken des Blutzuckerspiegels geben. Der ambulant betreuende Arzt sei nicht immer verfügbar. In einer Fastenklinik könnten unter Mitfastern die seelischen und körperlichen Umstände des Fastens leichter ertragen werden. Die Begleitmaßnahmen würden in einer Fastenklinik pünktlich und routinemäßig garantiert sein. Heilfastentherapie bedürfe steter Überwachung. Fazit: „Nur selten wird ein Patient mit Erfolg ambulant fasten können" (28).

Diese Bedenken müssen ernst genommen werden. Erschwerend kommt hinzu, daß der größte Teil der deutschen Ärzte weder in ausreichendem Maße etwas von Fastenstoffwechsel noch von Fasten als gesundheitserhaltender Maßnahme oder Fastentherapie versteht. Fasten zu Hause unter ärztlicher Begleitung kann so tatsächlich zu einer negativen Erfahrung werden, denn die Zahl erfahrener Fastenärzte wird wohl noch auf lange Zeit verschwindend gering bleiben. Wo liegt die Lösung des Problems? Aus den Ausführungen der Buchinger-Ärzte könnte indirekt folgende Empfehlung herausgelesen werden: Gehen Sie zur Behandlung in eine Klinik, auch zum vorbeugenden Fasten. Hier sind Sie gut aufgehoben. Bleibt die Frage: Wohin gehen die anderen?

Natural-Hygiene-Fasten nach Shelton

Sie mögen sich nun mit einer Fastenspezialität vertraut machen, die scheinbar konträr ist zu dem, was Sie bisher gelesen haben.

Natural Hygiene gehört zu den verbreitetsten amerikanischen naturheilkundlichen Bewegungen. Sie wurde bereits 1822 gegründet, und viele ihrer Aussagen haben sich bis heute erhalten. *Shelton* rief 1948 eine Nachfolgeorganisation ins Leben und machte therapeutisches Fasten zu ihrem zentralen Element. In Deutschland wird Natural Hygiene ebenfalls angetroffen.

Shelton empfiehlt ausschließlich Trinken von destilliertem Wasser, gewonnen mit einem Gerät zur Dampfdestillation oder nach dem Umkehrosmoseverfahren. Es werden zusätzlich keine Säfte, Tees, Abführmittel, Vitamine, Mineralstoffe und Medikamente eingenommen. Die Behandlungsdauer ist nicht festgelegt. Als Zeichen dafür, daß das Fasten beendet werden kann, gelten Wiederkehr des Hungergefühls, saubere Zunge und reiner Atem (146).

Wandern und Gymnastik gesteht Shelton bestenfalls stark Übergewichtigen zu, denn er hält „selbst leichte körperliche Anstrengung für einen unnötigen Energieverschleiß und für eine Verschwendung wertvoller Kraftreserven. Die körperliche Aktivität sollte ... der Aufnahme von Nahrung angepaßt werden. Wird nichts gegessen, sollten auch die allgemeinen Bedingungen soweit wie möglich zurückgeschraubt werden. Was in dieser Situation in erster Linie nötig ist, ist Ruhe und nicht Verausgabung der Kräfte" (165).

Den Einlauf und Saunabesuch lehnt Shelton ebenfalls ab: „Derartige Zwangsverfahren sind nicht nur unnötig, sondern richten tatsächlich sogar Schaden an. Nichts regt nämlich die Nieren so risikolos und so zuverlässig zu verstärkter Aktivität an wie das Fasten selbst. Der Darm entleert sich im Laufe der Abstinenz auch ohne fremde Mithilfe, und zwar genauso oft, wie es nötig ist. Die Haut zählt nicht wirklich zu den Ausscheidungsorganen, und die Schwitzbäder sind im Grunde nichts anderes als Selbsttäuschungen. All diese Maßnahmen tragen letztlich nur zu einer weiteren Entkräftung des Patienten bei, und im allgemeinen wirken sie auf die Entschlackung seines Körpers eher hemmend als förderlich" (165). Fastenbeschwerden werden bewußt in Kauf genommen: „Je stärker er leidet, desto weniger ist der Patient doch in der Lage, überhaupt etwas zu essen und die aufgenommene Nahrung dann auch wirklich seinem Körper zugute kommen zu lassen. Gehen die Beschwerden aber vorüber, dann wird der Fastenpraktiker den Zeitpunkt sehr wohl erkennen, an dem die Abstinenz beendet werden sollte" (165).

Keine Frage: auch mit dieser Roßkur lassen sich Erfolge erzielen, und zwar größere als durch manche der zuvor vorgestellten Fastenformen. Die extremen Anforderungen an die Willenskraft und den Stoffwechsel des Fastenden gehen einher mit einem intensiven Entgiftungs- und Regenerationsgeschehen. Anpassungsbedürftig an moderne wissenschaftliche Erkenntnisse dürften Sheltons Aussagen zu Fasten und Körpertraining, Fastenstoffwechsel, Haut als Ausscheidungsorgan, Sauna und Darmfunktion sein.

Ein (wenn auch nicht typischer) Fastenverlauf nach Shelton: „Der erste Stuhlgang nach dem Fasten war gewissermaßen schokkierend für mich. Was sich meinen Seh- und Geruchsnerven da bot, war eine kohlrabenschwarze und eklig stinkende Masse. Im zweiten Teil war diese Masse durchzogen von schleimigen Substanzen und etwas Blutigem, das den Anschein eines ehemaligen Geschwürs hatte ... Ab ungefähr dem achten Tag setzte eine Ausscheidung über die Mundschleimhäute ein, die sich mehr und mehr zu einer extremen Unannehmlichkeit steigerte ... Das Schlafen wurde, weil es eben kein Schlafen mehr war, zu einer Qual ... Und als sich dann auch noch am 14. Tag kein Durstgefühl mehr einstellte, das heißt, ich hatte eine Ablehnung Wasser zu trinken, verfügte Dr. Esser den Abbruch des Fastens ..." (87).

Fasten in eigener Regie

Eine von der Zeitschrift *„Natur"* in Auftrag gegebene repräsentative Umfrage des Instituts für Demoskopie Allensbach ergab, daß mehr als 50 Prozent der Frauen und 39 Prozent der Männer mindestens einmal wöchentlich ihr Gewicht kontrollieren. Aus der Beantwortung der Frage „Aus welchen Gründen haben Sie gefastet oder eine Diät gemacht?" ergab sich folgende Rangfolge von Gründen:

- Um abzunehmen, weil ich zuviel wiege.
- Um gesünder zu leben, auf eine gesunde Ernährung umzusteigen.
- Um den Körper zu entschlacken und zu entgiften.
- Aus schlechtem Gewissen, weil ich beim Essen zuviel „gesündigt" habe.
- Um neue Energie und Dynamik zu gewinnen, fit zu sein.
- Um ein akutes gesundheitliches Problem zu bekämpfen.
- Um auf Männer/Frauen wieder attraktiver zu wirken.
- Um mich einmal bewußt einzuschränken, einfacher zu leben.
- Um geistige Kraft zu gewinnen.
- Um meinen Partner bei einer Diät zu unterstützen.

- Ich glaube, mein Partner/meine Partnerin geht nicht gern mit mir aus, weil ich zu dick bin.
- Um im Berufsleben wieder attraktiver zu sein, um meine beruflichen Chancen zu erhöhen (133).

Wahrscheinlich werden sich fast alle, die fasten möchten oder schon einmal gefastet haben, in diesen für das Fasten vorgetragenen Argumenten zumindest teilweise wiederfinden. Auf weitere Gründe zu fasten, wird später eingegangen.

Sie haben zu entscheiden, mit Hilfe welcher Fastenmethode und wo Sie unter Berücksichtigung Ihrer ganz persönlichen Gegebenheiten fasten möchten: in einer Klinik, zu Hause oder unter fachkundiger Begleitung gemeinsam mit anderen Fastenden in Kombination mit einem Urlaub.

Vor Ihrer Entscheidung zu fasten, sollten Sie einiges geklärt haben. Vielleicht sind Ihnen die anschließend formulierten Fragen und Antworten behilflich. Teilweise gehen wir auf die jeweilige Problematik noch einmal später in Zusammenhang mit der Beschreibung des Fastens in Selbsthilfe ein.

Das Sichbefassen mit diesen oder anderen Fragen im Zusammenhang mit dem Fasten ist bereits ein Stück Fasten in eigener Regie – auch dann, wenn Sie sich für einen Klinikaufenthalt entscheiden. Die Tatsache, daß Sie aus eigener Entscheidung fasten möchten, ist Ihr Werk. Der Ausführung des Fastenunternehmens geht eine gedankliche Leistung voraus. Je gründlicher diese stattfindet, desto stärker werden Sie motiviert sein. Je stärker Sie motiviert sind, desto leichter wird Ihnen das Fasten fallen.

Wie kann ich schnell und ohne spätere Probleme abnehmen?

Es ist die Schlußfolgerung einfach und naheliegend, daß Sie durch eine kalorienfreie Nulldiät in Verbindung mit energiefordernder körperlicher Anstrengung durch Joggen und Arbeit an Kraftmaschinen im Fitneß-Studio am schnellsten abnehmen. So etwas ist bei relativ guter Gesundheit und starkem Willen durchaus möglich, für Normalgewichtige über mindestens zwei Wochen, ohne daß es zu einem Eiweißmangelschaden kommt. Eine Einnahme von Vitaminen, Mineralstoffen und Spurenlementen wäre jedoch sinnvoll. Erfahrungen sprechen allerdings dafür, daß eine solche Rabiatmethode das Risiko erhöht, später in Eßstörungen zu verfallen. Eine modifizierte Saftzufuhr in Verbindung mit einem dosierten und auf die individuelle Leistungsfähigkeit abgestimmten Körpertraining (siehe Fasten in Selbsthilfe) läßt Sie zwar geringfügig langsamer abnehmen, bietet jedoch eine größere Gewähr, den errungenen Erfolg nach dem Fasten stabilisieren zu können.

Wie kann ich abnehmen ohne Probleme während des Fastens?

Ein problemloses Fasten kann nie im vorhinein garantiert werden. Wer das verspricht, setzt sich dem Verdacht der Scharlatanerie aus.

Welche Fastenform kann ich ohne fremde Hilfe durchführen?

Komplikationsfreien Verlauf vorausgesetzt, ist das möglich bei der Milch- und Molkekur, der Fastenkur nach Guelpa, der „Krebskur-total" von Breuß, der Nulldiät, dem Natural-Hygiene-Fasten nach Shelton und dem Fasten in Selbsthilfe. Zur Schroth-Kur gehören ärztliche Untersuchungen und eine Ganzpackung, die Sie nicht allein bewerkstelligen können. Die Mayr-Kur erfordert eine ärztliche Anamnese sowie eine ärztliche Bauchmassage – so jedenfalls die Intention der Gesellschaft der Mayr-Ärzte. Das Buchinger-Fasten soll ärztlich begleitet werden, nach Möglichkeit in einer Klinik.

Frage ich meinen Arzt, ob ich fasten darf?

Tun Sie das nur, wenn er etwas vom Fasten versteht. Es werden leider auch heute noch ärztlicherseits manchmal die absurdesten Begründungen für eine Ablehnung gegeben. Sinnvoll ist es, wenn Sie nach dem Fasten Ihren Arzt um eine Kontrolluntersuchung (eventuell inklusive einiger Laborwerte) bitten. Ein verbesserter Befund nach dem Fasten ist das beste Argument, um Skeptiker von den positiven Wirkungen des Fastens zu überzeugen. Sie leisten dadurch einen wichtigen Beitrag zur Verbreitung dieser erfolgreichen Therapiemethode. Wenn Sie sich gesund fühlen und keinen Arzt haben, erübrigt sich ein Arztbesuch.

Wie erfahre ich die Adressen von einigen naturheilkundlich orientierten Ärzten in meiner näheren Umgebung, die ich zum Thema Fasten ansprechen kann?

Es gibt einen Verband in Deutschland, der neben Vorträgen, Seminaren und Kursen für seine Mitglieder diesen Service bietet: *Deutscher Naturheilbund e.V.* Die Anschrift finden Sie im Anhang dieses Buches.

Fühle ich mich fit genug, bin ich nicht zu alt oder zu jung für das Fasten?

Dem Fasten als echter naturheilkundlicher Maßnahme stehen eine Vielzahl feiner Abstufungen und dosierbarer Begleitmaßnahmen zur Verfügung, die Ihrem ganz persönlichen Fitneßgrad gerecht werden. Sofern keine Fastentherapie ausdrücklich verordnet wird, sollten Sie erst fasten, wenn Sie erwachsen sind, und dann auch nur, nachdem die Einsicht und Motivation aus Ihnen selbst heraus gereift ist. Sich etwa von der fastenbegeisterten Mutter oder dem Vater dazu drängen zu lassen, wäre nicht gut.

Erstmaliges Fasten mit fortschreitendem Alter sollte nicht ohne Begleitung einer qualifizierten Person stattfinden. Die Umstellung des Organismus auf körpereigene Ernährung geht weniger leicht vonstatten. Es können zusätzlich einige ergänzende Maßnahmen erforderlich werden. Das soll Sie jedoch nicht davon abhalten. Es gibt 70jährige, die erfolgreich das erste Mal fasteten und dankbar sind für diese späte Bereicherung ihres Lebens.

Brauche ich eine qualifizierte Begleitung, oder komme ich allein zurecht?

Wenn Sie unter keiner gravierenden behandlungsbedürftigen Krankheit leiden, einigermaßen willensstark sind und sich zuvor ausreichend informiert haben, kommen Sie im Alter von zirka 20 bis 60 Jahren auch allein zurecht. Das Fasten in einer Gruppe mit Rückzugsmöglichkeit bietet jedoch zusätzliche Anregungen und Hilfen und erleichtert sehr die Durchführung.

Werde ich in der Durchführung des Fastens zu Hause unterstützt oder behindert?

Das kommt auf Ihr persönliches Umfeld an. Die beste Unterstützung erfahren Sie durch Mitfastende. Meist ist der Einfluß der nichtfastenden Umgebung eher hinderlich. Wenn Sie das Fasten mit einer räumlichen Distanz zu Ihrem gewohnten Umfeld verbinden, ist die Fastenwirkung erfahrungsgemäß intensiver. Es fallen dann auch die Verlockungen aus dem heimischen Kühlschrank weg.

Werde ich im Rahmen meiner beruflichen Tätigkeit als Fastende(r) unterstützt oder behindert?

Es gilt das gleiche wie zur vorherigen Frage. Ist jedoch aus familiären oder beruflichen Gründen eine Ortsveränderung nicht möglich, so ist ein Fasten trotzdem während der Berufstätigkeit möglich. Dies setzt jedoch voraus, daß Sie die später gegebenen Empfehlungen zur Vorbereitung auch im Detail berücksichtigen und sich sicherheitshalber an das Konzept des Fastens in Selbsthilfe halten.

Kann ich Fasten und Urlaub kombinieren und so „zwei Fliegen mit einer Klappe schlagen“?

Das ist nicht nur möglich, sondern sehr empfehlenswert. Es gibt heute Reiseveranstalter, die Fastenreisen anbieten. Häuser in schöner Umgebung bieten ebenfalls Fastenwochen an. Besonders bewährt hat sich die Verbindung von Fasten und Wandern, auf die später eingegangen wird.

Was passiert, wenn wider Erwarten mein Blutdruck oder Blutzukker während des Fastens absinkt oder ich in eine depressive Verstimmung gerate?

Was in einer Fastenklinik durch die ständige ärztliche Begleitung routiniert gehandhabt wird, muß im Rahmen eines arztfreien Fastens nicht zum Problem werden. Die zum Fasten in Selbsthilfe gehörenden begleitenden Maßnahmen zeigen Möglichkeiten, damit umzugehen und diese Zustände nach Möglichkeit zu vermeiden.

Wie hoch sind die Kosten für meine Fastenzeit?

Zu Hause fasten Sie am billigsten. Manche Volkshochschulen oder kirchliche Einrichtungen haben günstige Angebote, mit qualifizierter Begleitung zu Hause oder in einer Gruppe an einem anderen Ort. Fastenwochen – zum Beispiel mit Wandern – kosten meist 400 bis 1200 DM (zuzüglich Anreise) bei sehr unterschiedlichem Komfort. Vorher genauere Erkundigungen einzuholen, ist da sehr sinnvoll. Beim Aufenthalt in einer Fastenklinik liegt der Tagessatz bei 200 bis 400 DM pro Tag und darüber – ein sicher meist gerechtfertigter Preis, denn zuwendungsintensive Kliniken sind auch personalintensiv.

Wie hoch ist das Risiko, Fastenbeschwerden zu bekommen bei den verschiedenen Fastenformen im Vergleich?

Bei der Milchkur und der Molkekur ist das Risiko gering. Geringer ist jedoch auch die Gewichtsabnahme und die Befreiung von eiweißgebundenen Gift- und Schlackenstoffen sowie den daraus resultierenden Krankheiten.

Ehemalige Schroth-Kur-Patienten berichteten über mehr oder weniger starke Hungergefühle, die sie während des Fastens in Selbsthilfe in Kombination mit Wandern nicht hatten.

Die Mayr-Kur wird gut und weitgehend ohne Beschwerden vertragen. Die Fastenkur nach Guelpa ist durch den wiederholten Wechsel von Fasten- und Eßperioden schwer zu praktizieren und wird von Kliniken kaum noch angeboten. Wer sich jedoch selbst helfen möchte, weil ihm niemand anderes helfen konnte, wird bei seinem Versuch, Beschwerden zu lindern oder gar eine Heilung anzustreben, Fastenbeschwerden gern in Kauf nehmen.

Im Zusammenhang mit der Breußschen „Krebskur-total" erübrigt sich die Frage nach den Fastenbeschwerden. Die (begründete oder unbegründete) Hoffnung, den Krebs zu besiegen, wird Betroffene in die Lage versetzen, vergleichsweise kleine Schwierigkeiten zu überwinden.

Bei der Nulldiät ist das Risiko, Fastenbeschwerden zu bekommen, am größten. Es können dies unter anderem sein: Kopfschmerzen, Schwindel, Benommenheit, Herzklopfen, Übelkeit, Erbrechen und Blutzuckerschwankungen. Buchinger sen. versuchte, diese Probleme durch Gabe von Gemüsebrühe, drei Teelöffeln Honig gegen 14.30 Uhr am Nachmittag und etwas Obstsaft am Abend zu lösen (47). Gelungen ist ihm das nur teilweise. Aus langjähriger Erfahrung als Chefarzt einer Buchinger-Fastenklinik berichtet *Fahrner* unter anderem über folgende Fastenstörungen: Muskuläres Schwächegefühl, Herzklopfen am Ende der ersten und zu Beginn der zweiten Woche bei 20 Prozent der Fastenden, lästiges nächtliches Unruhegefühl in den Beinen zu Beginn des Fastens oder am Ende der ersten Fastenwoche bei etwa zehn Prozent der

Fastenden, „nicht selten“ verbunden mit Wadenkrämpfen. Bei „den meisten Patienten“ traten Hungergefühle auf, während der ersten drei Fastentage, bevorzugt nachmittags und abends vor dem Einschlafen. Ferner wurden in den ersten drei bis vier Tagen Schwindelgefühle festgestellt. Unter Kopfschmerzen litten zu Fastenbeginn 30 Prozent der Buchinger-Patienten (46).

Diese recht hohe Quote an Fastenstörungen in Zusammenhang mit der in Deutschland am häufigsten zur Anwendung kommenden Fastenform muß nicht als unvermeidbar hingenommen werden. Sie war für uns Anlaß, nach den Ursachen zu forschen, Parallelen und Verlaufsformen im Zusammenhang mit anderen Fastenformen nachzugehen und ein Fastenkonzept zu entwickeln, das einen beschwerdefreieren Verlauf garantiert. Die in am Buchinger-Fasten orientierten Kliniken geübte Praxis, einen Teil der Beschwerden durch homöopathische, medikamentöse Behandlung zu begegnen, schien uns keine Lösung des Problems zu sein: schafft sie doch im Sinne des klassischen Arzt-Patienten-Verhältnisses eine weitere Abhängigkeit. Es wird dadurch die Möglichkeit behindert, sich gerade durch Fasten aus Abhängigkeiten zu befreien.

Wir sehen nicht die Aufgabe darin, Kritik zu äußern. Bestes Wollen zum Wohle der Patienten bleibt allen Fastentherapeuten weiterhin unterstellt. Es wird jedoch bezweifelt, daß das angesichts einer sich verändernden Interessenlage heute ausreicht. Die Zahl derjenigen Menschen wächst, die aus negativen Behandlungserfahrungen heraus nach einem für sie gangbaren Weg suchen, unabhängiger zu werden, eigenverantwortlich ihr Leben zu gestalten und daraus Erfolgserlebnisse zu beziehen. Für sie ist das Fasten in Selbsthilfe gedacht. Die bisher vorliegenden Erfahrungen sind ausreichend, um von einer besseren Verträglichkeit und sehr guten Wirksamkeit auszugehen. Aus seinem Aufbau und den dazugehörenden Erläuterungen ergeben sich bei vergleichender Betrachtungsweise die Gründe dafür.

6. Physiologie und Biochemie unter den Bedingungen des Fastens in Selbsthilfe

Es gibt Aspekte der Physiologie und der Biochemie des Menschen, die sich einer allgemeinverständlichen Darstellung entziehen. Eine noch einfachere Darstellung, als das hier bereits der Fall ist, würde der Komplexität des Geschehens nicht gerecht werden. Das Bemühen um eine auch für Fachleute akzeptable Darstellung macht diese Vorgehensweise erforderlich.

Physiologie ist die „Lehre von den Lebensvorgängen auf den Funktionsebenen von Zellen, Zellverbänden, Organen, Organsystemen und Gesamtorganismus, der Regulation der Körperfunktionen auf diesen Ebenen, des Stoff-, Energie- und Informationstransportes innerhalb des Organismus und zwischen ihm und der Umwelt". Biochemie ist die „Wissenschaft von der chemischen Zusammensetzung lebendiger Systeme und der in ihnen stattfindenden Stoffumwandlungen" (190).

Das Hungergefühl

Wir unterscheiden zwischen Hunger und Appetit. Der Appetit wird befriedigt durch das Essen einer bestimmten Speise, auf die er sich richtet. Wenn das komplizierte psychochemische und psychophysiologische Zusammenspiel eines Menschen gut funktioniert, sein Nahrungsinstinkt also weitgehend in Ordnung ist, dann wird er jeweils auf diejenige Nahrung Appetit haben, in der die Stoffe enthalten sind, derer sein Körper zum jeweiligen Zeitpunkt gerade bedarf. Dieser natürliche Instinkt ist den meisten Menschen weitgehend verlorengegangen, und zwar bereits in der Kindheit. Viele von uns wurden gezwungen, als Säuglinge Dinge zu essen, wenn wir gar nicht wollten, oder später, obwohl wir eine innere Abneigung gegen diese Speise hatten. Leider werden oft im Erwachsenenalter die diesbezüglichen Fehler der Eltern an den eigenen Kindern wiederholt.

Gründlich geschädigt wird das natürliche Appetitverhalten durch eine Vielzahl von synthetischen Kreationen der Chemieindustrie, den den Nahrungsmitteln beigefügten Geschmacks- und Aromastoffen. Der instinktiv richtige Appetit auf ein bestimmtes Nahrungsmittel als Ausdruck körperlichen Verlangens auf die darin enthaltenen Stoffe wird durch diese beigefügten Substanzen nicht befriedigt, sondern betrogen. Besonders verhängnisvoll wirkt sich das bei den Süßstoffen aus. Abgesehen davon, daß einige von ihnen bereits vom Markt genommen werden mußten, weil sie schwerwiegende Krankheiten begünstigten, sind Süßstoffe nicht geeignet, um das Abnehmen zu fördern. In den USA stellte man unter der Verabreichung von Süßstoffen einen Anstieg des Hungergefühls fest, beste Voraussetzung für eine Gewichtszunahme (150). Erklärt wird dieser Effekt mit einem Anstieg der Insulinsekretion aus der Bauchspeicheldrüse. Folgerichtig wird Süßstoff in der Schweinemast eingesetzt, damit die Schweine schneller zunehmen. Während des Fastens ist also in jedem Falle auf Süßstoff zu verzichten, um das Auftreten von Hungergefühlen zu vermeiden. Dazu gehören auch kleine Mengen, die etwa in Kaugummi enthalten sein können. Außerdem erschweren Süßstoffe die durch das Fasten angestrebte Senkung der Süßschwelle.

Den Hunger könnte man als stärkere Ausprägung des Appetits bezeichnen. Er ist nicht mehr zielgerichtet. Es geht nur noch um die Nahrungsaufnahme. Die Begleitsymptome sind unangenehmer. Überschreitet der Hunger das physiologische Maß, so kommen zu den synthetischen Lebensmittelzusatzstoffen weitere Faktoren als mögliche Ursache hinzu: Stoffwechselstörungen, Frust, Leid, Streß und krankmachende Eßgewohnheiten.

Aus der Sicht der Traditionellen Chinesischen Medizin (TCM) ist übermäßiger Hunger und daraus resultierendes Vielessen Ausdruck einer Schwächung der Mitte und/oder gleichzeitig auftretender Schleimprozesse. Die Schwäche der Mitte erzeugt einen inneren Sog mit der Folge, daß der Körper (vergeblich) versucht, die Schwächung durch mehr Essen zu kompensieren. Beobachtet wird ein häufig damit in Zusammenhang stehender übermäßig aktiver Funktionsbereich der Leber. Aufgestaute Aggressionen, Wut und Frustration erzeugen eine große innere Spannung, die nur dadurch gedämpft und ertragen werden kann, daß dem Suchtmechanismus nachgegeben wird. Das Essen dient als Puffer gegen aufgewühlte Emotionen. Die Dämpfungsmasse kann nicht verarbeitet werden, es kommt zu Schädigungen, zu Ablagerungen, zu Schleimprozessen, die hauptsächlich die Mitte belasten. Unter Mitte wird nicht nur die physisch lokalisierbare Mitte, sondern auch die seelische Mitte verstanden, deren Funktionsbereich ebenfalls weiter eingeengt wird. Aufgabe der chinesischen Therapie ist es dann, die Feuchtigkeits- und Schleimprozesse auszuleiten und die aktive Energie in den mittleren Bereichen zu stützen (69). Das Fasten in Selbsthilfe setzt genau dort an: durch eine gezielte Entwässerung und Entschleimung (siehe Fastenverpflegung, „*Spülzeit*") in Verbindung mit einer Stärkung der Mitte durch Wandern und Gymnastik.

Der Schwerpunkt eines aktuellen Hungergefühls ist im Magen lokalisiert. Der Magen ist befähigt zu Kontraktionen zur Verarbeitung des Speisebreis, der Durchmengung mit Magensäften und Salzsäure. Ferner dienen die Kontraktionen dem Weitertransport des Nahrungsbreis. Hunger geht einher mit Leerkontraktionen des Magens. Einerseits wird die Ansicht vertreten, daß der Hunger diese Leerkontraktion auslöst. Andererseits wird davon ausgegangen, daß bestehender Nahrungsmangel im Rahmen einer Kurzzeitregulierung zu Leerkontraktionen des Magens führt. Durch diese werden in der Magenwand gelegene Mechanorezeptoren stimuliert, die diesen Reiz weitergeben und einer der vier Auslöser des Hungers sind (158). Diese Argumentation ist nicht schlüssig. Eine durch Magenbrei hervorgerufene Stimulierung dieser Mechanorezeptoren müßte dann ja ebenfalls ein Hungergefühl auslösen. Das Gegenteil ist jedoch der Fall. Viele Rezeptoren sind bis heute anatomisch nicht nachgewiesen und entspringen eher einem hypothetischen Denkmodell. Teilweise gelang ein indirekter Nachweis auf elektrophysiologischem Weg, so der im Zusammenhang mit dem Fastenstoffwechsel wichtigen Gluko- und Aminosäurerezeptoren (3).

Wenn Sie Hunger haben und den Magen mit Wasser füllen, so wird das Hungergefühl für einen kurzen Zeitraum vergehen oder zumindest schwächer werden, ohne daß eine einzige Kalorie zugeführt wurde. Es kann also eher davon ausgegangen werden, daß Mechanorezeptoren des Magens ein Gefühl der Sättigung vermitteln.

Von entscheidender Bedeutung für die Entstehung eines Hungergefühls ist die Glukose. Ein Mangel kann auch dann gegeben sein, wenn der Blutzuckerspiegel normal ist. Ist die Glukoseverfügbarkeit verringert, sollen in Leber, Magen, Darm und Zwischenhirn vermutete Glukorezeptoren diese registrieren und an einer Entstehung des Hungergefühls beteiligt sein. Diese Hypothese erscheint schlüssiger. Ist doch auch unter Fastenbedingungen eine – wenn auch stark verringerte – Verfügbarkeit von Glukose unabdingbar.

Ausgehend von der Beobachtung, daß die Nahrungszufuhr umgekehrt proportional zur Umgebungstemperatur ist, geht eine Hypothese davon aus, daß Wärme- und Kälterezeptoren an der Regulierung des Hungergefühls beteiligt sind (158). Einfacher gesagt: Je heißer es ist, desto geringer ist der Hunger, desto weniger essen wir. Je kälter es ist, desto größer ist der Hunger, desto kalorienreicher essen wir. Bezüglich der Wärmerezeptoren ist das einleuchtend. Wenn Sie in der Sauna sitzen, vergeht Ihnen der Hunger. Auch neigt der Mensch generell im Sommer zu leichter Kost. Wer also Hungerprobleme während des Fastens befürchtet, sollte vielleicht am besten im Sommer fasten. Würde die genannte These auch hinsichtlich der Kälterezeptoren stimmen, dann müßte Fasten im Winter mit einem größeren Risiko behaftet sein, Hungergefühle zu bekommen. Das ist jedoch erfahrungsgemäß nicht der Fall – vorausgesetzt, Sie berücksichtigen die zum Fasten in Selbsthilfe gemachten Angaben.

Für die lipostatische Hypothese zur Entstehung des Hungergefühls ist die Beobachtung von Bedeutung, daß zwangsgemästete Tiere ausschließlich so lange auf Nahrung verzichten, bis sie ihr vorheriges Gewicht wieder erreicht haben. Den in diesem Zusammen-

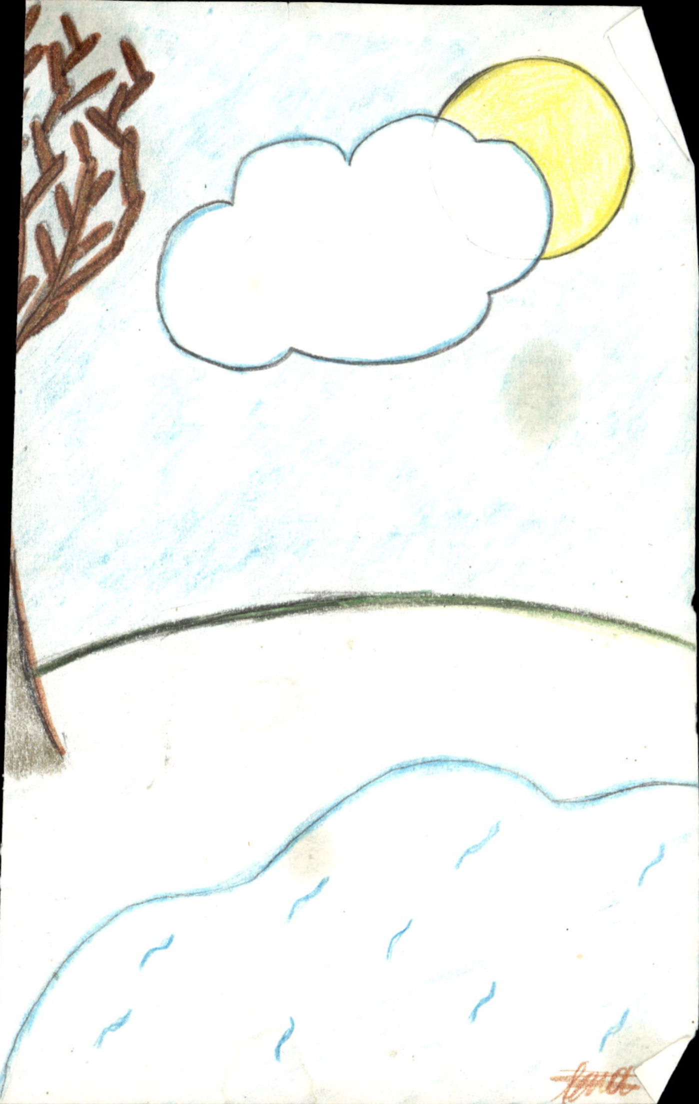

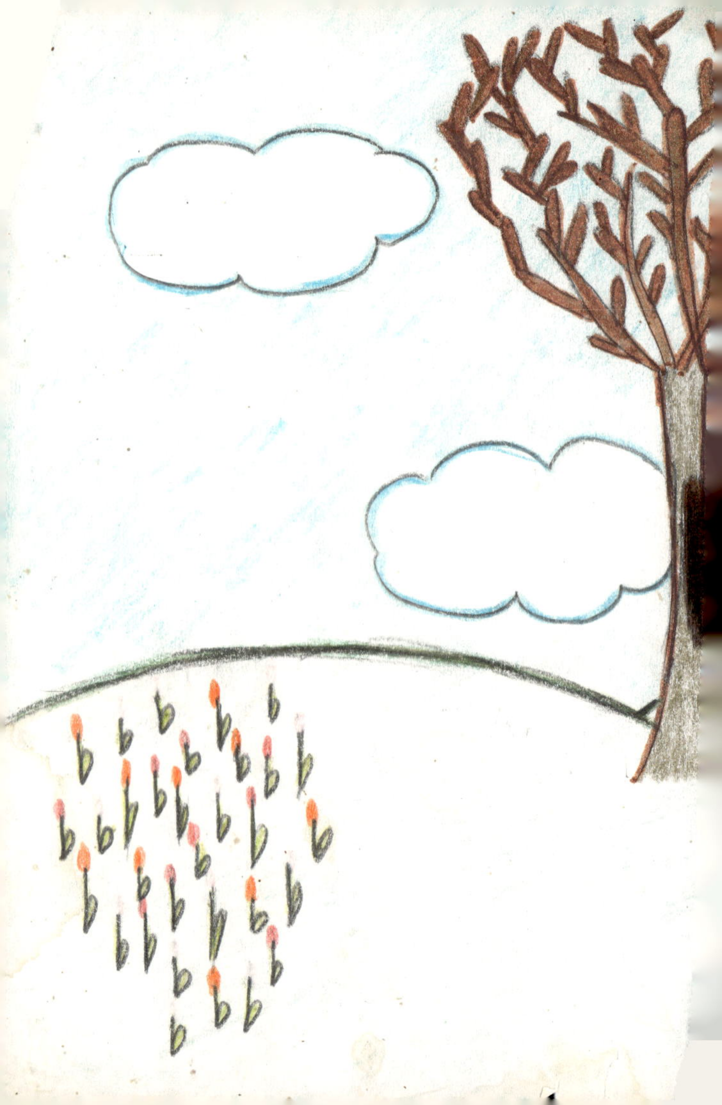

hang vermuteten Liporezeptoren werden nicht nur mögliche Sättigungs-, sondern auch Hungersignale zugesprochen (158). Die Anwendbarkeit dieser aus Tierversuchen resultierenden Hypothese auf den Menschen darf bezweifelt werden. Zumindest harmonisiert sie nicht mit den bestehenden Übergewichts- und Magersuchtproblemen – es sei denn, die Funktion dieser angeblichen Liporezeptoren ist dann außer Kraft gesetzt.

Nachgewiesen ist die Steuerung des Hungergefühls durch einen unteren Teil des Zwischenhirns (Hypothalamus). Es wurde dort ein Sättigungszentrum lokalisiert. Im Tierversuch ergab eine Reizung dieses Zentrums durch Gabe des Neurotransmitters Serotonin eine Dämpfung des Hungergefühls (114). Diese wichtige Erkenntnis heißt für uns: Um Hungergefühle zu vermeiden, tun wir gut daran, für einen hohen Serotoninspiegel zu sorgen.

Serotonin ist ein biogenes Amin und Gewebshormon. Der Mensch produziert es aus Tryptophan. Tryptophan, eine für den Menschen essentiell wichtige Aminosäure, ist in den Gemüsesäften enthalten, die während des Fastens in Selbsthilfe getrunken werden. Die Anreicherung von Serotonin im Hypothalamus zum Zweck einer Dämpfung des Hungergefühls wird während des Fastens wesentlich dann behindert, wenn es zu einem Anstieg der Harnsäurewerte kommt. Harnsäure ist ein Schlackenstoff, dessen Abbau zum Beispiel aus den Gelenken wünschenswert ist. Um so wichtiger ist es, auch im Interesse einer guten Serotoninproduktion, für eine zügige Ausscheidung der Harnsäure zu sorgen. Harnsäure wird – wie der Name schon sagt – über die Nieren ausgeschieden, aber nur zum Teil. Zirka 25 Prozent werden über den Darm ausgeschieden, eine Ausscheidung über die Haut ist ebenfalls möglich. Ein guter Fastenverlauf wird daher unterstützt durch regelmäßige Einläufe, um die Harnsäure aus dem Darm zu spülen. Wird das unterlassen, kommt es über den genannten Mechanismus unter anderem zu Hungergefühlen. Die Ausscheidung über die Haut wird gefördert durch das mit regelmäßigen täglichen Wanderungen verbundene leichte Schwitzen. Zusätzliche Saunabesuche fördern auch auf diesem Wege das Ausbleiben von Hungergefühlen.

Die genannten Autoren (114) weisen ferner auf die Bedeutung

des Dopamins in Zusammenhang mit der Hungerentstehung hin. Neben dem Sättigungszentrum wurde im Hypothalamus ein Hungerzentrum lokalisiert. Je höher dort die Dopaminkonzentration ist, desto geringer ist das Hungergefühl. Dopamin ist ebenfalls wie das Serotonin ein biogenes Amin und Transmitter. Es entsteht durch Decarboxylierung der Aminosäure Tyrosin. Tyrosin gehört nicht zu den essentiellen Aminosäuren. Es kann in der Leber leicht aus der Aminosäure Phenylalanin unter Einwirkung der Phenylalanin-Hydroxylase gebildet werden (29).

Phenylalanin ist in Bierhefe (als Flocken oder Flüssighefe) enthalten (124). Ein weiterer Vorteil verbesserter Dopaminproduktion durch zusätzliche Phenylalaningabe aus Hefe besteht darin, daß sich der Proteinbedarf verringert.

Eine erweiterte Proteinzufuhr, wie das im Rahmen der Milchkur, der Mayr-Kur und des eiweißergänzten Fastens mit Formel-Diät-Präparaten der Fall ist, verringert die Tryptophanzufuhr im Gehirn und somit die Synthese von Serotonin, was unerwünscht ist.

Anhand dieses kleinen Ausflugs in das Gebiet des Hungerstoffwechsels mag deutlich werden, daß selbst kleine, scheinbar unerhebliche Details des Konzepts Fasten in Selbsthilfe ihre tiefere Bedeutung haben. Hinzu kommt, daß das dazugehörige Wandern hervorragend geeignet ist, Hungergefühle gar nicht erst aufkommen zu lassen. Hunger entsteht ja auch dadurch, daß es an Ablenkung mangelt. Durch das positive Naturerlebnis und die Freude an der eigenen Leistungsfähigkeit während des Wanderns werden derartige Mißempfindungen überlagert und geraten in Vergessenheit.

Wenn Sie sich bereits mit Fastenlektüre beschäftigt haben, werden Sie vielleicht auf eine häufig anzutreffende Argumentation gestoßen sein, die wir nicht bereit sind zu akzeptieren: Während des Fastens soll angeblich ein anfänglich noch vorhandenes Hungergefühl „nach zwei bis drei Tagen“ verschwinden. Es ist dagegenzuhalten, daß es Menschen gibt, die zwar ein bis drei Wochen erfolgreich gefastet haben, jedoch die ganze Zeit über von Hungergefühlen begleitet wurden. Nach unseren Erfahrungen kommen dafür drei mögliche Gründe in Betracht.

Erster Grund: Dem Fasten ging keine ausreichende gedankliche Auseinandersetzung mit der Thematik voraus. Die eigentliche Motivation, die Einsicht in den Sinn des Fastens, ist gering. Es kann sich da etwa um Menschen handeln, die wegen einer „stoffwechselbedingten Krankheit" (meist handelt es sich um starkes Übergewicht) in eine Fastenklinik eingewiesen wurden und das Ganze irgendwie hinter sich bringen wollen, um anschließend wieder voll zulangen zu können. Wer in einer Selbsthilfegruppe fastet, wird über dieses Stadium hinaus sein, denn die Entscheidung zu fasten erfolgte bewußt aus eigenem Antrieb, die Motivation ist gut. Es können aber auch Menschen sein, die nur das mitmachen, was die Lebenspartner praktizieren. Sie sind eher Mitläufer oder Aufpasser oder kommen zu Hause allein nicht zurecht. Sie haben zunächst Hunger, aber es ist gut möglich, daß sie Geschmack an der Sache finden und das nächste Mal aus eigenem Antrieb kommen.

Zweiter Grund: Es handelt sich um Menschen, die seelisch eine sehr enge, geradezu erotische Bindung an das Essen haben. Essen gehört zum zentralen Bestandteil ihrer Lebensführung. Ohne Essen geht ihnen ein großer Teil ihrer Lebensqualität verloren. Oft haben solche Menschen über viele Jahre zuviel und zu ungesund gegessen und sind darüber zuckerkrank geworden. Für sie ist das Fasten eine segensreiche Einrichtung, was sie sehr bald spüren. Eventuelle leichte Hungergefühle über Tage oder die ganze Zeit werden sie leicht überstehen.

Dritter Grund: Teilnehmende meinen es besser zu wissen und einige Empfehlungen ignorieren zu können. So wird dann statt mit Einläufen lieber mit Bitter- oder Glaubersalz abgeführt, ein Löffel Honig genommen, der sich bald auf mehrere Löffel steigert, der Gemüsesaft abgelehnt und statt dessen abends lieber Obstsaft getrunken. Sie werden vielleicht auf dem Umweg über die vermeidbare negative Erfahrung zu einigen Änderungen an ihrem Fastenkonzept kommen.

Der Anspruch des Fastens in Selbsthilfe geht dahin, jene ominösen zwei bis drei Tage Hungergefühl nicht als gegeben hinzunehmen, sondern ein Konzept anzubieten, das es ermöglicht, vom ersten Tag an überhaupt keinen Hunger mehr zu haben. Wer schon seinen Urlaub für die eigene Gesundheit opfert und nichts zu essen bekommt, soll nicht auch noch Hunger haben. Bisher vorliegende Erfahrungen zeigen, daß das meistens sogar klappt.

Es wurde im Rahmen des Hungerstoffwechsels darauf hingewiesen, daß vom Hypothalamus aus das Hungerempfinden gesteuert wird. Wer aber steuert den Hypothalamus? Es gibt da Hinweise auf Einflüsse durch die Großhirnrinde. Wer steuert dann die Großhirnrinde? Es geht hierbei um die gern diskutierte Frage, ob das Sein das Bewußtsein bestimmt oder das Bewußtsein das Sein. Es findet beides statt.

Inwieweit jedoch das Bewußtsein das eigene Sein steuert, bis hinein in biochemische Reaktionen, das hängt entscheidend von jedem Menschen selbst ab. Ein Mensch mit dem Selbstverständnis, nicht mehr als eine Art hochentwickelter Affe zu sein, wird da nicht sehr weit kommen, auch wenn vieles, was in der Welt passiert, diesen Schluß als berechtigt erscheinen läßt. In unserem spezifischen Menschsein unterscheiden wir uns gerade dadurch vom Tier, daß wir in der Lage sind, unser Denken, Fühlen und Wollen bewußt zu steuern und in bewußte Handlungen umzusetzen, mit Auswirkungen bis hinein in den Stoffwechsel. Unterschätzen Sie also nicht Ihre Möglichkeiten, auch auf diesem Weg Beschwerdefreiheit zu schaffen und für einen vollen Fastenerfolg zu sorgen.

Energiebereitstellung

Der Mensch bezieht seine Energie aus Kohlenhydraten, Eiweiß und Fett. Eine Neuschöpfung von Energie ist ihm nicht möglich. Ein „Energieverbrauch" ist ebenfalls nicht realisierbar. Insofern ist dieser Begriff irreführend. Die Energie ist da, sie kann nicht vernichtet, sondern lediglich in eine andere Energieform überführt werden.

Wir leben aus allen Energieformen, die möglich sind: Sonnenenergie, Wärmeenergie, elektrischer Energie, elektrochemischer Energie, chemischer und mechanischer Energie. Die Pflanzen speichern Sonnenenergie über die Photosynthese auf molekularer

Ebene und geben sie als chemische Energie über die Nahrungsaufnahme an Tier und Mensch weiter. Letztendlich sind Kohlenhydrate, Fette und Eiweiße Lieferanten von transformierter Sonnenenergie auf molekularer Ebene.

Der Verfasser vertritt darüber hinaus eine abenteuerlich anmutende These, ohne sie belegen zu können: Es ist dem Menschen in Ansätzen möglich, nicht materiell gebundene Energie auf direktem Wege aufzunehmen, wobei unter Fastenbedingungen dieser Vorgang erleichtert ist. Immerhin gibt es in der Geschichte Überlieferungen, nach denen Menschen über Jahre gelebt haben, ohne etwas zu essen, und man sollte ihnen nicht gleich unterstellen, daß sie betrogen haben. Es kann in diesem Zusammenhang eher vermutet werden, daß intensives Gebet und/oder eine langjährige tiefgreifende Schulung und Versenkung durch Meditation diesen Weg der Energieaufnahme gefördert haben. Die Energieaufnahme würde in diesem Fall über die Atmung und die Haut erfolgen.

Der Mensch benötigt Energie zur Aufrechterhaltung seiner Grundfunktionen. Hierzu zählen unter anderem: Herzschlag, Atmung, Denken, Gefühle, mechanische Arbeit, Wärmehaushalt, Aufrechterhaltung des Elektrolytgleichgewichtes innerhalb und außerhalb der Zelle, Wachstum und Ausscheidung.

Der Brennwert von Fett ist etwa doppelt so hoch wie der von Kohlenhydraten und Eiweiß. Hauptbestandteil des mit der Nahrung aufgenommenen Fetts sind die Triglyzeride. Sie werden durch Magenlipase verdünnt, durch Gallensäuren emulgiert und durch Lipase der Bauchspeicheldrüse (Pankreaslipase) zu Fettsäuren, Diglyzeriden, Monoglyzeriden und Glyzerin abgebaut. Mit Hilfe von Gallensalzen werden die Fettabbaustufen in eine wasserlösliche Form überführt. Anschließend erfolgt die Resorption über die Darmschleimhaut in die Blutbahn. Die Triglyzeride werden insbesondere bei zu fettreicher Ernährung nur zum Teil abgebaut und sind auch im Blut nachweisbar. Ein Teil wird mit dem Kot ausgeschieden („Fettstuhl"). Beim Abbau der Fettsäuren entstehen Energie und die zu den Abbauprodukten zählenden Ketonkörper. Eine zweite Abbaumöglichkeit führt zur Bildung von Bernsteinsäure, die unter anderem die Eisenresorption begünstigt.

Nicht zur Energiebereitstellung benötigtes Fett wird in körpereigenes Fett umgebaut und gespeichert. Neben ihrer Bedeutung als Energielieferant werden Fette benötigt, etwa als Träger fettlöslicher Vitamine, zur Hormonproduktion, zur Prostaglandinproduktion, als Wärmeschutz und in der Zelle zur Membranbildung.

Neben den durch Fettabbau verfügbaren gesättigten und ungesättigten Fettsäuren benötigt der Körper einige essentielle ungesättigte Fettsäuren, die mit der Nahrung zugeführt werden müssen.

Eiweiße – auch Proteine genannt – sind Verbindungen von Aminosäuren. Für den Aufbau körpereigener Eiweißsubstanz werden folgende essentielle Aminosäuren benötigt: Lysin, Leucin, Valin, Methionin, Phenylalanin, Isoleucin, Threonin und Tryptophan. Sie sind alle in pflanzlicher Kost enthalten, jedoch nicht alle in einer einzigen Pflanze. Bei einer rein pflanzlichen Kost muß daher auf eine geeignete Kombination geachtet werden. Es genügt beispielsweise, wenn Hülsenfrüchte einen Tag vor oder nach Getreide gegessen werden.

Die Salzsäure im Magen hydrolysiert einen Teil des Eiweißes zu Peptiden. Eine weitere Verarbeitung erfolgt durch den Pankreassaft und Darmsäfte zu Aminosäuren. Bei hohem Fleischkonsum ist der Abbau nicht vollständig. Fäulnis unter Bildung von Schlackenstoffen im Dickdarm ist die Folge. Die Aminosäuren werden durch die Darmwand resorbiert. Sie dienen in Leber und Nieren dem Aufbau von Gewebeprotein, der Bereitstellung von Energie, nach entsprechender Umwandlung der Speicherung als Glykogen oder Fett und dem Aufbau einer Vielzahl lebenswichtiger Substanzen, etwa des Adrenalins.

Entgegen früherer Annahmen können Proteine auch als körpereigenes Eiweiß gespeichert werden: im Blutserum, in den Blutzellen, durch vermehrte Bildung von Blutzellen (Polyglobulie), in der Basalmembran der Kapillaren, in Verbindung mit schwerlöslichen Kalziumkomplexen als Ablagerung in den Arterien, im Unterhautfettgewebe und als Muskelgeschwülste (beispielsweise Uterusmyom).

Kohlenhydrate bestehen – wie der Name schon sagt – aus Kohlenstoff, außerdem aus Wasserstoff und Sauerstoff. Pflanzen sind ihr Hauptlieferant, in der Milch kommen sie ebenfalls vor (Milchzucker). Ihre Verdauung beginnt im Mund durch den Speichel. Ein Abbau von Stärke in Glukose erfolgt im Dünndarm. Die Glukose dient der Energiebereitstellung, kann jedoch auch als Glykogen gespeichert oder nach Umbau zu Fett eingelagert werden. Glukose kann von jeder Zelle verwertet werden. Insbesondere Gehirn und Nervengewebe brauchen größere Mengen. Die Skelettmuskulatur kann bei Kohlenhydratmangel zur Erhaltung ihrer Funktionen auf die Verbrennung von Fettsäuren ausweichen. Rote Blutkörperchen, Nierenmark und Gehirn haben diese Möglichkeit nicht.

Kohlenhydrate sind neben ihrer Funktion als Energiequelle am Wasser- und Elektrolythaushalt, körpereigenen Abwehrprozessen sowie dem Aufbau von Bindegewebe und Knochen beteiligt.

Was nach der Verdauung der Kohlenhydrate im Dünndarm verbleibt, wird als Ballaststoffe bezeichnet. Ballaststoffe fördern die Dickdarmperistaltik. Ein Mangel erhöht das Risiko, an Dickdarmkrebs zu erkranken. Ballaststoffe zwingen zu gründlicherem Kauen und wirken durch ihr Volumen einer zu kalorienreichen Kost entgegen. Sie sind regulierend an der Zusammensetzung der bakteriellen Darmflora beteiligt.

Während des Fastens erfährt der Energiestoffwechsel Veränderungen, die in Abhängigkeit von der gewählten Fastenform hinsichtlich Intensität und Zeitpunkt gewisse Unterschiede aufweisen. Am ersten Tag ernährt sich der Organismus aus den Glykogenspeichern in Leber und Skelettmuskulatur, die mit etwa 300 Gramm angegeben werden. In dieser Phase findet also noch kein Abbau aus den Fett- und Eiweißspeichern statt. Die meisten Autoren sind sich darin einig, daß ab dem zweiten Tag die Energie aus den körpereigenen Reserven von Fett und Eiweiß bezogen wird. Eine gewisse Relativierung dieser Pauschalbehauptung ist angebracht: Es widerspricht dem komplexen Zusammenspiel sich anbahnender und nachlassender komplizierter Stoffwechselprozesse, wenn von heute auf morgen relativ abrupt ein solcher tiefgreifender Wandel im Energiestoffwechsel angenommen wird. Die Übergänge sind eher fließend und in größeren Zeiträumen zu sehen. Ein Wechsel dürfte sich bereits am ersten Fastentag anbahnen und auch in den zweiten Tag hineinreichen, indem auch leicht verfügbare Zucker-Eiweiß-Verbindungen zur Energiebereitstellung herangezogen werden. Insbesondere ein durch Wandern und Gymnastik begleitetes modifiziertes Saftfasten vermittelt die Erfahrung, daß dieser Wechsel und die damit verbundenen physischen und psychischen Auswirkungen sich über einen längeren Zeitraum erstrecken und dadurch subjektiv besser vertragen werden.

Wie hoch nach der Umstellungsphase die jeweils aus Fettgewebe und Eiweißdepots bezogenen Energieanteile sind, hängt von der gewählten Fastenform ab. Beobachtungen an übergewichtigen und in Bettruhe Fastenden führten zu der Schlußfolgerung, daß sie eine tägliche Gabe von 35 bis 45 Gramm Eiweiß benötigen, um Eiweißmangelschäden an lebenswichtigen Organen zu vermeiden. Es wurden Eiweißpräparate zur Fastenunterstützung entwickelt. In den USA führte eine solche Eiweiß-Formeldiät zu 17 Todesfällen. Im Rahmen der darauffolgenden Sektionen wurde in den meisten Fällen eine Schrumpfung des Herzmuskels festgestellt (80). Unter Saftfasten in Verbindung mit dosiertem Körpertraining kann dagegen eine Verkürzung der Anspannungszeit des Herzen beobachtet werden, die als positiv inotroper Effekt bei dieser Vorgehensweise deutbar ist.

Ein Mensch, der einige Wochen im Bett liegt, verliert schnell an Muskelmasse, auch bei normaler Ernährung. Logischerweise verstärkt sich dieser Eiweißabbau unter Fastenbedingungen. Was der Mensch nicht gebraucht, verkümmert: „Use it or loose it." Körpertraining unter Fastenbedingungen wirkt dem Eiweißabbau an lebenswichtigen Organen und Muskelmasse entgegen. „Durch intensive Bewegung kann während des Fastens der Abbau von Muskeleiweiß zugunsten der Lipolyse vermindert werden. Bei Kombination des Fastens mit einem angepaßten gymnastischen und Gehtraining kommt es seitens des Bewegungsapparates zu einem günstigen Konditionierungseffekt. Dieser spiegelt sich in einer Zunahme der maximalen Muskelkraft wider" (103). Diese These ist das Ergebnis von an drei bis vier Wochen Fastenden vorgenommenen Muskeltests.

Bei einer solchen Vorgehensweise werden rund 85 Prozent des

Energiehaushaltes aus den Fettdepots durch Lipolyse gedeckt. 15 Prozent entfallen auf den Eiweißumsatz. Gleichzeitig kommt es zu einer Senkung von Gesamtfettsäuren, Cholesterin und Neutralfett (Triglycerid) im Blut. Der Mechanismus eines etwaigen zusätzlichen Fettverbrauchs durch den Kalorienbedarf, der während des Wanderns etwas erhöht ist, ist eher zu vernachlässigen. Immerhin bringt ein täglicher Spaziergang von eineinhalb Kilometern und der damit verbundene Verbrauch von 75 bis 200 Kalorien bei unveränderter Kalorienaufnahme eine Gewichtsabnahme von fünf Kilogramm pro Jahr (121). Interessanter ist die Tatsache, daß der Energieumsatz auch einige Stunden nach der Wanderung erhöht ist. Es wird vermehrt Sauerstoff aufgenommen. Sauerstoff aber fördert die Verbrennung freier Fettsäuren.

In den ersten Fastentagen ist der Adrenalinspiegel erhöht. Das durch Wandern bedingte positive Natur- und Körpererlebnis fördert diesen Effekt. Das menschliche Fettgewebe verfügt über betaadrenergene Rezeptoren. Adrenalin setzt unter anderem dort in seiner Wirkung an und erzielt über eine Stimulierung der Katecholamine eine verstärkte Fettmobilisation.

Die Befürchtung, daß Wandern an frischer Luft während des Fastens Appetit macht, besteht zu unrecht. Durch körperliche Anstrengung fällt vermehrt Milchsäure (Laktat) an. Im Tierversuch wurde Affen Laktat injiziert mit der Folge, daß sie weniger gefressen haben (9).

Wenn Sie vor dem Fasten an Gewicht zugelegt haben, so geschieht das zunächst durch eine Vergrößerung der in den Fettzellen eingelagerten Fett-Tröpfchen. Ist dieses Potential ausgeschöpft, kommt es zu einer Vermehrung der Fettzellen. Durch Fasten nehmen Sie über eine Verkleinerung der Fett-Tröpfchen ab. Die Anzahl der Fettzellen soll sich jedoch nicht wieder verringern können. Vielleicht ist hierin mit eine Ursache dafür zu sehen, daß ehemals stark Übergewichtige schneller wieder zunehmen können als andere Menschen. Ein Abbau überschüssiger Fettzellen ist aber denkbar, jedoch bisher nicht nachgewiesen.

Durch die Gewichtsabnahme wirkt Fasten regenerierend auf den Energiehaushalt, auch im Hinblick auf die Nachfastenzeit. Zusätzlich erfolgt schon nach einigen Tagen ein Absinken des Grundumsatzes, die Umsatzrate des Energiehaushaltes geht also auch in Ruhe zurück. Das kohlenhydratverwertende System wird entlastet. Über die Einschränkung der Kohlenhydratzufuhr wird Insulin eingespart, die Bauchspeicheldrüse kann sich erholen. Das Angebot an Säften im Rahmen des Fastens in Selbsthilfe enthält zwar Fruchtzucker, dieser wird jedoch rein fermentativ ohne Beteiligung des Insulins abgebaut.

Da ein Ziel des Fastens in Selbsthilfe darin besteht, Eiweißmangelschäden zu vermeiden und auch einem Abbau von Eiweiß aus der Skelettmuskulatur vorzubeugen, wird das Wandern durch eine gezielte Kontraktionsgymnastik für den Oberkörper ergänzt. Es lohnt sich, der Frage nachzugehen, woher der Körper dann seinen – wenn auch geringen – Eiweißbedarf deckt. Ein Teil wird aus dem Blut bezogen. Es kommt in den ersten zwei Wochen zu einer deutlichen Abnahme des Plasmavolumens. Im Rahmen einer Untersuchung wurden im Durchschnitt 16 Prozent gemessen. Gleichzeitig konnte ein Anstieg des venösen Hämatokritwertes festgestellt werden, der Anteil der festen Bestandteile des Blutes war also höher geworden. Aus beiden Parametern ergibt sich eine deutliche Verringerung der Gesamtblutmenge (152). In der dritten Fastenwoche ist wieder ein Anstieg der Gesamtblutmenge zu beobachten. Es kommt also zu einer phasenförmigen Anpassung. Möglicherweise spricht dieser Anstieg dafür, daß sich der Anteil der Fettdepots am Energiehaushalt über die genannten 85 Prozent hinaus erhöht hat.

Der Eiweißbedarf wird auch aus entbehrlichem Zellmaterial gedeckt, dessen Vorhandensein Ausdruck einer überwundenen oder bestehenden Krankheit ist. Beobachtet wurde eine starke Rückbildung chronisch entzündlicher Exsudate (Ausschwitzungen) und Schwarten, bei vergrößerter Prostata eine Verkleinerung derselben (101). Als Eiweißquelle kann auch ein Uterus-Myom dienen. *Brauchle*, richtungweisender Naturheilkundler in der Mitte des Jahrhunderts, hat Gebärmuttergeschwülste in Kohlkopfgröße erfolgreich wegfasten lassen. Es könnte auf so manche Operation verzichtet werden, wenn Frauenärzte das berücksichtigen würden. Eine andere Möglichkeit besteht darin, auf den Operationstermin als Patientin zu verzichten und mit dem Fasten in Selbsthilfe zu beginnen. Dem Verfasser ist ein Fall vollständiger und dauerhafter Rückbildung bekannt, der auf diese Weise zustande kam.

Eine weitere Eiweißquelle besteht in dem in der Basalmembran der Kapillaren gespeicherten Eiweiß. Insbesondere schlanke Menschen, die sich eiweißreich ernähren, aber nicht zunehmen und über kalte Hände und Füße klagen, haben hier eine gute Möglichkeit. Das Eiweiß wird abgebaut, die Durchblutung verbessert sich. Auch Muskelverhärtungen und Verklebungen des Bindegewebes können als Eiweißquelle dienen. Die Befürchtung eines Eiweißmangelschadens ist also unberechtigt. Aus der klinischen Erfahrung mit mehr als 9000 Fastenpatienten konnten keine Hinweise auf einen gestörten Eiweißhaushalt, wie er sich aus einer chronischen Eiweißunterbilanz ergibt, gewonnen werden (101).

Der Umbau der aus dem Körpereiweiß freigesetzten Aminosäuren zu Glukose findet in der Leber statt, mit fortschreitendem Fasten auch in den Nieren. Die größte Rolle dabei spielt die Aminosäure Alanin. Fasten mit Körpertraining schafft eine zusätzliche Alaninquelle: Die während der leichten körperlichen Anstrengung bereits anfallende Brenztraubensäure (Pyruvat) wird zu Alanin aminiert und steht somit ebenfalls als Substrat für die Glukoneogenese zur Verfügung. Es zeigt sich: unser Körper ist (auch) ein hervorragend funktionierendes Recyclingsystem. Ein weiteres Beispiel hierfür bieten die im Rahmen der Fettverbrennung anfallenden Ketonkörper. Als Abbauprodukte eigentlich mitverantwortlich für eine Übersäuerung (Azidose), werden sie nach längerem Fasten auch von Gehirn und Nerven verwendet. Über eine Oxidation dienen sie dort der Bereitstellung von Energie und verringern so den Glukoseverbrauch aus der Glukoneogenese. Das beim Abbau der Triglyzeride anfallende Glyzerin findet über eine Zwischenstufe der Phosphorylierung ebenfalls Eingang in die Glukoneogenese.

Weitgehend unberücksichtigt bei dieser kleinen Darstellung blieb das Zusammenspiel von Enzymen mit der Energiebereitstellung während des Fastens. Je tiefer in diese komplizierte Materie eingedrungen wird, desto mehr wächst das Staunen über dieses sinnvolle und harmonische Ineinanderspiel der Stoffwechselprozesse in unserem Körper. Es gibt uns ein hervorragendes Beispiel dafür, was vernetztes Denken und Handeln sein kann.

Versorgung mit lebenswichtigen Stoffen

Sauerstoff

Die Folge einer für wenige Minuten unterbrochenen Sauerstoffzufuhr sind zunächst dauerhafte Schädigungen des Gehirns und anschließend der Tod. Sauerstoff ist somit der wichtigste Stoff, den der Mensch zum Leben braucht. Durch Einatmung gelangt der Sauerstoff mit der Atemluft in die Lungenalveolen. Die hierfür erforderliche Vergrößerung des Brustraumes erfolgt über die Hebung der Rippenbögen und die Absenkung des Zwerchfells. Bei der Brustatmung steht die Rippenarbeit im Vordergrund, bei der Bauchatmung die des Zwerchfells.

Die Lungenalveolen unterliegen einer Oberflächenspannung, die dafür sorgt, daß der Ausdehnungsgrad der Lungenbläschen dem jeweiligen Einatmungs- oder Ausatmungsstand gemäß ist. Gewährleistet wird diese Oberflächenspannung durch oberflächenaktive Substanzen, sogenannte Surfactants. Sie enthalten Eiweiße und Fette. Durch krankhafte Anlagerungen, etwa von Schleimstoffen, können die Surfactants in ihrer Wirksamkeit behindert werden mit der Folge, daß die Atmung und somit die Sauerstoffversorgung des Gewebes eingeschränkt ist.

Der Weg des Sauerstoffs von der Atemluft ins Blut ist denkbar kurz und unterliegt dem physikalischen Vorgang der Diffusion, das heißt, die Sauerstoffmoleküle wandern von der Alveole als dem Ort höherer Konzentration durch die Alveolarwand (Durchmesser wenig über einen Mikrometer) ins Blut als dem Ort niedrigerer Konzentration. Im Blut bleibt nur ein geringer Teil des Sauerstoffs physikalisch gelöst. Die 65fache Menge wird chemisch an das Hämoglobin in den roten Blutkörperchen gebunden. Die Sauerstoffsättigung des Hämoglobins ist vom pH-Wert des Blutes und der Zusammensetzung der Elektrolyte im Blut abhängig.

Durch mangelhaftes Körpertraining, Lungenfunktionsstörungen und zunehmendes Alter verringert sich die Sauerstoffsättigung des Hämoglobins mit der Folge, daß das Sauerstoffangebot in den Zellen geringer wird. Die Zellen nehmen den Sauerstoff aus dem Kapillarblut auf. Sie enthalten als Zellorganellen unter anderem die Mitochondrien, in denen die Nährstoffe verbrannt, das heißt oxidiert werden. Eine Rolle hierbei spielen der Zitratzyklus, die Atmungskette und die oxidative Phosphorylierung. Der Beginn einer Vielzahl von Erkrankungen wird mit vorbereitet durch eine verminderte Sauerstoffversorgung des Gewebes über längere Zeiträume.

Der Rhythmus der Lungenatmung wird gesteuert von der Medulla oblongata (verlängertes Mark oder Nachhirn). Weitere Einflüsse auf die Atmung erfolgen durch Chemorezeptoren in den Arterien, chemosensible Strukturen im Hirnstamm, Kalt- und Warmwasseranwendungen, Hormone (Adrenalin) und körperliche Anstrengung. Inwieweit diese Strukturen oder Reize eine intensivere Sauerstoffversorgung des Gewebes initiieren können, hängt davon ab, ob in den Eigen- oder sonstigen Strukturen gute Voraussetzungen für eine Sauerstoffverwertung gegeben sind.

So schließt sich der Kreis. Für manchen Menschen wird er zu einem Circulus vitiosus, dem er sich hilflos ausgeliefert fühlt. Die moderne, apparategestützte Medizin versucht, durch zusätzliche Gabe von Sauerstoff dessen Mangel im Gewebe auszugleichen. Als Verfahren werden angeboten: die Sauerstoff-Mehrschritt-Therapie nach Ardenne, die hämatogene Oxidationstherapie, die Ozon-Sauerstoff-Therapie, die ionisierte Sauerstoff-Intensiv-Therapie und die Oxyvenierungstherapie nach Regelsberger. Die Substitution von Sauerstoff löst das Mangelproblem nicht und bringt nur vorübergehende Erleichterung. Fasten in Selbsthilfe geht den direkten Weg.

Es bewirkt einen tiefgehenden und nachhaltigen Eingriff in dieses komplexe Geschehen, und zwar auf alle genannten Faktoren, die im Zusammenhang mit einem verbesserten Sauerstoffangebot und einer verbesserten Sauerstoffverwertung stehen. Folge: Die Bedingungen für Gesundheit werden kausal verbessert.

Fasten, Gymnastik und Sauna verbessern den Bewegungsgrad

der Gelenke, also auch der Rippengelenke. Folge: Sie können tiefer durchatmen, die Vitalkapazität der Lunge steigt. Unter Vitalkapazität ist diejenige Luftmenge zu verstehen, die nach maximaler Einatmung maximal ausgeatmet werden kann. Die Surfactantproduktion und -zusammensetzung wird verbessert, eventuell angelagerte Schleimstoffe verringern sich und dienen als zusätzliches Reservoir zur Energiebereitstellung. Der Gasaustausch zwischen Lungenbläschen und Blut ist verbessert.

Das Wandern an frischer Luft wirkt der Bindung von giftigen Schadstoffen aus der Luft (etwa Kohlenmonoxid aus den Autoabgasen) an das Hämoglobin entgegen. Die Sauerstoffbindungsfähigkeit des Hämoglobins verbessert sich. Den Mitochondrien steht mehr Sauerstoff zur Verfügung, ihre Arbeit wird ihnen dadurch erleichtert. Auch die Medulla oblongata erfährt eine bessere Sauerstoffversorgung, was der Harmonisierung und Intensivierung des zentralen Atemrhythmus zugute kommt. Die Kaltwasseranwendungen (in Zusammenhang mit der Sauna oder als morgendliches Kaltduschen) fördern diesen Effekt. Über die Verbesserung von Sauerstoffangebot und -verwertung wird während des Fastens die Energiebereitstellung aus körpereigenen Fett- und Eiweißdepots erleichtert und intensiviert.

Natrium, Kalium, Kalzium und Magnesium

Der Körper eines erwachsenen Menschen hat einen Gesamtbedarf an Natrium von rund 100 Gramm. Natrium-Ionen finden sich vorrangig im Knochen und in extrazellulären Körperflüssigkeiten. Sie dienen zur Aufrechterhaltung des Elektrolytgleichgewichts und zur Erregungsleitung. Ein Mangel während der üblichen Ernährung oder während des Fastens ist sehr selten. Eher besteht das Problem einer zu hohen Natriumeinlagerung und der damit verbundenen Wasserbindung. Die Gabe ungesalzener Gemüsesäfte während des Fastens fördert die Natriumausscheidung und damit in Verbindung stehend die Entwässerung. Über die Entquellung des Gewebes werden somit bessere Voraussetzungen für den Fluß der Körpersäfte geschaffen, was einer besseren Versorgung und Entsorgung der Zellen zugute kommt.

Kalium ist von Bedeutung als Aktivator einiger Enzyme und darüber hinaus wie das Natrium an der Erregungsleitung und dem Elektrolytgleichgewicht beteiligt. Es dient somit dem Transport chemischer Energie. Kalium wird hauptsächlich über die Nieren ausgeschieden, und ein Verlust kann durch sie schwer kompensiert werden. Wer während des Fastens wenig trinkt, hat eine größere Kaliumausscheidung. Ein Kaliumverlust kann sich bei fastenden Frauen auch dadurch ergeben, daß aus dem eingeschmolzenen Fettgewebe das dort gespeicherte Östrogen freigesetzt wird. Ein erhöhter Östrogenspiegel im Blut hat eine erhöhte Kaliumausscheidung zur Folge. Eine ausreichende Kaliumzufuhr während des Fastens ist daher zu empfehlen. Wird der erforderliche Kaliumspiegel unterschritten, kann es zu Kaliummangelerscheinungen kommen. Hierfür gibt es mehrere Möglichkeiten:

- Auftreten von nächtlichen Wadenkrämpfen, für die allerdings auch Magnesiummangel die Ursache sein kann,
- Wasseransammlungen in den Beinen,
- stagnierendes Gewicht während des Fastens über mehrere Tage bis hin zur Gewichtszunahme durch vermehrte Wassereinlagerung,
- starke Mundtrockenheit in Verbindung mit Schluckschmerz.

Der Speichel enthält ein Vielfaches an Kalium im Vergleich mit anderen Körperflüssigkeiten. Durch die einsetzende Mundtrockenheit wird der Speichelfluß und somit der Kaliumverlust gebremst. In Hinblick auf den Kaliumspiegel ist es in keinem Fall sinnvoll, während des Fastens Kaugummi zu kauen, da hierdurch der Speichelfluß angeregt wird. Eines der vier genannten Symptome muß noch kein Hinweis auf einen bestehenden Kaliummangel sein, kann es aber. Bei zwei auftretenden Symptomen sollte an eine zusätzliche Kaliumgabe gedacht werden. Tritt dieser Fall ein, so besteht die Möglichkeit, daß bereits vor dem Fasten ein latenter Kaliummangel bestanden hat.

Eine Gabe von 80 Milligramm Kalium pro Tag während des Fastens vermindert die Kaliumausscheidung um ein Drittel und erhöht die gewünschte Natriumausscheidung auf das Dreifache (89).

Die Serumspiegel blieben, so das Ergebnis einer anderen Untersuchung, mit und ohne Kaliumzufuhr im Normbereich wie bei Normalernährten. Das betraf nicht nur Kalium, sondern auch Kalzium, Natrium und Phosphat (88).

Während des Fastens in Selbsthilfe (Selbsthilfefastens) wird einem Kaliummangel durch das Trinken kaliumreicher Obst- und Gemüsesäfte vorgebeugt. Sollte diese Dosis nicht ausreichen, können zusätzlich als kaliumhaltige Fastenergänzungsmittel Hefe oder Minaktiv aus dem Reformhaus eingenommen werden.

Vom Kalzium (etwa eineinhalb Kilogramm) sind etwa 99 Prozent beim gesunden Menschen im Knochen eingelagert. Reichliche Zufuhr von Oxsalsäure (etwa durch Kakao, Rhabarber und Spargel) begünstigt die Bildung von Kalziumoxalat und somit von Nieren- und Blasensteinen. Auch die „Verkalkung“ von Arterien ist Zeichen unerwünschter Ablagerungen schwerlöslicher Kalziumkomplexsalze im Weichteilbereich. Die Kalziumzufuhr wird im Rahmen einer guten Ernährung nicht gewährleistet durch die Einnahme von Kalziumtabletten oder das Trinken von stark kalkhaltigem Wasser, sondern durch einen hohen Obst- und Gemüseanteil. Oft begünstigt die zusätzliche Einnahme von mineralischem Kalzium eher eine Verkalkung der Gefäße als eine zunehmende Kalzifizierung der Knochen.

Die Entstehung eines akuten Kalziummangels während des Fastens in Selbsthilfe ist in der Regel nicht zu befürchten. Auch in diesem Fall sorgen die Säfte für einen Ausgleich. Eine Abnahme der Knochendichte unter den Bedingungen des Fastens in Selbsthilfe konnte nicht festgestellt werden. Eher das Gegenteil ist der Fall, da die körperliche Anstrengung durch Wandern und Kontraktionsübungen einer Entkalkung der Knochen entgegenwirken. In einem Fall wurde nach dem Fasten eine Zunahme der Knochendichte gemessen, was als durch das Fasten bedingte verbesserte Resorptionsbedingungen für Kalzium deutbar ist (139).

Das leicht ionisierbare Magnesium ist von Bedeutung als Knochenbildner, für die Kontraktion der Muskeln und im Elektrolythaushalt der Körperflüssigkeiten. Außerdem ist es meist dort beteiligt, wo phosphorabhängige Stoffwechselprozesse eine Rolle spielen. Es ist üblich, im Hochleistungssport zusätzliche Magnesiumgaben zu verabreichen. Ein ärztlicher Begleiter von Fastenwanderungen sah sich hierdurch mit veranlaßt, seinen Teilnehmenden täglich 245 Milligramm Magnesiumgranulat zu verabreichen (157). Der Sinngehalt dieser Maßnahme darf bezweifelt werden, da die Verwertbarkeit des Magnesiums weitgehend davon abhängt, in welcher organisch gebundenen Form es in einem Lebensmittel vorliegt (43).

Eisen und Spurenelemente

Bedingt durch den monatlichen Blutverlust und eine dieser Tatsache nicht gerecht werdende Ernährung leiden viele Frauen unter einem Eisenmangel, besonders wenn sie das Fasten beginnen. Die Folgen können Kopfschmerzen, Müdigkeit und verminderte Leistungsfähigkeit sein, ferner Wachstumsstörungen an Haut und Haaren. Eisenpräparate gleichen diesen Mangel oft nicht aus, da eine ausreichende Resorbierbarkeit nicht gewährleistet ist.

Eisen wird zur Hämoglobinsynthese benötigt, für den Sauerstofftransport und für die Sauerstoffbindung und -speicherung im Muskelgewebe. Ein Angebot während des Fastens ist also zu empfehlen – durch einige Gemüsesäfte und andere pflanzliche Stoffe.

Auf die Bedeutung der Spurenelemente soll hier nicht näher eingegangen werden. Minaktiv enthält Zink, Mangan, Kupfer, Molybdän und Kobalt. Für Eisen, Zink, Kupfer und Selen konnten unter Fastenbedingungen konstante Serumspiegel gemessen werden. Ausgehend von einer Anpassung an das veränderte Stoffwechselgeschehen durch verminderte Ausscheidung im Sinne eines Sparmechanismus wird auch bei mehrwöchigem Fasten eine Substitution nicht für erforderlich gehalten (110).

Auch wenn zu ergänzen ist, daß Serumspiegel und die Spiegel in den einzelnen Körperflüssigkeiten und Geweben voneinander abweichen, so kann doch davon ausgegangen werden, daß unter den Bedingungen des Fastens in Selbsthilfe Mangelerscheinungen in der Regel nicht zu befürchten sind, was nicht generell auf jede andere Fastenform zutrifft.

Ausscheidung und Entschlackung

Wer früher einmal Medizin studierte, dachte vielleicht: Anatomie ist zwar ein notwendiges, aber für wissenschaftlich Interessierte recht uninteressantes Fach. Schließlich ist die Beschaffenheit des menschlichen Körpers seit langem recht gut bekannt. Erst in jüngerer Zeit können wir uns vom Gegenteil dieser Annahme überzeugen. Der technische Fortschritt und die damit verbundenen verbesserten Mikroskopiergeräte machten es möglich. So konnte durch *Heine* die reale Existenz der Akupunkturpunkte anatomisch nachgewiesen und daraus eine schlüssige Begründung für ihre Wirkungsweise abgeleitet werden. Heine war es auch, der den Bereich der zwischenzelligen bindegewebigen Grundsubstanz tiefergehend erforscht hat. Seine Ergebnisse sind für das Verständnis der Entstehung und Ausscheidung von Schlackenstoffen von großer Bedeutung. In der folgenden Darstellung dieser Gewebespezialität orientieren wir uns an seinen Veröffentlichungen (65, 66).

Die Grundsubstanz befindet sich zwischen Zelle und Kapillare und ist demzufolge nahezu überall im Körper zu finden. Sie wird auch als Transitstrecke bezeichnet. Auf biochemischer Ebene besteht sie aus einem feinen Netzwerk von Zucker-Eiweiß-Komplexen, in denen die Proteoglykane überwiegen. Zur Stabilität dieses Molekularsiebes tragen Strukturglykoproteine (Kollagen, Elastin, Fibronectin und Laminin) bei. Dieses feine Sieb muß von Stoffwechselaufbau- und -abbauprodukten überwunden werden. Die Porengröße kann differieren und ist abhängig vom pH-Wert, dem Elektrolytgleichgewicht, der Konzentration der Proteoglykane in dem entsprechenden Gebiet sowie deren Negativladung, was von Bedeutung ist im Hinblick auf die Wasserbindungs- und Ionenaustauschfähigkeit. Feine Kapillaren und Nervenendigungen ragen in das Grundsystem, wandernde Leukozyten, Makrophagen und Fibrozyten dienen als Informationsträger und -weiterleiter. So wird aus der unscheinbaren bindegewebigen Grundsubstanz ein hochwirksames Informations- und Austauschsystem, verschaltet mit Hormon- und Nervensystem und in der Lage, Ausfälle in einzelnen Teilbereichen zu kompensieren und zu reparieren.

Wichtigster Nährstoff für die Proteoglykane ist Wasser. Bei Wassermangel klumpen die bürstenartigen Strukturen der Proteoglykane zusammen, der Durchfluß wird behindert. Proteoglykane können Kohlenhydrate als Glukose und Galaktose, Eiweiß als NH-Gruppen und Fett als an Kohlenhydratketten gebundene Fettsäuren speichern. In der Grundsubstanz gespeichertes Eiweiß hat einen geringen Anteil von fünf Prozent an Kohlenhydraten als Polysaccharide. Bei Entartung zu Amyloid erhöht sich der Polysaccharidanteil. Amyloid spielt eine Rolle bei der Altersverblödung von Alzheimer-Kranken. Speichereiweiß und Amyloid können Schadstoffe aus unvollständigen Stoffwechselprozessen, aus der Nahrung und der Umwelt binden. Die Folge: Der Durchfluß ist gestört durch Verschlackung der Transitstrecke. Ist erst einmal der Durchfluß gestört, kommt es schnell zu weiteren Ablagerungen. Das Molekularsieb funktioniert nur noch bedingt. Der behinderte Austausch von Stoffen und Informationen innerhalb des vernetzten Systems führt zu Störungen bis in den Hormonhaushalt und das Nervensystem mit dem Gehirn. Durch eine ungesunde Lebensweise werden so die molekularen Voraussetzungen für eine Vielzahl von Krankheiten, auch von seelischen, geschaffen.

Schlackenstoffe

Der Begriff „Schlackenstoffe" ist mindestens seit *Riedlin* in der Fastenliteratur gebräuchlich. Trotzdem konnte er sich unter Medizinern bis heute nicht umfassend durchsetzen, wird sogar teilweise als „unwissenschaftlich" bekämpft. Könnte eine verengte Sichtweise die Ursache dieser Behinderung sein? Der berühmte Zellularbiologe *Virchow* meinte, er habe Tausende von Leichen seziert und keine Seele gefunden, also gebe es keine. Der später tödlich verunglückte erste Kosmonaut *Juri Gagarin* erklärte nach seiner Rückkehr aus dem Weltall, er habe dort oben keinen Gott gesehen, also gebe es keinen. Der Ernährungsforscher und Diätspezialist *Richter* erklärte gegenüber dem Nachrichtenmagazin „Spiegel" (Ausgabe 11/88, Seite 75): „Hunderte von Fettleibigen sind durch unsere Hände gegangen . . . Ich weiß nicht, was im Körper entschlackt werden sollte."

Man möchte sarkastisch werden und fragen, ob wir es im Hinblick auf die für die „Fachwelt" schwer verdaulichen Schlackenstoffe nicht mit einem altbekannten Phänomen zu tun haben: dem Bedürfnis, sich durch Fachchinesisch vom gemeinen Volk abzugrenzen. Erst als aus den Wasseranwendungen von *Prießnitz* und *Kneipp* die Hydrotherapie wurde und *Winternitz* vor dem Ersten Weltkrieg an der Universität Wien eine „Hydrotherapeutische Anstalt" begründete, war der Weg frei für eine breite Anwendung der damit verbundenen Inhalte. Als aus der Seele eine Psyche wurde, hatten Pfarrer wie Seelsorger schlechte Karten. Der Weg war frei für die Psychotherapie, die nicht mehr zu ihrem Aufgabenbereich gehörte. Aus der Verbrennung wurde die Pyrolyse. Gegen Fieber als einen Ausdruck gesteigerter Verbrennung gab es nun das Antipyretikum. Aus entzündlich wurde phlogistisch. Dagegen gab es nun als entzündungshemmendes Mittel das Antiphlogistikum. Vielleicht findet sich irgendwann ein kreativer Kopf, der einen für ser(i)öse Fachwissenschaftler anerkennbaren Fachausdruck für Schlackenstoffe findet. Fasten könnte dann einen weiteren Aufschwung als „Anti . . . um" erleben.

Versuche einer wissenschaftlichen Definition dessen, was Schlackenstoffe sind, kamen zu folgenden Ergebnissen: „Entschlackung bedeutet Ausscheidung angesammelter Ballast- oder Schadstoffe, die nicht mehr bis in ihre zur Ausscheidung aus dem Körper nötigen Endprodukte verstoffwechselt werden können, Stoffe also, die entweder vom Körper als Vorrat abgelagert werden . . . oder Stoffe, die im RES – im retikuloendothelialen System – abgelagert werden, da sie nicht ausgeschieden werden können" (156). Unter Stoffwechselschlacken werden ferner verstanden:

Phenole, Indole, aromatische und aliphatische Amine, Kadaverin, Putrescin, Nitrosamine, Formaldehyd aus Methanol und hochmolekulare Alkohole – sofern sie bei der bakteriellen Zersetzung unverdauter Nahrungsstoffe entstehen, Proteoglykane, Kollagen, saure Mucopolysaccharide, sofern sie bei Arteriosklerose von den Myozyten in der Arterienwand produziert werden, Proteoglykane und Kollagen als Einlagerungen in den Basalmembranen der Kapillaren und der bindegewebigen Grundsubstanz – sofern sie Folge einer überreichlichen Wohlstandsernährung sind, eine beginnende Arthrose signalisierende Einlagerung von Stoffwechselendprodukten in Sehnen und Sehnenansätzen, Bändern der Gelenke und Gelenkflächen, mit Qualitätsminderung der Gelenkflüssigkeit als Folge, Endprodukte des Eiweißstoffwechsels, die als Urämiegifte (Harngifte) in Erscheinung treten sowie Stoffwechselendprodukte aus dem Abbau pathologisch veränderter Zellen und Teilstrukturen (143).

Die Liste der aufgeführten Schlackenstoffe ist wie folgt zu ergänzen:

- schwerlösliche Kalziumkomplexsalze als Ablagerung auf der Arterieninnenwand bei Sklerotisierungsprozessen,
- Drogen-, Genuß- und Arzneimittelrückstände,
- chemische Radikale,
- Pflanzenschutzmittel, die wir mit Obst und Gemüse zu uns nehmen und die als fettlösliche Substanzen im Fettgewebe eingelagert werden,
- Schwermetalle, die wir durch Hautkontakt, Einatmung oder Nahrungsmittel aufnehmen,
- Umweltgifte aus Industrie- und Autoabgasen,
- schädliche Metaboliten von Lebensmittelzusatzstoffen,
- schädliche Eiweißkörper aus dem unvollständigen Abbau pathogener Darmkeime,
- Ablagerungen von Harnsäurekristallen in den Gelenken (Gicht).

Der Medizin ist seit altersher die Bedeutung von Entgiftung, Entschlackung und Ausscheidung als Voraussetzung für Gesundheit bekannt. Erst im Rahmen moderner Chemotherapie wurde dieser Aspekt vernachlässigt, oft der Unterdrückung von Krankheitssymptomen der Vorzug gegeben. In der Naturheilkunde sind Entgiftung und Entschlackung als ausleitende Heilverfahren zusammengefaßt. Einige seien hier kurz erläutert, einige im Rahmen der späteren Darstellung des Fastens in Selbsthilfe.

Moorbäder, Schlickbäder, Heilschlammpackungen und Senfmehlauflagen
Über eine Verbesserung von Durchblutung und Stoffwechsel fördern sie die Mobilisierung und Ausscheidung von Einlagerungen. In den Anwendungen enthaltene gewebeaktive Substanzen werden in geringem Umfang durch die Haut resorbiert und verstärken diesen Effekt.

Schröpfen
Die Saugwirkung der aufgesetzten Schröpfgläser lockert bindegewebige Verhärtungen und Verklebungen, ein Teil der mobilisierten Schlackenstoffe wird direkt über die Haut abgesaugt. Auf reflektorischem Wege lassen sich gezielt anderswo lokalisierbare Krankheitsgeschehen beeinflussen (2).

Bindegewebsmassage
Der neuraltherapeutische Effekt der Bindegewebsmassage wird aus den zu Beginn geschilderten anatomischen Gegebenheiten verständlich. Darüber hinaus verbessern flächig arbeitende Massagen des Bindegewebes dessen Strukturen und Durchblutung (105).

Lymphdrainage
Flache, kreisende und saugend wirkende Handgriffe fördern fließend und rhythmisch die Ausscheidung über die Lymphwege (105).

Colon-Hydro-Therapie
Über einen gleichzeitig eingeführten Ab- und Zulauf wird in einer etwa 40 Minuten dauernden Prozedur über mehrere Behandlungstage der Dickdarm gründlich gereinigt. Die Wirkung ist noch gründlicher und in ihren Auswirkungen nachhaltiger als die des Einlaufs und wird in einigen Naturheilpraxen und -kliniken praktiziert (83).

Fasten ist die intensivste ausleitende Heilmethode, die wir kennen, besonders, wenn es wie im Fasten in Selbsthilfe mit Einläufen, Sauna, Heilerdeanwendungen, entschlackenden Kräutertees, Essig, Einnahme der Vitamine A, C und E, Gymnastik, Wandern und dem Trinken von Obst- und Gemüsesäften und mineralstoffarmem Wasser kombiniert wird. Es entlastet den Stoffwechsel, durchspült und entwässert das Bindegewebe, mobilisiert Gift- und Schlackenstoffe, löst sie und bringt sie in eine ausscheidungsfähige Form. Die Ausscheidung stickstoffhaltiger Substanzen über den Harn ist gesteigert. Teilweise handelt es sich bei den ausgeschiedenen Stoffen um enzymhemmende Substanzen. Hinweise aus der Isotopenerforschung ergeben, daß auch Schwermetalle in der bindegewebigen Grundsubstanz eingelagert werden. Ihre Ausscheidungswege unter Fastenbedingungen sind noch nicht vollständig geklärt. Wahrscheinlich werden sie über die Bildung von Chelat- oder anderen Komplexen in eine ausscheidungsfähige Form gebracht.

Fasten bewirkt nicht nur eine Reinigung und Umstimmung des Organismus, sondern auch eine positive Veränderung der Körpersäfte, deren erneuernde Lebenskraft jedes Organ erfaßt (41), zum Beispiel die Bauchspeicheldrüse: Diabetiker erfahren eine verbesserte Stoffwechselsituation.

Während des Fastens ist der Körper befreit von schleimbildender Zivilisationskost und erhält so die Gelegenheit zu vermehrter Ausscheidung den Säftefluß hemmender Schleimstoffe, was auch über den Urin geschieht (22).

Unter Fastenbedingungen erfolgt nicht nur eine vermehrte Ausscheidung von Darmfäulnisprodukten – teilweise auch über den Urin –, sondern eine Veränderung der Darmflora. Am dritten Tag nach Fastenende waren andere Keime zugunsten von Escherichia coli zurückgedrängt (96, 113).

Die Frage, wann ein Mensch „ausgefastet“ sei, also seine Gift- und Schlackenstoffe ausgeschieden habe, wird gern folgendermaßen beantwortet: Dies sei dann der Fall, wenn die Zunge keinen Belag mehr zeige und von rosiger Farbe sei und wenn die Körperausdünstungen und die Ausatemluft keinen üblen Geruch mehr verbreiten, sondern von einer angenehmen Duftnote geprägt seien. Dieser Zustand kann je nach Häufigkeit des vorherigen Fastens, Art und Umfang der Ernährung und den Lebensumständen schon nach einer Woche auftreten oder nach sechs Wochen noch immer nicht. Ein Irrtum wäre es in jedem Fall zu meinen, daß ein „unreiner“ Körper übel rieche, ein „reiner“ Körper jedoch dufte. Es gibt keinen reinen Körper, und damit müssen und können wir leben. Schon *Riedlin* wies unter Bezugnahme auf einen *Prof. Jaeger* auf einen interessanten Aspekt hin: „Reines Rosenöl zum Beispiel, eine feste, harzähnliche Masse, duftet übel, in der Verdünnung ist es ein herrlicher, belebender Duft. Entsprechend verdünnte Fäkalien duften nach Hyazinthen, Veilchen oder anderen angenehmen Blumen“ (149). Es kann sich also nur um graduelle Unterschiede handeln und keinen generellen Qualitätsumschlag, wenn wir einen Fastenden nach seinem Duft beurteilen. Im Rahmen des Fastens in Selbsthilfe ist es besser, nicht bis zu einer attraktiven Duftnote durchzufasten, sondern regelmäßig kürzere Fastenperioden einzulegen.

7. Fasten als Therapie

Eine Krankengeschichte

Um nicht in den Verdacht zu geraten, unerfahrenen Interessierten Fasten leichtfertig als Wundermittel anzupreisen, beschränken wir uns in diesem Kapitel fast ausschließlich auf ärztliche Erfahrungen. Sofern es sich um nichtärztliche Veröffentlichungen oder Erfahrungen handelt, sind diese als solche gekennzeichnet. Fasten ohne jegliche zusätzliche therapeutische Maßnahme führt bereits zu beeindruckenden Erfolgen. Eine Kombination mit einfachsten naturheilkundlichen Maßnahmen verstärkt diesen Effekt. Um hierfür ein Beispiel zu geben, wird zunächst ausführlich aus einer Krankengeschichte zitiert. Die in Klammern gesetzten Erläuterungen beziehungsweise Übersetzungen des Verfassers sollen Nichtmedizinern zum besseren Verständnis dienen.

„Max Z., 56 Jahre, Rentner

Zur *Vorgeschichte*: Vor 35 Jahren akuter Gelenkrheumatismus. Zwei Jahre danach wurde ein Herzfehler festgestellt. Der Patient mußte damals den bis dahin betriebenen Sport aufgeben. Seit 15 Jahren besteht Neigung zu Atemnot, Schwellung der Füße und Nykturie (nächtliches Wasserlassen).

Vor anderthalb Jahren Berentung wegen Herzleiden. Seitdem andauernde poliklinische und Hausbehandlung mit Glykosiden. Seit zwei Monaten ständig zunehmende Atemnot und Ödeme (Wasseransammlungen), Stechen in der Herzgegend. Die letzten Nächte wurden wegen Atemnot auf dem Stuhl sitzend verbracht.

Am 12. Juli Klinikeinweisung wegen Lebensgefahr bei Asthma cardiale (Zustand nach akuter Leistungseinschränkung des linken Herzteils in Verbindung mit Rückstau des Blutes in die Lunge) und schwerer Herz- und Kreislauf-Dekompensation (klinische Manifestation einer Leistungseinschränkung des rechten und linken Herzteils).

Zum Befund: erschöpfter Mann in Ruhedyspnoe (gestörte Atmung im Ruhezustand), Subikterus (leichte Gelbverfärbung) bei starker Zyanose (Blauverfärbung, bedingt durch Sauerstoffmangel) insbesondere des Kopfes, erhebliche Ödeme beider Beine, geringere des Rumpfes. Herz: ... zwei Zentimeter nach rechts verbreitert, linker Herzrand nähert sich seitlicher Thoraxwand (Brustkorbwand) bis auf einen Zentimeter, ... Lungenstauung, Verbreiterung der Aorta. ... Im Elektrokardiogramm (EKG) Zeichen schwerer Myokardschädigung (Herzmuskelschädigung) bei absoluter Arhythmie ... Stauungsbronchitis, Leber in der Medio-Klavikular-Linie handbreit unter den Rippenbogen reichend. Meteorismus (übermäßige Gasansammlung im Bauchraum), Aszites (Flüssigkeitsansammlungen in der freien Bauchhöhle) mäßigen Grades. Bilirubin im Blut auf 3,05 Milligrammprozent (mg%) erhöht.

Behandlung: am ersten Tag Ansetzen von fünf Blutegeln über der Leber. Diät: sechs Tage Saftfasten bei täglichem Darmeinlauf. Anschließend milde Rohkost mit Einschaltung eines Safttages wöchentlich. Täglich vormittags Trockenbürstung des ganzen Körpers, wechselwarme Ganzwaschung, anschließend Brustwickel für eine Stunde. Nachmittags warme Pelosepackung (Heilschlammpackung) für Nacken und Schulter. Dreimal wöchentlich Periostbehandlung (reflextherapeutische Massage an zu dem gewünschten Organ in Beziehung stehenden Knochenflächen der Herzgegend).

Vom 18. Tag an: dreimal wöchentlich vormittags ein ansteigendes Unterarmbad im Austausch gegen die bisherige Vormittagsbehandlung. Nachmittags dreimal wöchentlich warme Pelosebehandlung für die Leber anstelle der Nackenbehandlung.

Nach der sechsten Woche Austausch der Nacken-Schulter-Massage durch eine dosierte Kreislaufmassage der unteren Körperhälfte. Ersetzen der Trockenbürstung und Wechselwaschung durch Bürsten-Halbbad ...

Verlauf: am zweiten Tag setzt überschießende Flüssigkeitsausscheidung ein. Die darauffolgende Nacht wird bereits ohne wesentliche Atemnot verbracht. Am 20. Tag ist völlige Ausschwemmung der Ödeme bei einer Gewichtsabnahme von zwölf Kilogramm erreicht. Rasches Nachlassen der Dyspnoe und der Zyanose.

Nach vier Wochen wird ein gestuftes Gehtraining aufgenommen. Bei der Entlassung können ohne Schwierigkeiten ein- bis zweistündige Spaziergänge unternommen werden.

Hausverordnung: Morgens Trockenbürstung. Dreimal wöchentlich ansteigendes, doppelseitiges Unterarmbad, anschließend Brustwickel. In jeder Woche soll ein Saft- oder Buttermilch-Obsttag eingelegt werden. Medikamentöse Hausbehandlung: zweimal täglich 20 Tropfen Lanatysat (Digitalis).

Der Patient wurde ein Jahr später unter dem Einfluß körperlicher Überanstrengung und einer Vernachlässigung der häuslichen Behandlung erneut zur stationären Behandlung eingewiesen ... Die Aufnahme erfolgte in einem desolaten Zustand schwerster feuchter Dekompensation in eine medizinische Klinik. Maximale medikamentöse Behandlung erbrachte keine Besserung des Zustandes, insbesondere keine Entwässerung.

Nach acht Tagen auf Wunsch des Patienten Verlegung zur physikalisch-diätetischen Behandlung. Unter einem ähnlichen Behandlungsprogramm wie beim ersten Klinikaufenthalt tritt innerhalb von sieben Tagen völlige Entwässerung mit 15 Kilogramm Gewichtsabnahme ein. Entlassung nach sieben Wochen, nachdem auch ein- bis zweistündige Spaziergänge ohne Dekompensation vertragen werden" (106).

Diese Krankengeschichte stellt keine Ausnahme dar. Sie könnte beliebig durch andere ergänzt werden. Es fällt auf, daß sich Fasten der üblichen chemie- und gerätegestützten internistischen Medizin überlegen zeigte. Die Behandlung erfolgte nicht durch einen medizinischen Außenseiter, sondern durch einen Professor mit internistischer Ausbildung. Erwähnt sei in diesem Zusammenhang, daß sehr viele der heute in Deutschland tätigen Fastenärzte über eine solide internistische Ausbildung verfügen. Sie haben also praktische Erfahrungen mit unterschiedlichen Behandlungsmöglichkeiten. Wenn sie sich trotzdem für das Fasten als bevorzugte Therapie entschieden haben, so hat das bestimmt seine guten Gründe.

Fieberhafte Infektionen

Von Hippokrates bis ins 19. Jahrhundert wurde Fieber nicht als Krankheit angesehen, sondern als Bestreben des Organismus, einen Heilprozeß in Gang zu setzen. Spätestens mit der Einführung fiebersenkender Mittel durch die Pharmaindustrie geriet diese Einstellung ins Wanken. Fieber verursachte Beschwerden, und man hatte jetzt die Möglichkeit, diese Beschwerden wirksam zu unterdrücken. Die Penizilline taten ein übriges: viele bakteriell bedingte Infektionen konnten jetzt durch Eingriff in die Mureinsynthese der Bakterienzellwand gestoppt werden. Dieser medizinische Fortschritt hat zweifellos ungezählten Menschen das Leben gerettet. Bei wesentlich mehr Menschen war diese Vorgehensweise jedoch entbehrlich. Der Aufbau einer massiven Abwehrreaktion des Körpers gegen die Erreger wurde unterbrochen mit der Folge einer später erhöhten Anfälligkeit gegenüber anderen Erkrankungen.

Versuche von *Pasteur* haben ergeben, daß die meisten Bakterien bei 40 Grad Celsius und darüber eine Abnahme des Wachstums, der Vitalität und der Giftigkeit zeigen (58). Die Erfahrung zeigt ferner, daß fiebernde Kinder keinen Appetit haben. Ihr instinktiv richtiges Bedürfnis nach Nahrungsverweigerung wird leider durch Eltern oft ignoriert nach dem Motto: „Das arme Kind ist jetzt schwach und krank, es muß etwas essen, damit es wieder stark wird."

Der verringerte Appetit bei fieberhaften Infektionen hat schon frühzeitig Ärzte dazu veranlaßt, im Fasten eine hervorragende therapeutische Möglichkeit bei derartigen Erkrankungen zu sehen. *Kapferer* hat bis 1922 rund 400 Patienten von Scharlach, Typhus, Grippe, Diphtherie, Ruhr, Rotlauf, Malaria, Blutvergiftung, Mandelentzündung, Gelenkrheumatismus (wahrscheinlich bakteriell bedingtem), Lungen- und Rippenfellentzündungen geheilt. „Um zu zeigen, daß die Widerstandskraft gegen Krankheiten durch Fasten erhöht wird, hielt sich ein Vorkämpfer für Fastenkuren nach 30 Tagen Nahrungsenthaltung absichtlich in sumpfiger, malariadurchseuchter Gegend auf, übernachtete auch im Freien. Er blieb sicher nicht von Mückenstichen, wohl aber von Malaria verschont. Leider blieb die dem Reichskolonialamt mitgeteilte Erfahrung ohne Antwort und ohne wissenschaftliche Auswertung" (23).

Tägliche Rachenabstriche mit einer Tupfersonde bei einer fastenden, erkälteten Versuchsperson und anschließendes Ausbringen auf einen Nährboden ergab einen Rückgang des Bakteriums Micrococcus catarrhalis, das erst vier Tage nach Fastenende wieder zunahm (163).

Druschky fand gegenüber Milzbrandbakterien bei 48 fastenden Untersuchungspersonen 28mal eine Steigerung der bakterienabtötenden Wirkung. *Schenck* wies eine bakterizide (bakterienabtötende) Fastenwirkung gegenüber Streptokokken nach (154). Untersuchungen im Rahmen einer Doktorarbeit ergaben „eine deutliche Änderung der bakteriziden Kraft des Serums ... im Sinne einer Zunahme der Bakterizidie". Eine Wiederholung der Versuche bestätigte „gleichfalls eine Zunahme der keimtötenden Kraft des Vollblutes unter dem Einfluß des Fastens" (115).

Die gute Wirkung des Fastens gegen eine Vielzahl von bakteriellen Infektionen kann somit als nachgewiesen gelten. Über die Wirkung gegen Viren ist weniger bekannt. Der erfahrungsgemäß günstige Verlauf viral bedingter Krankheiten wie Herpes labialis und genitalis sowie Gürtelrose unter Fasten spricht jedoch für einen wenn nicht virentötenden, so doch virenhemmenden Effekt. Es bleibt dringend zu wünschen, daß Fasten verstärkt zur Behandlung infektiöser Erkrankungen eingesetzt wird, um die gefährliche Entwicklung von resistenten Keimen zu bremsen. Schon heute hat die Pharmaindustrie größte Schwierigkeiten, um durch die Entwicklung neuer, hochwirksamer Antibiotika den Wettlauf gegen die Zeit zu gewinnen. Schwer zu bekämpfende und bisher unbekannte Keime werden etwa durch Fernreisen und Tierimporte aus tropischen Ländern eingeschleppt. Aus ihrem ökologischen Zusammenhang gelöst, finden sie hier keinen natürlichen Gegner und somit ideale Wachstumsbedingungen. Resistente Krankenhauskeime sorgen für anderen Ursachen zugeschobenes Patientensterben. So bleibt zu hoffen, daß möglichst viele Menschen durch regelmäßiges Fasten bewußt ihre Abwehrkräfte stärken, damit Fasten nicht eines Tages bei einigen Erkrankungen zum letzten Mittel der Wahl wird.

Kopf

Übermäßiger Haarausfall bei Frauen konnte hin und wieder durch Fasten gestoppt werden. Es kann jedoch auch passieren, daß es nach dem Fasten vorübergehend zu einem verstärkten Haarausfall kommt. Das soll kein Grund zur Beunruhigung sein: Während des Fastens hat sich der Körper dann von den Haarfollikeln derjenigen Haare ernährt, die ohnehin bald ausgefallen wären. Es wird immer wieder in jenen seltenen Fällen bestätigt, daß dem Haarausfall eine Zeit verstärkten Nachwachsens neuer Haare folgt, so daß sich das Haarkleid letztendlich in einem besseren Zustand befindet, als das vor dem Fasten der Fall war. Das trifft nicht zu für Männer mit Glatze: Fasten ist kein Haarwuchsmittel.

Menschen, die unter *Glaukom* – einer krankhaften Erhöhung des Augeninnendruckes – leiden, kann oft durch Fasten geholfen werden. Im Zusammenhang mit der mehr oder weniger starken Entwässerung wird der Augeninnendruck abgesenkt und dadurch die Sehfähigkeit verbessert. Dieser Effekt ist im allgemeinen nicht von Dauer – es sei denn, es erfolgt nach dem Fasten eine konsequente Ernährungsumstellung auf eiweißarme Kost mit hohem Rohkostanteil. Andere Fastende beobachten an sich eine Verschlechterung der Sehfähigkeit, die jedoch vorübergehender Natur ist. Durch die veränderten Augeninnendruckverhältnisse verändert sich der Krümmungswinkel der Linse. Als Folge entsteht das scharfe Bild in einer anderen Entfernung vom Objekt. Möglich ist auch eine Verbesserung der Akkomodationsfähigkeit des Auges, wenn die feinen Ziliarmuskeln, an denen die Linse befestigt ist, mehr Elastizität durch das Fasten bekommen.

Migräne spricht relativ gut auf Fasten an. Diese Kopfschmerzattacken treten anfallsartig auf, überwiegend bei Frauen, manchmal in Abhängigkeit vom Menstruationszyklus oder Umwelteinflüssen und dauern Stunden bis Tage. In einer Fastenklinik wurden 401 Krankengeschichten ausgewertet. Die meisten Patienten hatten nach dem dritten Tag keinen Anfall mehr. Bei 26 Prozent der 199 Rückmeldungen kam es über ein Jahr zu absoluter Beschwerdefreiheit. 16,5 Prozent waren nach einem erneuten Fasten in der Klinik beschwerdefrei, meist länger als ein Jahr. Ohne Erfolg blieben lediglich 12 Prozent (117).

Bei *chronischen Kopfschmerzen* wurden ebenso Erfolge erzielt wie bei *chronischen Ohr- und Augenentzündungen. Mundfäule, Aphthen, Parodontose* und *Zahnfleischentzündungen* konnten erfolgreich behandelt werden. *Zahnfleischbluten* wurde gestoppt ohne nennenswerte Vitamin-C-Zufuhr. Zahnfleischbluten hängt oft nicht mit einem Vitamin-C-Mangel, sondern mit einer zu eiweißreichen Kost zusammen. Es gibt allerdings auch Fälle, in denen Fastende über einen Rückgang des Zahnfleisches klagten. Bei *Morbus Menière* ist Fasten eine Hilfe. Es handelt sich hierbei um eine Resorptionsstörung des endolymphatischen Systems im Innenohr, verbunden unter anderem mit Schwindel und Brechreiz. Die Hilfe über eine Verbesserung der Resorptionsverhältnisse während des Fastens weist darauf hin, daß bei dieser Erkrankung auch eine ernährungsbedingte Ursache möglich ist.

Eine besondere Plage ist der *Tinnitus*, mehr oder weniger starke Ohrgeräusche, die manche Menschen Tag und Nacht bis zur Lautstärke eines Preßlufthammers begleiten und in den Wahnsinn treiben können. Wie beim *Hörsturz* ist hierbei eine Durchblutungsstörung nicht auszuschließen, die auch ernährungsbedingt sein kann. Fasten brachte hier wiederholt dauerhafte Heilung.

Sehr schmerzhaft ist die *Trigeminusneuralgie*. Der Trigeminus ist ein Gehirnnerv, der sich in drei Äste aufteilt, die in eine Gesichtshälfte ausstrahlen. Dementsprechend ist der Schmerz lokalisiert. Trigeminusneuralgie wurde erfolgreich mit Holundersaft behandelt. Nervenwirkungen haben auch der Berberitzesaft und der Johanniskrautsaft oder -tee – alles natürlich unter Fastenbedingungen (34).

Schnupfen vergeht durch Fasten, aber auch ohne. *Nebenhöhlenerkrankungen* hingegen sind oft chronisch beziehungsweise wiederholen sich zu bestimmten Jahreszeiten. Eine Kombination von Fasten mit Nasenspülungen schafft hier Abhilfe, insbesondere wenn bereits eine Vereiterung gegeben ist. Penizillinspülungen der Nebenhöhlen sind in jedem Fall abzulehnen.

Psychiatrie und Neurologie

Durch ein dreiwöchiges Fasten in Verbindung mit Körpertraining lassen sich *Schlafstörungen* recht gut beheben. In der ersten Woche kann es hingegen bei einzelnen Fastenden gelegentlich zu eher unruhigem Schlaf kommen – oberflächlich, mit nächtlichem Aufwachen und intensiven Träumen verbunden. Dies erklärt sich aus einem möglichen, vorübergehenden Blutzuckerabfall und Pyruvatanstieg im Blut. Hieraus resultiert vorübergehend ein erhöhter Noradrenalinspiegel und erniedrigter Serotoninspiegel. Folge: oberflächlicher Schlaf und intensive Träume. In der zweiten Woche bereits sind diese Hormonspiegel verändert. Da jedoch ein gewisser Schlafanteil als Regenerationszeit für die Verdauungsarbeit entfällt, werden Sie weniger Schlaf brauchen und trotzdem ausgeruht sein.

Depressionen sind durch Fasten gut behandelbar – in ihrer leichten Form als depressive Verstimmung im Rahmen des Fastens in Selbsthilfe, als schwere endogene Depression unter ärztlicher Begleitung. Wanderungen als Begleitmaßnahmen sind wichtig, jedoch auf wenige Kilometer im Spaziergangtempo zu beschränken, um eine Überforderung zu vermeiden. Johanniskrauttee hat eine zusätzliche Wirkung. Die Einläufe sind täglich durchzuführen, ebenso bei den Kopfschmerzen, da depressive Verstimmung und Kopfschmerzen insbesondere bei Frauen oft mit chronischer Verstopfung einhergehen.

Bircher-Benner behandelte *Angst- und Zwangsneurosen* erfolgreich mit Rohkost. Zum Fasten werden auch Menschen finden, die eine übertriebene Angst vor Nahrungsgiften haben, man kann sie als Gesundheitsneurotiker bezeichnen. Ihre Zahl ist im Steigen begriffen. Der Neurotiker neigt eher dazu, „eisern durchzuhalten". Um Lockerheit und Gelassenheit zu erfahren, wird er nicht unter zwei Wochen fasten, begleitet von Meditations-, Entspannungs- und Atemübungen, viel Bewegung an frischer Luft, Sonnenschein und Baden im Meer.

Das gleiche gilt für Hypochonder mit krankhafter Fixierung auf ihre Gesundheit und den Verdauungsbereich.

Die *Schizophrenie* wird von einigen Autoren als Kontraindikation für das Fasten genannt. Ärzte mit psychiatrischer oder psychotherapeutischer Ausbildung kamen bei klinischer Begleitung zu gegenteiliger Ansicht. Es ist die Frage, inwieweit nicht die Nahrungsverweigerung mancher Psychotiker einen Hinweis darauf gibt, daß Fasten die gemäße Therapieform ist.

Interessant sind die Behandlungserfolge mit *Epileptikern*. Einige Veröffentlichungen sind älteren Datums und stammen aus einer Zeit, als man Epileptiker des öfteren in geschlossene Abteilungen eingewiesen hat, wo die Möglichkeit zum Zwangshungern gegeben war. Durch Hungern wurden die Anfälle zum Verschwinden gebracht, zumindest erfolgten sie seltener. Gesicherte wissenschaftliche Erfahrungen fehlen noch, insbesondere über eine geeignete Kostzusammenstellung nach dem Fasten, die von größter Wichtigkeit ist, um ein erneutes Auftreten der Anfälle zu vermeiden.

Heun hat Patienten mit *Parkinsonismus* (Gehirnerkrankung, Störung des extrapyramidalen Systems, gekennzeichnet durch Muskelstarre mit zahnradartigen Bewegungen, Zittern, Bewegungsarmut und übermäßigen Speichelfluß) fasten lassen, sowohl nach Gehirnentzündung, als auch bei Arteriosklerose. Die Symptome verschwanden dadurch nicht, aber sie besserten sich. Am altersbedingten Parkinsonismus dürfte eine jahrelange Fehlernährung manchmal mit die Grundlage für dieses Leiden geschaffen haben. Dementsprechend kann durch dauerhafte, rein pflanzliche Rohkost das Leiden verbessert werden.

Nach *Brauchle* kann *multiple Sklerose* durch Fasten nicht geheilt werden, eine dauerhafte pflanzliche Rohkost jedoch sehr hilfreich sein. Der Autor *Geithner* hingegen berichtete in der Zeitschrift

„Hippokrates“ 1952 von drei Kranken, die er 18 bis 21 Tage fasten ließ und die dadurch „von ihren Lähmungen befreit wurden“. Im darauffolgenden Zeitraum von „rund 10 Jahren“ seien keine Rückfälle eingetreten, später nur bei einem Kranken, der „binnen 14 Tage wieder arbeitsfähig war“. In „Der Naturarzt“ berichtete ein Journalist als Betroffener von seinen positiven Fastenerfahrungen und schließt: „Ich kann allen MS-Kranken nur raten, die für eine Fastenkur notwendige Willenskraft aufzubieten, um auf natürliche und gesunde Weise wenigstens einen Stillstand der Krankheit zu erreichen“ (131).

Ischiasbeschwerden und *Neuralgien* sind immer eine Fastenbehandlung wert, ebenso *Störungen des vegetativen Nervensystems.*

Atemwege

Asthma bronchiale ist eine anfallsartig auftretende Luftnot in Verbindung mit vermehrter Schleimproduktion und Verkrampfung der Bronchialmuskulatur. Die Ursachen sind überwiegend allergischer Natur. Den an dieser Krankheit Leidenden empfiehlt sich, das Fasten mit einem Ortswechsel zu verbinden, um sich fern von ihren beruflichen und häuslichen Sachzwängen zu entspannen. Fasten hilft über eine Entspannung der Bronchialmuskulatur, Trokkenlegung der Bronchialschleimhäute sowie verminderte Histamin- und Leukotrineausschüttung (46). *Chronische Bronchitis* und *chronischer Rachenkatarrh* gehen oft mit einer pathogenen Keimbesiedlung einher. Hier wirkt Fasten im Sinne der im Rahmen der fieberhaften Infektionen genannten Faktoren. Zusätzlich erweist sich seine schleimhautregenerierende Wirkung als hilfreich.

Herz und Kreislauf

Fasten kann als das wirksamste Mittel überhaupt gelten, um einen zu *hohen Blutdruck* schnell und nachhaltig zu senken. Wenn diese Methode nicht zum Repertoire jedes Kreiskrankenhauses, jedes

Internisten und Allgemeinpraktikers gehört, sondern bis heute die Ausnahme geblieben ist, so wirft das ein bezeichnendes Licht auf unser Gesundheitswesen. Es werden lieber Milliarden im Rahmen einer Dauermedikation ausgegeben, statt dem ärztlichen Auftrag, zum Wohle des Patienten zu handeln, gerecht zu werden. Nach *Fahrner* setzt die Wirkung kausal in entscheidenden Bereichen an durch:

- gesteigerte Wasser- und Kochsalzausschüttung,
- Senkung des sympathikotonen Anteils des vegetativen Nervensystems ab der zweiten Woche,
- Verringerung der Engstellung peripherer Gefäße durch Abbau der Katecholamine und durch Kochsalzausscheidung,
- Verbesserung der Nierendurchblutung mit Abbau des Renin-Angiotensin-Aldosteron-Mechanismus,
- positiv inotropen Effekt am Herzen durch Steigerung der Kontraktion bei besserer Durchblutung der Herzkranzgefäße,
- Abbau überhöhter Blutfett- und Blutzuckerwerte,
- Abbau der emotionalen Spannung (45).

Fasten und Wandern in Verbindung mit Trockenbürsten hilft auch Menschen mit einem zu *niedrigen Blutdruck*. Durch Mobilisierung von Ablagerungen in den Gefäßen ergibt sich eine Wirkung gegen *Sklerose der Herzkranzgefäße. Herzrhythmusstörungen* können sich durch Fasten bessern. Zum einen wird der Streßkomponente als möglicher Mitursache entgegengewirkt, zum anderen die Blutversorgung des Sinusknoten als Impulsgeber auf der kapillaren Ebene verbessert. Aus dem Gesagten ergibt sich auch eine gute Wirkung gegen *Angina pectoris*. Auch wird Fasten so zum geeigneten Mittel der *Infarktnachbehandlung*. Daß Fasten in Verbindung mit anderen naturheilkundlichen Maßnahmen der *Herzinsuffizienz* entgegenwirkt, geht aus der zitierten Krankengeschichte hervor. *Kuhn* setzt bei bekannten Herzrhythmusstörungen und auch bei Bluthochdruck während des Fastens Magnesium ein. Er geht davon aus, daß Magnesium als Ko-Faktor von zirka 300 Enzymen im Organismus bei negativem Streß vermehrt verbraucht wird und als Gegenspieler des Kalziums eine Wirkung gegen Bluthochdruck hat (109).

Viele Menschen leiden unter *Venenerweiterungen* und *Entzündungen* der *oberflächlichen oder tiefen Venen* bis hin zur Thrombusbildung und zum *Ulcus cruris* (offenes Beingeschwür). Über die Verbesserung der Fließeigenschaften des Blutes, das niedrigere Blut- und Lymphvolumen, die statische Entlastung und das mit dem Wandern verbundene Venentraining (Muskelpumpe) kann Fasten hier Abhilfe schaffen. Allerdings wird die Fastendauer nicht unter zwei Wochen betragen. Periphere Durchblutungsstörungen mit Neigung zu chronisch kalten Händen und kalten Füßen sind oft Ausdruck einer Überernährung insbesondere mit tierischem Eiweiß, auch wenn die betroffenen Personen schlank sind. Die Basalmembranen der Kapillaren sind durch Eiweißeinlagerungen aufgequollen, die Durchblutung gestört. Unter Fasten konnte beobachtet werden, daß derartige Durchblutungsstörungen an Händen und Füßen verschwinden.

Mit der verbesserten Durchblutung der Peripherie geht auch eine Verbesserung der Resorptionsverhältnisse einher. In der Folge können leicht *Untergewichtige*, die relativ viel essen, aber nicht zunehmen, durch ein einwöchiges Fasten in die Lage kommen, daß sie die angebotene Nahrung besser verwerten und ihr Gewicht korrigieren.

Verdauungssystem

Vorrangig zur Behandlung von Erkrankungen des Verdauungssystems hat der österreichische Arzt *F. X. Mayr* seine Milch-Semmel-Diät entwickelt. Andere Fastenformen sind deswegen nicht ungeeignet. Bei *Magen-* und *Zwölffingerdarmgeschwüren* ist in einer Minderheit von Fällen kein langfristiger Erfolg feststellbar. Oft mußte das Fasten abgebrochen werden, da die Schmerzen sich verstärkten. Auch Übelkeit und Erbrechen sind möglich. Bewährt hat sich das konsequente Weglassen von Obstsäften. Auch nach dem Fasten sollte auf Süßigkeiten verzichtet werden. Gemüsesäfte werden besser vertragen, aber auch nicht immer. Es wäre dann ratsam, es mit Dinkelschleim zu versuchen. Bewährt hat sich, wie bereits erwähnt, bei Magengeschwüren das an der Guelpa-Kur orientierte intermittierende Fasten. Das Wasser ist am besten sprudelfrei. Zusätzlich eignen sich Tees von Schafgarbe, Kamille, Melisse und Fenchel. Trotzdem sind individuelle Unverträglichkeiten nicht auszuschließen. Warme Leibwickel und feuchtwarme Magenauflagen können zusätzlich lindernd wirken.

Dünndarmentzündungen reagieren auf Teefasten besser als auf Saftfasten (192). Gute Erfahrungen gibt es mit der Fastenbehandlung der Fettleber. Die in den Leberfunktionszellen eingelagerten Fett-Tröpfchen werden bei mehrwöchigem Fasten weitgehend abgebaut, die einzelnen Zellen können ihrer Stoffwechselfunktion besser nachgehen.

Der verstärkte Anfall von Gift- und Schlackenstoffen kann zu einer Mehrproduktion von Gallenflüssigkeit als Medium für den Abtransport führen. Folge ist dann eine Erhöhung des Gehalts von Bilirubin (Gallenfarbstoff) im Blut sowie eine leichte Gelbverfärbung der Augen, teilweise sogar der Haut. Diese unter normalen Ernährungsbedingungen auf eine Lebererkrankung hinweisenden Umstände liegen als Fastenbegleiterscheinungen im Bereich des Normalen. Die Verfärbung geht zurück, der Bilirubinwert normalisiert sich nach Fastenende, ist dann oft sogar günstiger als zu Fastenbeginn. Da die Transaminierungsvorgänge während des Fastens zunehmen, können auch GPT- und GOT-Wert im Blut ansteigen, um später auf normale oder günstigere Werte als bei Fastenbeginn abzufallen.

Die Behandlung der *Leberzirrhose* gestaltet sich schwieriger. Es dauert lange, bis der Organismus das Eiweiß aus dem Bindegewebe abbaut, das bei dieser Erkrankung gewuchert ist, wenn überhaupt. Dauerhaft geschädigte Bereiche werden auch durch Fasten nicht zu neuem Leben erwachen können. Ein Versuch ist es aber allemal wert.

Entzündungen, Verklebungen und Verkrampfungen der galleabführenden Gänge sind durch Fasten gut behandelbar. Über den Abgang von *Gallensteinen* wurde wiederholt berichtet. Die Neigung zu *Blähungen* verringert sich während des Fastens. Trotzdem kann es in einzelnen Fällen passieren, daß Fastende über Blähungen klagen. Es liegt dann der Verdacht nahe, daß der Darm durch Einläufe noch nicht genügend gereinigt wurde. Es kann sein, daß alte Ablagerungen in Darmnischen (etwa Divertikeln) durch die Spülung angelöst und poröser wurden, so daß die darin enthaltenen Gift- und Schlackenstoffe zur Gasbildung frei werden, während sie vorher eher abgekapselt waren (beispielsweise als Kotsteine). Wiederholte Spülungen lösen das Problem. Auch eine spezielle Saftunverträglichkeit kann in seltenen Fällen die Ursache sein.

Den Erfolg einer Fastenbehandlung von *Durchfall* oder *Verstopfung* werden Sie dann stabilisieren können, wenn in der Nachfastenzeit eine Umorientierung in der Lebensgestaltung erfolgt. Sinnvolle Maßnahmen können sein:

- Normalisierung des Tag-Nacht-Rhythmus,
- Normalisierung der Eßgewohnheiten und Mahlzeitenabfolge,
- Konzentrations- und Entspannungsübungen, viel Bewegung,
- wenig tierisches Eiweiß, mehr Rohkost und Ballaststoffe,
- Darmmassage, Sauna (68).

„Der Tod sitzt im Darm" – ein Spruch, der in diversen Abwandlungen durch naturheilkundlich Orientierte gern Verwendung findet. Diese Aussage mag übertrieben scheinen, hat jedoch einen wahren Kern: Eine Vielzahl von Erkrankungen bis in den psychischen Bereich hinein geht mit gestörten Darmfunktionen einher. Unser gutes Befinden ist weitgehend abhängig von einem gesunden Darm. Unter heutigen Umweltbedingungen ist die Belastung für den Darm größer geworden. Die Mund- und Zahnpflege sind oder sollten Bestandteil einer allgemeinen Körperhygiene sein. Es ist an der Zeit, eine regelmäßige Darmhygiene in die Lebensgewohnheiten einzubeziehen. Als gesundheitsfördernde Maßnahme ist daher ein regelmäßiger Einlauf alle sechs Wochen zu empfehlen.

Bei *Morbus Crohn* und *Colitis ulcerosa* konnten unter Fastenbedingungen schon Besserungen im Krankheitsverlauf beobachtet werden. Einer vollständigen Ausheilung von Morbus Crohn als einem komplizierten multifaktoriellen Geschehen dürften allerdings Grenzen gesetzt sein.

Von Bedeutung ist die regenerierende Wirkung des Fastens auf die Darmschleimhaut. Nach Fasten über mehr als vier Wochen wird hin und wieder das Abgehen einer voluminösen breiähnlichen Stuhlmasse beobachtet. Sie besteht überwiegend aus der alten Darmschleimhaut, die sich ablöste, nachdem sich darunter eine neue ausgebildet hat. Die Darmschleimhaut kann so ihre Aufgabe selektiver Resorption wieder besser wahrnehmen und verstärkt zur Infekt- und Allergieabwehr beitragen.

Wir sind am Ende des Verdauungstrakts und damit bei den *Hämorrhoiden* angelangt. Hämorrhoiden sind oft Ausdruck eines Rückstaus des Pfortadersystems bei überlasteter Leber. Durch Fasten erfolgt Entlastung dieses Bereichs und als Folge ein Rückgang dieser unangenehmen Beschwerden, die überwiegend zu den ernährungsbedingten Wohlstandserkrankungen zu zählen sind.

Urogenitalsystem

Die *Prostatabeschwerden* des Mannes beginnen meist mit einer gutartigen Vergrößerung dieser dem Blasenhals anliegenden Drüse. In der Folge kann es zu permanenten Restharnmengen in der Blase kommen mit Tendenz zur Steinbildung. Fasten verschafft hier Erleichterung, wenn auch nur manchmal Heilung.

Blasenentzündungen sind ebenso Fastenindikationen wie *Nierenentzündungen. Volhard* heilte akute Nierenentzündungen durch eine mehrtägige Durstkur. Die *chronische Pyelonephritis* als bakteriell bedingte Entzündung von Nierenparenchym und Nierenbecken bedarf einer langen Fastenzeit – meist über vier Wochen und mehr. Wiederholt wurde nach diesem Zeitraum das Abgehen eines trüben und übelriechenden Urins beobachtet. Der Infektionsherd wurde also ausgeschwemmt. Danach empfiehlt sich ein Weiterfasten über drei bis vier Tage, um auch die letzten Keime auszuschwemmen. Selbst im fortgeschrittenen Stadium bei beginnender Schrumpfniere ist noch Hilfe durch Fasten möglich.

Eine Entzündung der Nierenkörperchen *(Glomerulonephritis)* macht ebenfalls langes Fasten erforderlich. Bei gründlicher Darmreinigung sind Dursttage einzuschalten und am darauffolgenden

Tag nach Belieben frisch gepreßte Säfte zu trinken. Diese Vorgehensweise hat sich auch bei *Entzündungen der ableitenden Harnwege* bewährt. Man beginnt mit Bärentraubenblättertee, der zwei Tage ausschließlich getrunken wird. Danach wechseln je ein Durst- und ein Trinktag einander ab. Besonders geeignet sollen Säfte aus Radieschen, Rettich und Meerrettich sein, bei denen eine antibiotische Wirkung gegen Kolibakterien nachgewiesen wurde (72). Die im Darm zur normalen Flora gehörenden Kolibakterien sind bei mangelhafter Hygiene hauptverantwortlich für aufsteigende Harnwegsinfekte.

Phosphat- und Uratsteine in Blase und Niere können durch Fasten aufgelöst, verkleinert und ausgeschwemmt werden. Blasensteine, die bis zur Größe eines Tennisballs anwachsen können, haben meist eine Kalkummantelung, sind dann jedoch weniger fest als Nierensteine. Über den Abbau des Kalkmantels während des Fastens ist nichts bekannt. Von vornherein auszuschließen ist er jedoch nicht.

Die entzündungshemmende Wirkung des Fastens betrifft auch *Eileiter- und Eierstockentzündungen* sowie *chronische Entzündungen der Gebärmutter*.

In früheren Zeiten war in Europa die *Syphilis* weiter als heute verbreitet, und es gab noch keine hochwirksamen Behandlungsmöglichkeiten. Unter Fasten wurde bei Syphilitikern ein Aufbrechen oftmals lange geheilter und vernarbter Geschwüre beobachtet, die dann erneut eiterten und sich nach kurzer Zeit wieder schlossen, „ohne merkliche Narben zu hinterlassen“ (144).

Während des Fastens kann es zu einem Ausbleiben der *Periode*, einem verzögerten oder vorzeitigen, verstärkten Einsetzen kommen. Diese Unregelmäßigkeiten entstehen in Abhängigkeit von der Tatsache, daß die Monatsblutung auch eine Entschlackungsfunktion hat und mit von dem diesbezüglichen Bedarf geregelt wird. Wenn die Periode ausbleibt, so ist das nicht gleich ein Zeichen von Krankheit. Es gibt Frauen, die sich rein pflanzlich durch Rohkost ernähren, keine Periode haben und trotzdem voll fruchtbar sind.

Im *Uterus-Myom* ist viel Eiweiß gespeichert, von dem sich der

Körper einer Frau während des Fastens ernähren kann. *Brauchle* hat Uterus-Myome in Kohlkopfgröße total wegfasten lassen. Auf Empfehlung des Verfassers konnte eine Frau durch fünfwöchiges Fasten ihr Myom vollständig zurückbilden und sich dem bereits anberaumten Operationstermin entziehen. Ultraschalluntersuchungen ergaben auch nach einem Jahr keine Neubildung. Weisen Sie also Ihren Gynäkologen auf diese großartige Möglichkeit hin. Vielleicht ist er Ihnen dankbar dafür.

Frauen mit *Senkungen der Gebärmutter* und der *Scheidenwand* kann oft durch eine Mayr-Kur geholfen werden. Ein weiterer Anwendungsbereich ist das *prämenstruelle Syndrom* mit Gereiztheit, depressiven Verstimmungen, Wassereinlagerungen und Schmerzen in der Brust. Fasten kann eingesetzt werden gegen *Sterilität, Ausflußbeschwerden und Wechseljahresbeschwerden* (136).

Ein leichtes Fasten am Ende der *Schwangerschaft* erleichtert den Geburtsvorgang. Er kann dadurch verkürzt werden und weniger schmerzvoll ablaufen. Deutsche Autoren sind sich weitgehend einig darin, daß während der Schwangerschaft nicht gefastet werden sollte. Bezüglich längerer Fastenzeiten ist das im Interesse des heranwachsenden Kindes sicherlich geboten. Im Rahmen des Natural-Hygiene-Fastens nach Shelton wird bei Schwangerschaftserbrechen für drei bis vier Tage gefastet – mit guten Folgen für den Schwangerschaftsverlauf (165).

Frühere Autoren äußerten sich zum Thema Fasten und *Eklampsie.* Eklampsie ist die gefährliche Spätform einer krankhaften Nierenveränderung während der Schwangerschaft. Sie tritt kurz vor oder während der Geburt auf, begleitet von starken Krämpfen und einem komatösen Schlafzustand. Es besteht Lebensgefahr für Mutter und Kind. Durch Hungern und Dürsten soll der Ausbruch der Eklampsie bei stark ödematösen Frauen verhindert werden können. Auch zur Ausschwemmung eines praeklamptischen Ödems in Verbindung mit fehlender oder verminderter Harnausscheidung soll Fasten bei gleichzeitigem Dürsten über einen kurzen Zeitraum geeignet sein. Begründung: Die Wasserausscheidung steigt, die Ödeme schwinden, und die Nieren werden wieder leistungsfähiger (135). Es mag eingewendet werden: Damals gab es noch nicht wie heute stark entwässernd wirkende Medikamente. Dem ist entgegenzuhalten, daß diese nicht ohne Nebenwirkungen sind. Ein Durst- und Fastentag mag beschwerlicher sein. Bei beginnender Wasserretention ist er jedoch ungefährlich und als der natürliche sicherlich der bessere Weg.

Stoffwechsel

Fasten senkt zu hohe *Blutfett- und Cholesterinwerte*. Ein wichtiges Anwendungsgebiet ist die Zuckerkrankheit *(Diabetes mellitus Typ II)*. Es gibt in Deutschland mehr als vier Millionen Diabetiker. Diabetes ist die häufigste Ursache für Erblindung und zu 50 Prozent aller Amputationen. 90 Prozent der Diabetiker sind Diätversager und werden medikamentös behandelt (190). Auch hier wird eine ertragreiche Fundgrube des herrschenden Medizinbetriebes gepflegt. Vermutlich haben Diabetiker meistens eine intensive seelische Beziehung zum Essen, aber das sollte nicht ihnen allein angelastet werden. Sie sind auch Opfer der Werbung und der Schwierigkeit, aus der Situation heraus, in die sie gestellt sind, ein Leben zu führen, das Erfüllung außerhalb des Essens findet. Fasten ist bei Diabetes mellitus Typ II die kausale Therapie und wirkt begleitenden Risikofaktoren entgegen (46).

Die *Gicht* wird verschiedentlich als Kontraindikation angeführt aus der Befürchtung heraus, einen Gichtanfall auszulösen. Dieses Risiko besteht besonders bei der Nulldiät. Es kann durch die Gabe von Säften mit geringem Kohlenhydratanteil verringert werden. Die wirksame Ausscheidung der eingelagerten Harnsäure erfordert längeres Fasten, also drei Wochen. Zusätzlich zur Niere dienen Darm und Haut als Ausscheidungsorgane. Neben den regelmäßigen Darmspülungen sind daher Saunabesuche wünschenswert. Harnsäure wirkt aggressiv auf der Haut und kann sogar zu einem vorübergehenden Fastendermatom führen. Wichtig ist in jedem Fall nach dem Fasten eine Reduzierung von Fleisch und Alkohol.

Als Folge einer Kost, die zu reich an tierischem Eiweiß ist, kann eine *Polyglobulie* (Vermehrung von Blutkörperchen) auftreten.

Die Fließeigenschaften des Blutes verschlechtern sich dadurch. Durch Fasten und eine Ernährung, die frei von tierischem Eiweiß ist, kann dieser Krankheit entgegengewirkt werden.

Leichte bis mittelschwere Fälle von Schilddrüsen-Überfunktion reagieren meist gut auf Fasten. Der vermehrte Bedarf an den Vitaminen A, B_1 und C ist unbedingt zu decken. Zusätzlich sind Entspannungsübungen sinnvoll (72). Nach anfänglichen kritischen Tagen kommt es oft zu einer Umstimmung des vegetativen Nervensystems in Richtung auf eine vagusbetonte Phase. Eigene Beobachtungen zeigen, daß Fasten offensichtlich zu einer Umstimmung der Persönlichkeitsstruktur von hyperthyreotischen Menschen führen kann, die insbesondere deutlich wird, wenn man sich nach längerer Zeit wiedersieht.

Die *rheumatoide Arthritis* als chronische Erkrankung des Bindegewebes führt zu Deformierungen und Bewegungseinschränkungen. Sie befällt sowohl Gelenke wie auch Teile des Weichteilbereichs (Sehnen, Bänder, Schleimbeutel, Herzmuskel, Gefäße ...). Durch die Entschlackung übersättigter Zucker-Eiweiß-Strukturen der bindegewebigen Transitstrecke zwischen Kapillaren und Zellen bessern sich die Krankheitssymptome. Erwünscht sind wiederholte und lange Fastenzeiten. Wichtig ist eine konsequente Ernährungsumstellung unter Reduzierung des tierischen Eiweißes bei Erhöhung des pflanzlichen Rohkostanteils.

Im weiteren Sinne kann zu den Stoffwechselgeschehen auch die *Wetterfühligkeit*, zum Beispiel gegenüber Föhn, gezählt werden. Es zeigte sich, daß Fasten die Empfindlichkeit gegenüber Wetterveränderungen abbaut.

Haut

Die Haut ist nicht nur Oberfläche des Menschen. Sie ist ein Organ mit vielfältigen Aufgaben und Belastungen. Wir unterscheiden zwischen einer äußeren und einer inneren Oberfläche. Innen treten Blut, Lymphe und Nerven an sie heran. Sie steht somit in engster Wechselbeziehung zu allen inneren Organen einschließlich des Gehirns mit der Folge, daß Schädigungen dieser Organe sich oft in Hautveränderungen zeigen. So werden die nerval-dermatologischen Zusammenhänge bei der Neurodermitis verständlich. Wie bereits dargestellt, kann eine fortgeschrittene Herzinsuffizienz über zyanotische Verfärbung der Haut sichtbar werden, eine stark alkoholgeschädigte Leber durch spider naevi, kleine Gefäßknötchen am Oberkörper.

Die Haut hat Gift- und Schlackenstoffe von innen nach außen abzuleiten. Bei Nierenerkrankungen wirkt sie entlastend durch verstärkte Stickstoffausscheidung, bei Gicht durch die Ausscheidung von Harnsäure. Auf umgekehrtem Wege hat die Haut den Organismus vor Giften aus der Außenwelt und einer Vielzahl potentiell allergieerzeugender Substanzen zu schützen. Das können Farben, Holzschutzmittel und sonstige Werkstoffe sein, Kosmetika, Arzneimittel, Schadstoffe in der Luft und in der Kleidung. Da diesbezügliche Belastungen in neuerer Zeit enorm zugenommen haben, wird unsere Haut vor Aufgaben gestellt, die sie oft nicht mehr bewältigen kann. Dementsprechend ist insbesondere die Zahl der allergischen Hauterkrankungen stark angestiegen.

Zugenommen haben in diesem Zusammenhang auch die *Autoaggressionskrankheiten*. Es bilden sich im Körper allergieerzeugende Substanzen neu, oder es bilden sich Abwehrstoffe (Antikörper) gegen körpereigene Substanzen. Fasten ist hier oft die einzig verbleibende Möglichkeit, um eine Umstimmung zu erzielen.

Fasten ist hilfreich bei der Behandlung des *diabetischen Gangräns* und stoffwechselbedingter *Hautgeschwüre*. *Pilzerkrankungen* werden durch Fasten wieder ansprechbar auf Antimykotika. Wenn Sie drei Wochen im Sommer an der Nordsee fasten und jeden Tag barfuß eine Wattwanderung oder Wanderung an der Wasserkante des Strandes entlang unternehmen, ist Fußpilz verschwunden. Gute Erfolge wurden erzielt gegen *Psoriasis* (Schuppenflechte) und *Urtikaria* (Nesselsucht). *Akne* von Jugendlichen verschwindet oft schon nach wenigen Fastentagen. Auch *Furunkel* gehen durch Fasten zurück. *Chronische Ekzeme* sind immer einen Fastenversuch wert. Fast alle *Neurodermitiker* erfahren durch Fasten eine Besserung ihres Leidens, allerdings kann durch verborgene Giftdepots vorübergehend eine Verschlimmerung eintreten, die zum Beispiel eine Amalgamsanierung erforderlich macht (1). Dem Verfasser sind Menschen bekannt, die durch ein bis zwei Fastenwochen pro Jahr ihre Neurodermitis beschwerdefrei halten oder in schweren Fällen dadurch ärztlicherseits verordnete Hormonsalben in der Anwendung erheblich reduzieren können.

Unter langem Fasten ab vier bis fünf Wochen können sich *Leberflecken* verkleinern. Einer dem Verfasser bekannten Person wurde ein *malignes Melanom* (schwarzer Hautkrebs) operativ entfernt. Sie fastete anschließend und hatte auch nach sechs Jahren keine Metastasenbildung zu verzeichnen. Ein spektakulärer Fall soll trotz erheblicher Vorbehalte nicht verschwiegen werden. Er entzieht sich leider jeder wissenschaftlichen Nachprüfbarkeit, die Person ist unbekannt verzogen: Die oben genannte Person berichtete von einer jungen Frau, die ebenfalls unter einem malignen Melanom und Magersucht litt. Sie verzichtete auf Nahrung bis an die Grenze des Verhungerns bei einem Gewicht von etwa 45 Kilogramm. In diesem Stadium hatten sich die Krebsflächen weitgehend von der gesunden Haut abgelöst und wurden von der betroffenen Frau mit den Fingern abgepult.

Bei starkem *Warzenbefall* wird durch ausreichend langes Fasten eine operative Entfernung oft nicht mehr nötig. Bereits eine rein pflanzliche Rohkost über zwei Wochen kann ausreichend sein. Der Verfasser organisierte 1992 einen zweiwöchigen Erholungsaufenthalt für chemiegeschädigte Kinder aus dem Raum Bitterfeld an der dänischen Nordsee und betreute mit anderen freiwilligen Helferinnen die Kinder vor Ort. Die Aktion wurde durch eine Vielzahl von Spenden der Mitglieder des Deutschen Naturheilbundes ermöglicht. Es gab fast ausschließlich pflanzliche Frischkost in Gestalt eines vielfältigen Obstbüfetts, von dem sich die Kinder jederzeit bedienen konnten. Allergische Hauterscheinungen besserten sich durchgehend. Ein Anfall von Urtikaria zu Beginn der ersten Woche verschwand innerhalb einer Stunde nach einer Ganzkörperbehandlung mit Kanne-Brottrunk. Einem zur Operation anstehenden Kind mit starkem Warzenbefall an den Fußsohlen fielen die Warzen nach dem Erholungsaufenthalt nach und nach ab.

Kienzle faßte die Fastenwirkungen auf die Haut wie folgt zusammen:

- Entstauung und Straffung des Gewebes mit einer Verbesserung der Hautelastizität noch während des Fastens,
- gelegentliches Auftreten einer Fastendermatose, welche wahrscheinlich durch eine gesteigerte Harnsäureproduktion durch die Haut sowie durch eine vermehrte Ausscheidung von Toxinen und Schwermetallen hervorgerufen wird,
- gute Heilungstendenz stoffwechselbedingter Hautdefekte (Porphyria cutanea tarda, Diabetes mellitus),
- Exazerbation (Steigerung, Wiederaufflackern) chronischer Dermatosen, welche über eine akute Verschlimmerung zur Ausheilung gelangen können (90).

Die gesunde Haut hat überwiegend einen leicht sauren pH-Wert. Durch minderwertige Seifen und Umweltschadstoffe wird dieser natürliche Säureschutzmantel zerstört. Der Eintritt von vielen Schadstoffen, Pilzen und sonstigen Keimen wird so erleichtert. Es empfiehlt sich also bei konkreter Veranlassung, das Fasten durch Ganzkörperwaschungen mit Kanne-Brottrunk, Essigwasser oder Zitronenwasser zu ergänzen. Zusätzlich kann der Waschung eine einstündige Heilerdepackung auf besonders von Ausschlag betroffene Hautareale vorausgehen.

Bewegungsapparat

Degenerative Gelenkveränderungen unter Anlagerungen von Kalk und pathologischen Kollagenen können Folge von Verletzungen sein. Überwiegend dürften jedoch langjährige Ernährungsfehler und rheumatische Prozesse die Ursache sein, wobei sich diese Faktoren nicht gegenseitig ausschließen.

Fastenbehandlungen von *Arthrosen*, *Osteochondrosen* (degenerative Veränderungen unter anderem der Bandscheiben), *Morbus Bechterew* und *Spondylarthrosen* (degenerative Veränderungen der kleinen Wirbelgelenke) zeigen, daß eine dauerhafte Heilung kaum möglich ist. Wohl aber kann der Prozeß aufgehalten oder zumindest verzögert werden. Die Patienten erfahren Linderung der Beschwerden und eine Verbesserung des Bewegungsradius der betroffenen Gelenke.

Ein weiterer Anwendungsbereich sind der *Weichteilrheumatismus* und die *Polytendomyopathie* (schmerzhafte Veränderungen an Sehnen, Muskeln und Bändern). Erworbene Fehlhaltungen verschlimmern oft das Krankheitsbild. Durch Fasten in Verbindung mit Wärmeanwendungen, Massagen, geistiger Neuorientierung sowie Dehn- und Entspannungsübungen wurden im Falle der Polytendomyopathie gute Erfolge erzielt (46).

Zunächst einmal wirkt Fasten bei Erkrankungen des Bewegungsapparates schmerzlindernd. Über die Entwässerung, Stoffwechselentlastung, den Abbau pathologischer Kollagene und Proteoglykane sowie den bei einigen Erkrankungen teilweisen Abbau pathologischer Kalkeinlagerungen kommt es zu einer Besserung der Gewebeversorgung mit Sauerstoff und Nährstoffen. Regeneratorische Prozesse können so stimuliert werden. Eine Verbesserung der „Feinarbeit der inneren Verdauung" an der Gelenkflüssigkeit, den Gelenkkapseln und Kapillarmembranen betroffener Gebiete ist jedoch erst in der vierten Fastenwoche zu erwarten (44).

Kurzes Fasten über ein bis zwei Wochen bringt also Erleichterung und Linderung subjektiver Beschwerden. Durchgreifende Erfolge von längerer Dauer erfordern bei Erkrankungen des Bewegungsapparates häufig längeres und mehrmaliges Fasten. Da die Durchführung jedoch oft problematisch ist – viele der Betroffenen sind schlank – kommt einer konsequenten Ernährungsumstellung bei Erhöhung des Rohkostanteils besondere Bedeutung zu.

Krebs

In ärztlichen Veröffentlichungen wird Krebs meist ohne nähere Begründung unter den Kontraindikationen aufgelistet. Krebskranke sollen nicht fasten. Diese Aussage wird in ihrer Pauschalität nicht dadurch richtiger, daß sie ständig wiederholt wird – insbesondere dann nicht, wenn die Autoren über keine persönlichen Erfahrungen in der Fastenbehandlung Krebskranker verfügen.

Zunächst einmal sei die Krankheits- oder besser Heilungsgeschichte eines Arztes berichtet, der sich selbst durch Fasten in Verbindung mit anderen naturheilkundlichen Maßnahmen von seinem Darmkrebs heilte. *Dr. Maus* erkrankte an Krebs des Mastdarms, der bei einem Durchmesser von fünf Zentimetern diagnostiziert wurde. Ein Kollege riet dem 65jährigen: „Sofort operieren!" Maus kam dem nicht nach und verordnete sich strenges Fasten. Er kombinierte das Fasten mit allen ihm bekannten naturheilkundlichen Therapien, die aus seiner Sicht zur Krebsbehandlung in Frage kamen: Kryostab, Herdsanierung, Autovakzine, fiebererzeugende Pflanzenpräparate, Sauerstoffblutwäsche, ein Thymus- und ein Enzympräparat, Elektroakupunktur nach Voll und hohe Vitamin-C-Dosen. Nach zwanzig Tagen war der Tumor auf drei Zentimeter verkleinert, nach neun Wochen verschwunden. Der Erfolg war von Dauer. Maus berichtete acht Jahre später über seinen Fall (16).

Maus vertritt die Ansicht, daß Tumorzellen wesentlich stärker als die übrigen Zellen auf Nahrungsentzug reagieren: „Die Tumorzelle hungert förmlich nach leicht resorbierbaren Kohlenhydraten. Und der Kampf, den viele Ernährungsexperten gegen weißes Mehl und gebleichten Zucker führen, ist nicht die Spinnerei irgendwelcher Außenseiter, sondern eine dringende Notwendigkeit."

Vitamin C wirkt im Magen der Bildung krebserzeugender Nitrosamine entgegen. Das auch in der anthroposophischen Medizin verwendete Mistelpräparat wurde lange belächelt – bis Forscher des Max-Planck-Institutes für experimentelle Medizin vor wenigen Jahren eine Entdeckung machten: Die Mistel enthält die Stoffgruppe der Lectine, deren immunsteigernde Wirkung nachgewiesen werden konnte.

In realistischer Selbsteinschätzung kam der onkologische Arbeitskreis der Universitätskliniken Heidelberg zu einer desillusionierenden Erkenntnis: „Alle Maßnahmen zur Krebsverhütung werden sich allenfalls einmal in späteren Generationen auswirken. Die Krebsforschung läßt uns in nächster Zeit keine grundsätzlich verbesserten Heilmethoden erwarten" (138).

Als klassische „Heil"-Methoden werden noch immer favorisiert: Operation, radioaktive Bestrahlung und Gabe von Zytostatika (Mittel zur Hemmung des Wachstums der Krebszellen). Um die oft noch dürftigen Ergebnisse dieser Methoden etwas zu schönen, werden Menschen, die fünf Jahre nach der Behandlung noch leben, als „geheilt" bezeichnet.

Als mögliche Folgen radioaktiver Bestrahlung zu therapeutischen Zwecken wurden beschrieben: Dauerschäden am Haarkleid bis hin zur Totalglatze und Brüchigkeit der Nägel, Untergang der Talgdrüsen, entzündliches Ödem der Ohrspeicheldrüse, Störungen der Ausbildung der weiblichen Brust (Hypoplasie), Schleimhautentzündung (Mukositis), Knochenentzündung (Osteomyelitis), Hirndrucksteigerung, Querschnittslähmung, Untergang von Knochengewebe (Osteoradionekrose), Sterilisierung des Knochenmarks, Leukämie, Angina-pectoris-ähnliche Beschwerden, Cor-pulmonale-ähnliche Beschwerden (Cor pulmonale: erhöhte Druckbelastung des rechten Herzventrikels), Vermehrung des Bindegewebes in Lunge, Dünndarm und Bauchspeicheldrüse („Strahlenfibrose"), herabgesetzte Atemkapazität, Lungenentzündung, Magenschleimhautentzündung, Magengeschwür, Dickdarmgeschwür, Dickdarmabszeß, Dickdarmkrämpfe, Dickdarmfistelbildung, Blut- und Schleimbeimengungen im Stuhl, schmerzhaft krampfhafter Stuhldrang (Tenesmus), Beeinträchtigung der Nierenfunktion, Blasenkrampf, Harnbrennen, häufiges Wasserlassen und Strahlenkrebs (118).

Als mögliche Nebenwirkungen der Zytostatikagabe werden beschrieben: Agranulozytose mit Gefahr der Superinfektion, Schäden an der Iris des Auges, Linsentrübung, Durchfall, Eiterbeulen, Herzinnenhautentzündung, Haarausfall, Nierensteine, Hautveränderungen, Muskelschwäche, Gelenkentzündungen, Magenschleimhautentzündung, schwerste Infektionen bis hin zu lebensgefährlicher Sepsis, Schleimhautschrumpfung, Pilzinfektionen, Menstruationsstörungen, Hirnhautentzündung, Magen- und Darmgeschwüre, Verringerung der weißen Blutkörperchen, Leberzellschädigung und Hirnblutung (67).

Viele Gründe also, sich verstärkt nach naturheilkundlichen Möglichkeiten der Krebsbehandlung umzusehen. Es gibt Hinweise darauf, daß während des Fastens Krebszellen ausgeschwemmt werden können. Diese Tatsache ist nicht generell mit der Gefahr einer Metastasenbildung gleichzusetzen. Es wird von der Stärke der noch vorhandenen körpereigenen Abwehrkräfte des Krebskranken abhängen, inwieweit diese Krebszellen abgebaut werden können. Der diätetischen Behandlung von Krebskranken wird leider immer noch zuwenig Beachtung geschenkt, obwohl hierzu umfangreiche positive Erfahrungen vorliegen (37). Die ernährungsbedingte Entstehung einiger Krebsarten ist nachgewiesen. So liegt es nahe, über eine Ernährungsumstellung das Krebsgeschehen zu beeinflussen. Die schrittweise Annäherung einer laktovegetabilen Kost an das Fasten würde im Rahmen von Begleituntersuchungen erkennen lassen, inwieweit im jeweiligen Einzelfall bis zum Fasten vorgedrungen werden könnte.

Es wurde bereits darauf hingewiesen, daß der medizinische Laie *Breuß* mit seiner „Krebskur total“ viele Heilerfolge erzielen konnte. *Shelton* hat regelmäßig Krebskranke fasten lassen und oft Verkleinerungen, jedoch nie einen vollständigen Abbau der Krebsgeschwüre beobachtet. Allerdings weist er darauf hin, daß auf keinen Fall bei Krebs der Leber oder der Bauchspeicheldrüse gefastet werden sollte. In einer deutschen Krebsklinik wurde Fasten erfolgreich zur Krebsbehandlung eingesetzt. Acht Krebspatienten wurden der Breußschen Fastenkur unterzogen. Zwei von ihnen waren nach 42 Tagen geheilt und vier zeigten Rückbildungen (7, 38). Das ist im Vergleich zur herkömmlichen Krebstherapie ein gutes Ergebnis. Aus verständlichen Gründen kann im Rahmen dieses Buches nicht der Aufruf an Krebskranke ergehen, zu fasten. Bei der genannten Krebsklinik handelt es sich um die *Sonnenberg-Klinik in Bad Soden-Allendorf*, zum Zeitpunkt der genannten Veröffentlichungen unter Leitung von *Prof. Douwes*.

8. Gesundheitsgestaltung durch Fasten in Selbsthilfe

Krankheitsvermeidung und Selbstbehandlung durch Fasten

96 Prozent aller Säuglinge sind zum Zeitpunkt ihrer Geburt gesund. 80 Prozent des ärztlichen Ausbildungspensums entfallen auf die diagnostische Technik. 80 Prozent der entstehenden Behandlungskosten ergeben sich aus der Anwendung dieser diagnostischen Technik. In den Kliniken werden 70 Prozent aller Kosten aufgewendet für die Behandlung von Sterbenden und Kranken, die ein Jahr später nicht mehr am Leben sind (60).

Diese 1987 im Rahmen eines ärztlichen Fortbildungskongresses mitgeteilten Zahlen dürften sich in der Zwischenzeit nur wenig geändert haben. Wieder einmal zeigt sich, daß im noch bestehenden Gesundheitswesen die Schwerpunkte falsch gesetzt sind. Die Menschheit schafft sich ihre Bedingungen für Krankheit mit großem finanziellem, materiellem Arbeits- und Zeitaufwand. Die im Ergebnis erworbene Krankheit wird weniger als Herausforderung angesehen, die Bedingungen für Gesundheit und somit eine freie Gesundheitsgestaltung zu verbessern. Als Herausforderung gilt eher die Behandlung der Krankheit. Hierfür wird noch einmal der gleiche Aufwand betrieben. Er steigt, je näher der Tod heranrückt. Das Streben nach mehr Lebensqualität ist auf diesem Wege von zweifelhaftem Erfolg gekrönt. Es scheint eine Gesetzmäßigkeit darin zu liegen, daß menschliches Leben in dem Maße an subjektiv erlebter Qualität verliert, als der Mensch versucht, Krankheit, Altern und Tod als sinnvolle und nicht vermeidbare Bestandteile seines Lebens aus seinem Bewußtsein zu verdrängen. Auch vordergründig als Selbstzweck praktizierter Fitneßwahn läßt die Frage offen, wofür das Ganze gut sein soll.

Die Bejahung von Gesundheit ist untrennbar mit der Frage verknüpft, wofür und wozu diese erworbene oder erhaltene Gesundheit eingesetzt wird. Gesundheitsgestaltung gehört somit zu einer sinnvollen Lebensgestaltung, die im Einklang mit der sozialen und der natürlichen Umwelt und deren Pflege stattfindet.

Die von der Weltgesundheitsorganisation formulierte Definition von Gesundheit als körperlichen, seelischen und sozialen Wohlbefindens wird in neuerer Zeit als zu weitgehend verstärkt in Zweifel gezogen. Der Zweifel kommt überwiegend von denjenigen Personen, die überzogenen Machbarkeitsvorstellungen oder Machtansprüchen verfallen sind, und sich für kompetent halten, anderen Menschen die Art ihrer Gesundheits- und Lebensgestaltung vorzuschreiben und sie als „Bevölkerung" für ihre Zwecke handhabbar zu machen. Da die drei Gesundheitskomponenten nicht von oben her verordnet werden können und unkontrollierbare Eigeninitiativen unkontrollierbare Folgen haben können, soll der Mensch mit weniger zufrieden sein.

So wird die Akzeptanz fremdverschuldeter Gesundheitsschädigung und deren Behandlung durch Fachleute zum Preis für soziale Ruhe – eine Friedhofsruhe, die geschickt als „sozialer Frieden" und „sozialer Wohlstand" verkauft wird, weit entfernt von dem, was soziale Gesundheit zu beinhalten hätte.

Seelische Schäden und Befindensstörungen als Folge etwa von Umweltschadstoffen werden herabgedämpft, damit der Mensch besser funktioniert oder zumindest sozial unauffällig bleibt. Psychopharmaka und Psychotechniken haben hier unter anderem ein Anwendungsgebiet. Auch die allgegenwärtige Musikbeschallung, der wir oft unfreiwillig ausgesetzt sind, erfüllt diesen Zweck.

Zur Behebung körperlicher Schäden dienen zunehmend andere Menschen als „Ersatzteillager" für die Transplantationschirurgie. Es mehren sich in Asien und Amerika die Fälle, in denen Organhändler Menschen zu Transplantationszwecken töten oder ihnen gegen ihren Willen eine Niere entnehmen lassen. Ein Teil dieser Organe findet seinen Weg nach Europa. Organpauschalreisen für Deutsche, die ohne Skrupel persönlichen Nutzen aus diesen Verbrechen ziehen, gibt es ebenfalls bereits (95).

Schon seit Jahren wird auf gentechnischem Weg Saatgut erzeugt, das besonders unempfindlich gegenüber hohen Dosen von „Pflanzenschutzmitteln" ist, die im selben Unternehmen hergestellt werden. Der Landwirt erhält beides dann im Kombipack. Menschliches Erbgut auf gentechnischem Wege an eine zunehmend zerstörte natürliche und soziale Umwelt anzupassen, ist für viele Wissenschaftler ein verführerischer Gedanke. Die genetische Normierung eines Individuums macht seine Manipulation unumkehrbar, ist heute machbar und mehr als eine Utopie.

Es wäre unverantwortlich, diese Fakten und Tendenzen als charakteristisch für unser Gesundheitswesen anzusehen. Unverantwortlich ist es aber ebenfalls, sich zu dessen Behandlungsobjekt herabzuwürdigen, bestenfalls Betroffenheit zu signalisieren und ansonsten in Ignoranz, Denkverzicht und Resignation zu verweilen. Gesundheitsgestaltung durch Fasten in Selbsthilfe ist eine von mehreren Möglichkeiten, sich den vielfältigen Macht- und Manipulationsansprüchen unserer Zeit zu entziehen.

Wenn tatsächlich 96 Prozent aller Menschen gesund zur Welt kommen, lohnt es sich, zunächst der Frage nachzugehen, welches die Faktoren sind, aus denen unser späteres Kranksein resultiert. Die Gefährdung durch gesundheitsschädigende Wirkungen von außen, denen wir ausgesetzt sind, ist groß und wird von Tag zu Tag größer. Es wäre jedoch sehr verkehrt, aus dieser Tatsache Krankheit als etwas Bedrohliches zu verstehen, das von außen in den Menschen hineingetragen wird.

Krankheit entsteht im Menschen selbst und ist oft eine Bedingung für spätere Gesundheit, die wir besser dankbar annehmen. Hierzu zählen die fieberhaften Infektionen als Ausdruck eines Abwehrkampfes gegen Krankheitserreger mit der Folge einer Stärkung des Immunsystems. Andere Krankheiten sind oft Ausdruck von Regulations- und Harmonisierungsvorgängen oder von Bestrebungen des Organismus, Schadstoffe auszuleiten: Sie auszuleben und nicht durch Symptombekämpfung zu behindern, wird durch spätere stärkere Gesundheit belohnt. Fasten kann in allen diesen Fällen den Heilungs- und gesundheitsfördernden Effekt verstärken.

Die dem Menschen innewohnenden Möglichkeiten zur Gesundung und Gesundheitserhaltung sind in ihrer Gesamtheit stärker als die äußeren Krankheitsursachen. Er hat die Möglichkeit, durch bewußte Lebensgestaltung einen Teil dieser schädigenden Faktoren nicht in sich hineinzulassen. Durch Fasten ist er in der Lage, sich ihnen über einen begrenzten Zeitraum nicht auszusetzen, sich eine Entlastungs- und Erholungspause zu verschaffen. Ebenfalls durch Fasten können Außeneinflüsse, die bereits das körperliche und seelische Innenleben geschädigt haben, ausgeleitet werden. Über eine Stärkung körpereigener Abwehr und seelischer Stabilität sorgt Fasten zudem dafür, daß spätere Konfrontationen mit potentiellen Schädigungen besser als zuvor bewältigt werden können.

Es wird in diesem und den folgenden Kapiteln neben anderen Aspekten das Fasten in Selbsthilfe in Verbindung mit seinen Auswirkungen auf eine Vielzahl möglicher Krankheitsursachen dargestellt. Einiges wurde bereits an früherer Stelle thematisiert. Im Sinne der Weltgesundheitsorganisation-Definition sind die Bedingungen für Gesundheit bewußt sehr weit gefaßt und erfahren eine zusätzliche Ausdehnung.

Erst aus der Verflechtung und dem gegenseitigen aufeinander Angewiesensein von Individuum, sozialer Gruppe, Volk, Gesellschaft, Menschheit, Industrie, Wissenschaft und Technik, Bewußtsein, Kultur, Weltanschauung und Religion, Mineralien-, Pflanzen- und Tierwelt, Vergangenheit, Gegenwart und Zukunft erkennen wir, daß Gesundheit und Krankheit, Krankheitsvermeidung und Krankheitsbehandlung aus allen diesen Bereichen gespeist werden. Je stärker wir unsere dieser Komplexität innewohnenden geistigen, seelischen und Handlungsmöglichkeiten ausschöpfen, desto eher reduziert sich für uns ärztliche Therapie zu einer Fußnote dessen, was sie zu sein vorgibt.

Auf das Fasten bezogen heißt das: Es besteht selbst dann ein gravierender Unterschied zwischen verordnetem, fremdgesteuertem Fasten in einer Fastenklinik oder anderswo und dem Fasten in Selbsthilfe, wenn es der therapeutischen Eigenbehandlung dient. Über die medizinisch-therapeutischen und prophylaktischen Wirkungen hinaus kann Fasten in Selbsthilfe einen bewußtseinsverändernden Prozeß bewirken, der unabhängiger von Fremdbehandlung und sonstigen Abhängigkeiten macht. Die Handlungsfreiräume werden größer und besser nutzbar, mit Auswirkungen auf die Teilbereiche der genannten komplexen Verflechtung. Wer mit einem genetischen Defekt zur Welt gekommen ist, hat da wenig Möglichkeiten. Fasten kann daran nachträglich nichts mehr ändern, bestenfalls die Auswirkungen in einigen Fällen abmildern. Manche Erkrankungen aus Vorliegen eines Enzymmangels können durch Vermeidung bestimmter Nahrungsmittel erträglicher gestaltet werden.

Träger der genetischen Information ist die Desoxyribonukleinsäure (DNS) in den Chromosomen. Wir haben es da mit einem hochmolekularen Polynukleotid zu tun, von dem schon mal ein einzelnes Nukleotid abbröckeln kann, als Folge von schädlichen Umwelteinflüssen oder einer sehr ungesunden Lebensweise. Folge sind dann Mißbildungen oder Erbkrankheiten in den nachfolgenden Generationen. Insofern ist nicht auszuschließen, daß sich manche Erbkranke für ihr Leiden bei ihren Eltern zu bedanken haben.

Wer rücksichtslos auf Kosten der eigenen Gesundheit lebt, wird sich zu fragen haben, inwieweit er überhaupt berechtigt ist, Kinder in die Welt zu setzen. Auch rauchende, drogensüchtige und sich alkoholisierende Schwangere handeln kriminell. Besonders verwerflich ist es, wenn Eltern nach eigenem schuldhaftem Verhalten ihre vorgeburtlich geschädigten Kinder auf Kosten der Allgemeinheit in Heime abschieben. Solches asoziales Verhalten soll in den „besten“ Familien vorkommen.

Im Rahmen einer veränderten Außenlage und persönlicher Befindlichkeit haben sich heute die Fastenmotive im Vergleich zu früheren Zeiten geändert. Frühere Fastenangebote, die letztendlich auf Verbote hinausliefen, kann ein selbstbestimmter Mensch zu Recht für sich ablehnen. Es stellt sich allerdings die Frage, inwieweit es heute nicht an der Zeit ist, regelmäßiges Fasten als ein Selbstgebot wie Zähneputzen und Körperpflege mit in die Lebensroutine aufzunehmen. Regelmäßiges Fasten beugt der Entstehung von genetischen Schäden am eigenen Erbgut vor und wird so zu einem glaubwürdigen Beitrag, nicht auf Kosten zukünftiger Generationen sich auszuleben. An diesem Beispiel wird deutlich, wie Fasten auf positive Weise in die genannte komplexe Verflechtung eingreift.

Die schnellen Veränderungen der Lebensbedingungen in den letzten 150 Jahren und die damit verbundene Konfrontation des Menschen mit einer Vielzahl neuer Schädlichkeiten lassen die Frage entstehen, inwieweit er in seiner physischen und psychischen Ausstattung überhaupt darauf eingestellt ist, damit umzugehen. Er ist es offensichtlich nicht und reagiert mit Neurosen, Depressionen, Psychosen, Allergien, Krebsen (einem bis zum 18. Jahrhundert kaum bekanntes Krankheitsbild), um nur einige zu nennen.

Niedergelassene Ärzte stellen fest, daß immer mehr Patienten über Symptome klagen, die sich in ihrer Kombination keiner der bekannten Krankheiten zuordnen lassen. Es entstehen also neue Krankheitsbilder, auf die die Medizin noch nicht eingerichtet ist. Die Einnahme von Psychopharmaka stellt oft nur einen vermeintlichen Ausweg dar. Der Patient hat auch weiterhin Beschwerden, die sich nicht wegtherapieren lassen. Durch die Einnahme eines Tranquillizers oder Neuroleptikums wird es ihm jedoch egal, ob er diese Beschwerden hat oder nicht – so wie ihm vieles andere gleich und egal wird. Er degeneriert zur leeren Fassade dessen, was er einmal war. Wir wehren uns gegen diesen Weg in ein sinnentleertes Dasein und den damit verbundenen Verlust an Menschenwürde.

Ein zivilisatorischer Fortschritt, für den dieser Preis bezahlt werden soll, ist kein Fortschritt mehr, sondern der Weg in eine moderne Variante von Primitivität. Eine Lösung kann nicht in der pauschalen Ablehnung dieses Fortschritts bestehen, wohl aber in einer stärkeren Einbeziehung natürlicher Heil- und Gesundheitsmaßnahmen in das tägliche Leben. Das Fasten gehört zu ihnen an erster Stelle. Die Anpassung des Menschen an krankheitsauslösende Schädigungen durch Psychopharmaka, Neurochirurgie und Genchirurgie ist der verkehrte Weg. Besser ist die Ausleitung derselben (etwa durch Fasten) und dadurch eine positive Veränderung des Menschen. Er ist die Ursache für die Schädigungen. Seine positive Veränderung durch Entgiftung und Entschlackung versetzt ihn besser in die Lage, in die Ursachen der Schädigungen einzugreifen.

Indem Sie Ihre Gesundheitsgestaltung selbst in die Hand nehmen, werden Sie noch nicht zum Spezialisten für Gesundheit, wohl aber zum Spezialisten für Ihre eigene Gesundheit. Sie leisten damit einen wichtigen gesamtgesellschaftlichen Beitrag, der nicht nur geprägt ist von Verantwortungsbewußtsein für sich selbst, sondern auch von Verantwortungsbewußtsein für die Zukunft nachwachsender Generationen, die in ihrem Pflichtbeitrag für die Alten, zu denen auch Sie einmal gehören werden, entlastet werden. Ob sie es Ihnen danken werden, ist ungewiß. Was aber ist eine Wohltat wert, die darauf wartet, honoriert zu werden?

Wir kommen nun im Detail zu den überwiegend nicht ererbten Krankheitsursachen. Die nachteiligen Wirkungen von *Rauchen* und *Passivrauchen* sind bekannt. Hier wird deutlich, daß oft nicht ein Mangel an Aufklärung die Ursache von Schädigungen ist. Es wird weiter geraucht aus destruktiver Lebenseinstellung, aus Willensschwäche oder als Ersatzhandlung für anderweitig nicht gedeckten Lustgewinn.

In der chinesischen und anthroposophischen Medizin werden den einzelnen Organen bestimmte Eigenschaften zugesprochen. Der Volksmedizin sind diese Vorstellungen nicht fremd: Es geht etwas an die Nieren oder schlägt auf den Magen. Man nimmt sich etwas zu Herzen, hat kein Rückgrat, etwas verschlägt einem den Atem. Die Leber gilt anthroposophischen Ärzten als ein Organ, das mit den Willenskräften in Verbindung steht, und in der Tat sind willensschwache Menschen oft gekennzeichnet durch eine geschwächte Leberfunktion. Während des Fastens finden in der Leber veränderte Stoffwechselprozesse statt, bei gleichzeitiger Entlastung von einigen bisherigen.

Die menschliche Leber ist enorm regenerationsfähig und weiß bereits kleine Erholungspausen intensiv zu nutzen. Vielleicht ist auch auf diesem Weg erklärbar, daß über eine Stärkung der Leberfunktion die Willenskraft des Fastenden gestärkt wird. Viele Raucher haben es erst während des Fastens geschafft, damit aufzuhören. Wer sich ernsthaft mit dem Gedanken trägt, das Rauchen aufzugeben, wird dafür während des Fastens in Selbsthilfe in einer Gruppe die günstigsten Voraussetzungen haben. Man sieht selten

Raucher, riecht keinen Rauch, der Anlaß für die „Verdauungszigarette“ entfällt ebenso wie eine Vielzahl von Situationen, die bisher mit dem Rauchen verbunden waren. Durch viel Bewegung an frischer Luft und die intensive Entgiftung verkürzt sich die Zeit körperlicher und seelischer Entzugssymptome.

Es ist schon Fastenden passiert, daß sie mit dem Rauchen aufhörten, obwohl sie das eigentlich gar nicht vorhatten. Wer während des Fastens weiterraucht, wird in einer Selbsthilfegruppe auch aus Mangel an Gelegenheit ohne Schwierigkeiten weniger rauchen. Allerdings ist der körperliche und seelische Fasteneffekt dann weniger intensiv, vom Gewichtsverlust einmal abgesehen. In jedem Fall sind fastenden Rauchern und Exrauchern zusätzliche Dosen der Vitamine B und C zu empfehlen.

Auch *Alkoholschäden* können durch Fasten gut angegangen werden. Im fortgeschrittenen Stadium ist zunächst ein tägliches Gläschen Schnaps hilfreich, um ernsthafte Entzugserscheinungen zu vermeiden. Eine alkoholbedingte Fettleber kann sich durch mehrwöchiges Fasten gut regenerieren. Die eingelagerten Fett-Tröpfchen werden zur Energiebereitstellung herangezogen. Eine zusätzliche Einnahme von B-Vitaminen ist erforderlich. Sofern es später zu einem Rückfall kommt, hatte das Fasten trotzdem seine Berechtigung. An die Erfahrung, daß ein Leben ohne Alkohol möglich ist, kann durch erneutes Fasten angeknüpft werden. Eine durch wiederholtes Fasten gewonnene seelische Neuorientierung verändert das Trinkverhaltensmuster.

Diese Erfahrung ist auch auf das *Suchtverhalten* generell anwendbar. Es ist bedauerlich, daß in der Arbeit mit Suchtkranken das Fasten als Entzugshilfe kaum eingesetzt wird. Sucht und Abhängigkeit als moderne Zivilisationsseuche hat eine Mehrheit der erwachsenen Deutschen erfaßt, auch wenn ihnen das überwiegend nicht bewußt ist. Um noch beim Alkohol zu bleiben: 1991 betrug der Konsum pro Person 12,1 Liter. Inzwischen wurden die Franzosen überflügelt. Ziehen wir die Kinder und die Antialkoholiker ab, können wir von 16 Litern pro Jahr ausgehen. Das entspricht 2000 Zwei-Zentiliter-Schnäpsen, also 5,5 Schnäpsen pro Tag. Von einem kontrollierten Trinkverhalten kann da nicht mehr gesprochen werden. Alkoholsüchtig sind mindestens drei Prozent aller Deutschen. Jeder zwanzigste Arbeitnehmer ist alkoholabhängig, jeder zehnte akut alkoholgefährdet (33).

Medikamentenabhängig sind 2,3 Prozent der Frauen und 1,1 Prozent der Männer. Mit 100000 bis 150000 nimmt sich die Zahl der Konsumenten harter Drogen (wie Heroin oder Kokain) vergleichsweise bescheiden aus (188). Ein Drittel der Deutschen raucht. Hinzu kommen die Spielsüchtigen, Eßsüchtigen, Magersüchtigen. Viele Millionen können als Geltungssüchtige, Machtsüchtige, Arbeitssüchtige und Fernsehsüchtige bezeichnet werden. Selbst die harmloseste aller Süchte, das Kaffeetrinken, ist nicht frei von Entzugssymptomen, den dann häufig auftretenden Kopfschmerzen.

Als Ursache für Sucht können gelten: Ohnmachtsgefühle gegenüber staatlicher, innerbetrieblicher, familiärer und sonstiger sozialer Dominierung von außen, erhöhte Leistungsanforderungen durch andere und gegenüber sich selbst, innere Leere, nicht gelebter Erlebnisdrang, Verminderung von Selbstwertgefühl und Frustrationstoleranz, fehlende positive Lebenserfahrungen, familiäre Problemsituationen, Vernachlässigung oder Überbehütung während der Kindheit, Abhängigkeit und sexueller Mißbrauch (188). Die dominierende Ursache dürfte mangelhaft erfahrene Liebe und selbst gelebte Liebesfähigkeit sein.

Erfolgreich praktiziertes Fasten in Selbsthilfe in einer Gruppe hilft nicht nur, eventuelle körperliche und seelische Entzugssymptome in ihrer Ausprägung zu lindern und auf eine kürzere Zeit zu begrenzen. Es entfallen die aufgezählten Problemsituationen ebenso wie der Leistungsdruck. Ohnmachts- und Minderwertigkeitsgefühle weichen gegenüber einer gesteigerten Selbstwahrnehmung, einem gesteigerten Selbstbewußtsein. In dem einem gemeinsamen Ziel dienenden sozialen Miteinander werden neue Bewältigungsstrategien und ein anderer zwischenmenschlicher Umgang erlernt, der von Akzeptanz und gegenseitiger Achtung geprägt ist. Fasten macht feinfühliger, gelassener und belastbarer. Sie versetzen sich dadurch selbst in die Lage, später zu Hause, im Beruf und im sozialen Umfeld auf neue Weise mit altbekannten und schwer änderbaren Situationen und Verhaltensweisen anderer Menschen umzugehen.

Fasten in Selbsthilfe ist bis auf wenige Ausnahmen mit einem *Absetzen von Arzneimitteln* verbunden. Die natürlichen Selbstheilungskräfte bekommen wieder Gelegenheit, sich zu entfalten. Viele Fastende erleben eine Minderung ihrer Beschwerden, nachdem sie über Jahre in medikamentöser Abhängigkeit gehalten wurden. Rückstände von Chemotherapeutika und anderen Drogen werden ausgeschwemmt, die durch sie verursachten Befindlichkeitsstörungen gleich mit.

Wer nach dem Fasten wieder Medikamente nehmen muß oder meint, nehmen zu müssen, wird feststellen, daß eine geringere Dosis ausreichend ist. Der Körper hat nicht nur in bezug auf die Kalorienzufuhr gelernt, mit weniger auszukommen. So manche Dauermedikation ist entbehrlich geworden, insbesondere dann, wenn die durch das Fasten gewonnene Motivation reicht, um eine konsequente Ernährungsumstellung in die Wege zu leiten. Auch ein gewohnheitsmäßiger Gebrauch von Schmerzmitteln aus geringem Anlaß kann durch das Fasten eingeschränkt werden. Wenn das Konzept des Fastens in Selbsthilfe in Verbindung mit den empfohlenen Begleitmaßnahmen konsequent eingehalten wird, gehören Fastenbeschwerden zu den Ausnahmeerscheinungen. Eventuelle Befindlichkeitsstörungen bis hin zu Schmerzen werden dann als Warnsignal oder Hinweis auf einen bereits gegebenen und jetzt zur Ausheilung kommenden Krankheitsprozeß erfahren. Aus dem gemeinsamen Fasten in der Gruppe erwächst Stärke und Zuspruch zur Bewältigung dieses vorübergehenden Problems ohne Schmerzmittel. An diese Erfahrung kann später angeknüpft werden. Betroffen hiervon sind nicht schwere, konsumierende Erkrankungen, die einer ärztlichen Behandlung bedürfen.

Die gewonnene Selbstachtung kann dazu führen, sich nicht mehr relativ unkritisch aus dem Pharmaangebot zu bedienen oder jede ärztliche Verordnung hinzunehmen. Sie haben Ihren Körper von innen her gereinigt und werden fragen, was andere, die daran nicht beteiligt waren, dort ablagern wollen.

Das betrifft auch die Belastung durch *künstliche Lebensmittelzu-*

satzstoffe. Einige seien genannt: künstliche Antioxidantien, Farbstoffe, Emulgatoren, Stabilisatoren, Geliermittel, Aromastoffe, Geschmacksstoffe, Konservierungsmittel, antimikrobielle Mittel, Süßstoffe und Trennmittel. Diese Dinge sind auf der Verpackung kennzeichnungspflichtig, andere nicht. Ein Blick darauf lohnt in jedem Fall, und sei es zum Abgewöhnen des Konsums dieser minderwertigen Ware. Aus dem Konsum solcher Stoffe entstandene Lebensmittelallergien lassen sich durch Fasten lindern, vorübergehend und über Monate. Besser ist es, generell auf sie zu verzichten und bewußter einzukaufen, direkt ab Erzeuger in den Hofläden und auf Wochenmärkten oder in Reformhäusern und Naturkostläden.

Künstliche Schadstoffe, die in kleinen Dosen permanent *aus der Bau- und Wohnsubstanz* freigesetzt werden, sind häufig Verursacher von Erkrankungen. Hierzu zählen unter anderem Formaldehyd, bestimmte Farben und Holzschutzmittel sowie einige synthetische Teppichböden, die zusätzlich für eine statische Aufladung sorgen. Das mit einer Luftveränderung verbundene Fasten in Selbsthilfe schafft hier Abhilfe und erhöht zugleich die Widerstandsfähigkeit gegenüber später erneut einsetzender Belastung. Das Problembewußtsein ist geschärft und der Betroffene einen Schritt weitergekommen in der anstehenden Entscheidung, konsequent etwas an seinen Wohnbedingungen zu ändern. Auch im Zusammenhang mit einem anstehenden Neubau werden derartige Fragen berücksichtigt werden können. Es ist eine wiederholt gemachte Erfahrung, daß regelmäßig Fastende sensibler für derartige Zusammenhänge werden.

Hierzu gehört auch der *Schadstoffeintrag in Wasser, Erde und Luft durch die Industrie* mit allen sich daraus für die Gesundheit von Mensch und Natur nachteilig ergebenden Folgen. Als eine in einer Schuhfabrik arbeitende Frau fastete, bekam sie eine schwarze Zunge und roch nach den dort verwendeten Klebstoffen. Eine zweite, in einer Wurstfabrik arbeitende Frau roch in der zweiten Woche selbst wie eine Wurstfabrik.

Chlorierte Kohlenwasserstoffe als Umweltgifte gelangen auch in den menschlichen Organismus. Als fettlösliche Substanzen lagern sie sich ebenso wie DDT im Fettgewebe ab. Während des Buchinger-Fastens wurde im Blut im Vergleich zur Zeit vor dem Fasten eine um das 25fache erhöhte Konzentration festgestellt. Während eines Wasser-Tee-Fastens war die Konzentration dieser chlorierten Kohlenwasserstoffe auf das 100fache erhöht. Im Urin wurden sie nicht nachgewiesen – ein Hinweis darauf, daß Haut, Lunge und Schleimhäuten eine wichtige Entgiftungsfunktion zukommt.

Diese wenigen Beispiele zeigen bereits, daß Fasten viele langfristig wirkende Krankheitsursachen durch Ausleitung, Entschlakkung und Entgiftung beseitigt. Auch eine Ausleitung von *Schwermetalleinlagerungen* ist denkbar und wahrscheinlich, obwohl diesbezüglich gründliche fastenwissenschaftliche Untersuchungen noch auf sich warten lassen.

Was über die Haut an allergieauslösenden *Schadstoffen aus Kosmetika und Körperpflegemitteln* aufgenommen und eingelagert wurde, erfährt während des Fastens ebenfalls eine Mobilisierung und Ausscheidung. Im Bewußtsein dieses Prozesses empfiehlt sich nach dem Fasten ebenfalls ein Umstieg auf hochwertigere Produkte.

Der Rückzug während des Fastens ist mit einer *Befreiung von akustischer und optischer Reizüberflutung, von Hektik und Alltagsstreß* verbunden. Darüber hinaus wirkt es heilend auf die Auswirkungen dieser Alltagsbelastungen. Es fällt auf, daß sich durch mehrwöchiges Fasten die Farbwahrnehmung verbessert. Eine erhöhte Streßtoleranz ist bereits nach einer Fastenwoche feststellbar.

Schuldzuweisungen von außen und Erzeugung von schlechtem Gewissen, um von der eigenen Fehlbarkeit abzulenken, zeigen weniger Wirkung. Umgekehrt verringert sich durch Fasten die eigene geistige Trägheit und Selbstgerechtigkeit. Schuldzuweisungen nach außen als Begründung für die eigene Misere verlieren an Bedeutung.

Die Erfolge des Fastens bei *Herzrhythmus-, Schlaf- und Verdauungsstörungen* weisen auf eine generelle Harmonisierung der Einzelrhythmen hin. Der Mensch findet durch Fasten den ihm gemäßen Lebensrhythmus, der sich aus einem sinnvollen Zusammenspiel dieser Einzelrhythmen ergibt.

Mangel an Bewegung und körperlicher Anstrengung als Folge des technischen Fortschritts trägt zur Krankheitsentstehung bei. Zum Konzept des Fastens in Selbsthilfe gehört eine Kombination mit Körpertraining, aus der heraus sich die Wirkung beider Anteile gegenseitig verstärkt. Die daraus schon während des Fastens gewonnene positive Erfahrung eigener Körperlichkeit erleichtert es, im Anschluß daran anzuknüpfen und einige Elemente zur Erhaltung der gewonnenen Gesundheit in den Tagesablauf einzubeziehen.

Den größten Beitrag leistet Fasten als Selbsthilfe zur *Vermeidung ernährungsbedingter Krankheiten*. Aus der Aussage von Ernährungswissenschaftlern, daß die Mehrzahl aller Erkrankungen ernährungsbedingt sind, ergibt sich die Schlußfolgerung, über eine Umstellung der Ernährung diesem Hauptkrankheitsfaktor entgegenzuwirken.

Wer sich zu einem neuen Wohnkonzept entschließt, wird zunächst sein Zuhause entrümpeln, einige Reparaturen vornehmen, es reinigen, einige bewährte Teile übernehmen und dann mit der Neueinrichtung beginnen. Unser Körper ist unser ureigenes Zuhause. Das Entrümpeln, die Reparaturen und die Reinigung sind Aufgaben des Fastens. Es steht sinnvollerweise am Beginn jeder tiefgreifenden Ernährungsumstellung, die dadurch schneller und intensiver wirkt.

Vom behandelnden Arzt ist da nur in Ausnahmefällen Hilfe zu erwarten. Es fehlt ihm durch das einseitig ausgerichtete Medizinstudium die hierfür erforderliche Qualifikation, und er sieht darin meist nicht seinen eigentlichen Aufgabenbereich. Fasten als krankheitsvermeidender Einstieg in eine gesunde Ernährung fällt in den Bereich der Selbsthilfe. Leider nutzen Krankenhäuser nicht ausreichend die Gelegenheit, Patienten von dem weitverbreiteten Vorurteil abzubringen, daß gesunde Kost nicht schmackhaft sei. Es liegt in der Natur der Sache, daß während Fastenwochen nur theoretische Anregungen gegeben werden können. Einige praktische Verhaltensweisen können jedoch bereits zu diesem Zeitpunkt eingeübt werden. Krankheitsfördernd wirkt neben der falschen Nahrungszusammenstellung die Menge, der Zeitpunkt und die Art ihrer Aufnahme. Zuviel gegessen wird auch, weil zu schnell gegessen wird. Es ist gut, wenn der Magen schon während des Fastens die Gelegenheit erhält, sich aus einer chronischen Überdehnung auf seine gesunde Größe zurückzuschrumpfen. Die Säfte werden also besser nicht achtlos oder gierig in sich hineingeschüttet. Lassen Sie sich Zeit, betrachten Sie zunächst die Farbe des Saftes, nehmen Sie den Geruch wahr, seien Sie nicht abgelenkt und innerlich ganz bei der Sache. Getrunken wird langsam in kleinen Schlucken, nachdem jeder Schluck zuvor kurz eingespeichelt wurde.

Fasten wirkt heilend oder zumindest lindernd auf die Mehrzahl ernährungsbedingter Krankheiten. Manchmal wird es zu spät sein, etwa bei Diabetes mellitus Typ II oder Krebs in fortgeschrittenem Stadium, obwohl auch da Besserungen möglich sind. Darüber hinaus erfährt der Körper eine *Entlastung von Verwertung und Verdauung der Nahrung*. Es werden Kräfte frei, die der verstärkten Abwehr von Krankheitsursachen zugute kommen.

Zu den ernährungsbedingten Krankheiten sind auch die *Eßstörungen* zu zählen, allerdings immer im Zusammenhang mit psychosozialen Ursachen. Wiederholt wurde und wird dem Fasten angelastet, zu Eßstörungen zu führen. Eine Befragung von Patienten mit Eßstörungen ergab, daß in den meisten Fällen dem Beginn der Mager- oder Eß-Brech-Sucht (Bulimie) Fastenperioden vorausgingen (142). Andererseits konnten in einer Fastenklinik die Ursachen von Eßstörungen bei vielen betroffenen Patienten aufgedeckt werden. Einige fanden ihr natürliches Hunger- und Sättigungsgefühl wieder und erlernten sinnvolles Essen (189). Zwischen den beiden Aussagen besteht kein Widerspruch. Psychoanalytiker sehen als Ursachen für Eßstörungen eine zu enge Beziehung der Mutter zur (betroffenen) Tochter oder die fehlende Identifikation des Mannes mit dem männlichen Geschlechtsbild aufgrund eines fehlenden oder brutalen Vaters. Einige Psychologen identifizierten einen hohen Prozentsatz eßgestörter Männer und Frauen als Betroffene sexuellen Mißbrauchs durch Männer und Frauen. Die Ursachen liegen also tiefer. Auslösender Faktor der Krankheitsentstehung kann somit Essen, Fasten und jede Diät sein. Inwieweit Essen oder Fasten auslösender Hilfsfaktor sein kann, ist eine Bewußtseinsfrage der Betroffenen, der Neuordnung ihrer Lebensgestaltung und unter Umständen der Aufarbeitung ihrer Vergangenheit. Insofern können Magersüchtigen und Bulimikern keine generellen Empfehlungen in bezug auf das Fasten gegeben werden. Wenig hilfreich und eher kurios ist es, wenn die Fastenärzte Otto und Andreas Buchinger die Bulimie als „gut geeignet für eine Heilfastenbehandlung“ bezeichnen und sie an anderer Stelle der gleichen Veröffentlichung zu den Kontraindikationen zählen (28).

Arteriosklerotische Veränderungen der Gefäße können sich durch langes Fasten nahezu vollständig zurückbilden. Langfristige Untersuchungen in Kriegs- und Nachkriegszeiten geben hierfür Hinweise. Sektionen an verhungerten KZ-Häftlingen „ergaben bei allen Altersklassen das Fehlen arteriosklerotischer Veränderungen“ (97). Da Erkrankungen an Herz und Kreislauf die häufigste Todesursache bilden, kommt dem Fasten als vorbeugender Maßnahme in diesem Zusammenhang größte Bedeutung zu.

Wiederholte Zeiten von Fasten oder Unterernährung erhöhen die Lebenserwartung. Einige Kirchenheilige wie St. Anton und Hieronymus wurden durch häufiges Fasten über 100 Jahre alt. Untersuchungen von über 90jährigen in Holland ergaben, daß sie über weite Strecken ihres Lebens einer Nahrungsbeschränkung ausgesetzt waren.

Mehr Lebensqualität und Freude

Viele Menschen werden nicht bereit sein, für ein Mehr an Gesundheit ihre Lebens- und Ernährungsgewohnheiten umzustellen. Der Preis ist ihnen zu hoch. Sie befürchten einen *Verlust an Lebensqualität*. Sie würden zu vieles vermissen, was ihnen Lebensfreude bereitet: den Genuß einer kalorienträchtigen und vielleicht unausgewogenen, aber doch sehr schmackhaften Küche, das feucht-fröhliche Wochenende mit alten und neuen Freunden. Auch lassen sich Land und Leute im Urlaub besser kennenlernen, wenn man sich deren Eß- und Trinkgewohnheiten nicht verschließt. Wer nicht bei jedem Nahrungsangebot radioaktive, Schwermetall- und sonstwelche Belastungen hinterfragen muß, lebt auf eine gewisse Weise streßfreier.

Diese Einstellung hat viel für sich. Mein sicherlich nicht repräsentativer Eindruck von den Besuchern einer Hamburger Gesundheitsmesse: Sie waren besser informiert, etwas dünner und schlechter gelaunt als der Durchschnitt der Bevölkerung. Einige Menschen pflegen bekanntlich auf neurotische Weise ihre Krankheiten. Vielen der Hamburger Besucher schien hingegen ihr Bemühen um Gesundheit zur schieren Daueranstrengung mit zweifelhaftem Erfolg geraten zu sein.

Besonders unerquicklich wird es, wenn sich bei Betroffenen ihr Gesundheitsstreß mit einem pseudoelitär abgehobenen mystischen Gehabe aus schlecht verdauter Esoterik verbindet. Es scheint, daß eine Krankenspezies rapide Zuwachsraten zu verzeichnen hat – die der Gesundheitsneurotiker. Aufgabe des Fastens in Selbsthilfe kann und soll es nicht sein, dieser Entwicklung Vorschub zu leisten.

Problembewußtsein angesichts der eigenen Ernährungsfehler ist hilfreich, weniger jedoch, darüber ein schlechtes Gewissen zu bekommen. Wer gern Schokolade oder Schweinebraten ißt, sollte um eventuell damit verbundene Probleme wissen, aber diese Speisen wenigstens genießen, wenn er nicht auf ihren Genuß verzichtet. Das Problem liegt eher im Übermaß. Da erfolgreich gegenzusteuern, fällt vielen schwer. Ihnen empfiehlt sich dringend, regelmäßige Erholungspausen durch Fastenzeiten einzulegen, nicht unter zweimal pro Jahr. Es ist oft leichter zu ertragen, regelmäßig zu fasten als eine Diät einzuhalten. Stoffwechsel und Verdauungstrakt werden so entlastet und können sich regenerieren.

Ein Zuviel an Genuß (auch Essensgenuß) verlangt nach Dosissteigerung, um die gewünschte Intensität der Wirkung zu erhalten. Durch Fasten gewinnen Sie einen neuen Zugang zu ihren Lieblingsspeisen. Sie werden als weniger selbstverständlich empfunden. Die Freude darauf wächst, der Geschmack wird intensiver, die Menge kann reduziert werden – langsames Kauen und bedächtiges Genießen vorausgesetzt. Fasten versetzt Sie in die Lage, sich wieder über ein einfaches Stück trockenen Brotes zu freuen und es wird Ihnen schmecken. Auch das ist ein Stück Gesundheitsgestaltung durch Fasten in einer Zeit, da viele Krankheiten aus der *Übersättigung* entstehen.

Der Wechsel von exogener auf endogene Ernährung während des Fastens hat zur Folge, daß sich einige unserer Freiheiten und Abhängigkeiten neu verteilen. Wir werden frei vom Nahrungsangebot und anderen äußeren Umständen, und wir werden frei von inneren Gegebenheiten, unserer willkürlichen Entscheidung für eine bestimmte Nahrung. Wir werden frei von unserem Appetit.

Dafür begeben wir uns freiwillig in die Abhängigkeit von der unergründlichen Weisheit unseres Organismus. Von daher gesehen hat Fasten auch etwas zu tun mit Sichgehenlassen, mit dem *Anfang eines neuen Urvertrauens* in jene gesundenden Kräfte, die wir in unser Leben mitbekommen haben. Wir können in uns hineinspüren und in richtiger Weise damit umgehen lernen. Und noch einen Schritt weiter: Aus der Selbsterkenntnis ergibt sich die Möglichkeit zur Welterkenntnis. Wenn wir diese Vorgänge bewußt begleiten, finden wir ein neues Vertrauen in andere Menschen, lernen sie besser verstehen, besser mit ihnen umzugehen.

Solche Erfahrungen eröffnen sich nicht jedem Fastenden automatisch. Wer sich vor Fastenbeginn darüber kundig macht, welche Möglichkeiten es bietet, kann anschließend entscheiden, was davon für ihn von Bedeutung ist. Das Bewußtsein bestimmt das Sein. Umgekehrt wird während des Fastens auch erfahrbar, daß das Sein das Bewußtsein bestimmt. Ausscheidung von Gift- und Schlackenstoffen sowie veränderte hormonelle und sonstige Stoffwechselprozesse haben zur Folge, daß sich die seelische Befindlichkeit spürbar bessert.

Gesundheitsgestaltung ist mehr als Krankheitsvermeidung. Hierzu die Weltgesundheitsorganisation (WHO) 1986 in ihrer „Ottawa-Charter zur Gesundheitsförderung“: „Gesundheit wird von Menschen in ihrer alltäglichen Umwelt geschaffen und gelebt: dort, wo sie spielen, lernen, arbeiten und lieben. Gesundheit entsteht dadurch, daß man sich um sich selbst und für andere sorgt, daß man auch in die Lage versetzt ist, selber Entscheidungen zu fällen und eine Kontrolle über die eigenen Lebensumstände auszuüben, sowie dadurch, daß die Gesellschaft, in der man lebt, Bedingungen herstellt, die allen ihren Bürgern Gesundheit ermöglichen.“

Mediziner reduzieren die Gesundheitsgestaltung durch eine international gebräuchliche Untergliederung auf primäre, sekundäre und tertiäre Prävention. Demnach ist primäre Prävention Verhütung und Ausschaltung von Risikofaktoren bei den Risikogruppen (zum Beispiel Rauchern). Sekundäre Prävention ist ein anderer Begriff für die einträglichen Früherkennungsuntersuchungen (fälschlicherweise auch gern als „Vorsorgeuntersuchungen" bezeichnet). Der Begriff „tertiäre Prävention" führt vollends in die Irre, hat er doch mit Prävention (praevenire = zuvorkommen) nichts mehr zu tun. Der Schadensfall ist bereits eingetreten, und es geht um die Nachbehandlung oder Rehabilitation etwa nach Herzinfarkt und Schlaganfall.

Auf die mit gutem Erfolg einsetzbaren psychotherapeutischen Verfahren nach *Frankl, Janov, Ellis, Rogers, Berne, Assagioli, Jacobson, Watzlawick* und *Simonton* (um einige von ihnen zu nennen) kann hier nicht eingegangen werden. Es liegt jedoch in der Natur der Sache, daß auch sie an fremdc Hilfe gebunden sind, der Krankheitsbehandlung und bestenfalls Krankheitsvermeidung dienen.

Muß aber denn Gesundheit immer im Zusammenhang mit Krankheit gesehen werden? Sie hat einen Eigenwert, der sich dann voll entfaltet, wenn an Krankheit überhaupt kein Gedanke verschwendet zu werden braucht. Wahre Gesundheit ist besetzt mit positiven Gedanken, Erfahrungen, Empfindungen und Gefühlen. Sie bei Vorhandensein nicht wahrzunehmen oder als selbstverständlich anzusehen ist der erste Schritt in die Krankheit. Gesundheit ist kein Besitz, sondern ein lebenslang bewußt gestalteter Vorgang. Wenn wir ihr Vorhandensein in Dankbarkeit annehmen, wird sie nicht zur Selbstverständlichkeit.

Gesundheit hat etwas zu tun mit realistischem Optimismus, Harmonie, Frieden, Vertrauen, Geborgenheit und vor allen Dingen Freude. Wahrscheinlich ist die *Freude* die *wichtigste Voraussetzung für Gesundheit.* Sie ergibt sich aus dem Vorhandensein der anderen genannten Merkmale. Modernes Leben bietet viele Vergnügungen, aber wenig wahre Freude. Vergnügungen sind dem oberflächlichen Konsum oft verwandt. Wahre Freude kommt aus der Tiefe eines dankbaren und vielleicht auch demütigen Herzens.

Um etwas zu finden, müssen wir etwas verlassen. Freude erwächst auch aus der Loslösung von Habenwollen, von Besitz, der zum Ballast geworden ist. Es bedarf wenig, um froh zu sein. Kleine Begebenheiten können uns Freude geben: der Duft einer Blume, das Rauschen des Meeres, das Lachen eines Kindes. Wir müssen nur loslassen und uns ihnen öffnen. Gläubige Menschen haben es da vielleicht etwas leichter als Atheisten. *Paul Claudel* sagte einmal, der Christ habe keine andere Pflicht auf der Welt als die Freude. Ein solcher Satz erzeugt möglicherweise Skepsis. Zumindest ist Freiheit als Gegenteil von Pflicht ebenfalls keine Garantie für Freude. Immerhin ergab eine Befragung von 400 Amerikanern in und um New York, daß die Zahl der glücklichen Menschen unter den betont religiösen zwölfmal so hoch wie bei den indifferenten Amerikanern war.

Russische Ärzte konnten 1956 nachweisen, daß die weißen Blutkörperchen, die bekanntlich eine Abwehrfunktion gegen Krankheiten haben, bei frohen Nachrichten um 1500 zunahmen, jedoch bei schlechten Nachrichten um 1600 abnahmen (140). Freude findet also auch ihren körperlichen Ausdruck, erhält unsere Gesundheit und schützt uns vor Krankheit.

Fasten ist nicht spaßig, es ist auch nicht durchweg ein Vergnügen, aber es bringt jedem, der es richtig praktiziert, tiefe innere Freude. Das Konzept des Fastens in Selbsthilfe bietet die erforderlichen Bedingungen. Fastenerfahrene werden das bestätigen. Wenn die vermehrte Produktion der morphinähnlichen Endorphine in der Großhirnrinde während des Fastens als suchtgefährdende Wirkung des Fastens ausgelegt wird, so kann ein solcher freudloser Gedanke nur von fastenunerfahrenen Menschen kommen. Jede freudige Handlung ist mit einer vermehrten Endorphinausschüttung verbunden.

Während des Fastens in Selbsthilfe erfahren wir eine Vielzahl von Gründen zur Freude. Sie ergeben sich von selbst und müssen nicht extra beschlossen werden. Wahrscheinlich stellt sich deshalb die Freude von allein ein, weil die genannten Voraussetzungen für Freude erfüllt werden.

Die Motivation für Fasten kann sich aus dem realistischen Optimismus ergeben, dadurch etwas Positives für sein Aussehen, sein Befinden, seine Gesundheit zu tun. Aus der Feinabstimmung unserer Rhythmen aufeinander (Kreislauf, Atmung, Schlaf-Wach-Rhythmus) finden wir zu innerer Harmonie. Innere Aggression löst sich auf, der erste Schritt zum inneren Frieden ist getan. Wir lernen, den Selbstheilungskräften unseres Körpers zu vertrauen, indem wir schon nach Tagen kleine Fastenerfolge registrieren. Die gegenseitige Hilfe in der Fastengruppe gibt Geborgenheit. Man handelt aus eigenem Antrieb und ist stolz auf seine Leistung, jedoch darin nicht auf sich allein gestellt. Häusliche und berufliche Belastungsfaktoren fallen weg und können die aufkommende Freude nicht behindern. Je länger Sie fasten, in desto weitere Ferne rücken die Belastungsfaktoren. Während der begleitenden Wanderungen lernen Sie, die Schönheiten der Natur verstärkt wahrzunehmen.

Für Menschen mit depressiver Grundstimmung ist die wiedergewonnene oder vielleicht erstmalig erfahrene Lebensfreude ein großes Erlebnis. Häufig sind Äußerungen zu hören wie: „Ich habe mich seit langem nicht so wohl gefühlt wie jetzt!“ Besonders deutlich wird die Zunahme der Lebensfreude in der zweiten Fastenwoche. Viele Fastende lachen dann mehr als sonst, auch aus kleinen Anlässen. Wissenschaftlicher Zweifel bezeichnet diesen Vorgang als „Fasteneuphorie“. Das soll Sie nicht davon abhalten, sich schon jetzt auf Ihr erstes oder nächstes Fasten zu freuen. Fasten sorgt dafür, daß es Ihnen gutgeht. Sie freuen sich darüber. Ihre Freude hilft Ihnen dabei, daß es Ihnen körperlich und seelisch noch besser geht. Als großer Heilungs- und Heilfaktor wird Ihnen die Fastenfreude ein Reservoir schaffen, aus dem Sie noch Monate danach schöpfen können. So einfach ist das!

9. Über den Verzicht auf dem Wege zu geistigem Wachstum und sozialem Handeln

Verzicht soll hier nicht mit Askese gleichgesetzt werden. Askese als Lebensstil von Dauer bedeutet nicht nur den Verzicht auf viele Annehmlichkeiten des täglichen Lebens, sondern auch auf viele Möglichkeiten, eigenes Wissen, Sachverstand, geistigen Horizont, Lebens- und Überlebensstrategien zu erweitern und zu verbessern. Sie findet statt in mehr oder weniger starker Abgrenzung gegenüber der Umgebung, bei gleichzeitigem Angewiesensein auf deren Unterstützung. Die Folge kann geistiges Wachstum sein, muß es aber nicht. Soziales Wachstum wird eher behindert, die Fähigkeit dazu geschädigt.

Totale Klausur in einer Klosterzelle bei Gebet, Meditation, Schweigegebot und Bibellesen mag zu geistiger Erleuchtung führen, sozial ist sie jedoch nicht. Die materielle Versorgung findet durch andere Menschen statt, die Entsorgung der Exkremente ebenfalls.

Verzicht allein muß nicht zwangsläufig der bessere Weg sein, insbesondere dann nicht, wenn daraus ein elitäres Gefühl des Besserseins bezogen und demonstrativ nach außen zur Schau gestellt wird. Was Jesus bereits den fastenden Pharisäern angekreidet hat, gilt auch heute noch. So mancher Vegetarier hat bereits durch seine vorwurfsvolle Griesgrämigkeit die Freude an einer Feier verdorben. Bessersein durch partiellen Verzicht wird erst glaubwürdig und wirksam, wenn es als Ziel und nicht als Besitzstand begriffen wird. Geistiges und soziales Wachstum durch Verzicht ist notwendig gebunden an innere Bescheidenheit, Toleranz und aufgeschlossene Hinwendung an diejenigen Menschen, die sich anders verhalten. *Sich zu enthalten, um etwas zu erhalten* ist eine tiefere Aufgabe des Fastens. Was für Fasten als partiellen Verzicht gilt, trifft generell auf den Verzicht zu. Umgekehrt kann im Sinne eines erweiterten Fastenbegriffs jeder partielle Verzicht auch als Teilfasten verstanden werden. Beim Fasten besteht die eigentliche Schwierigkeit oft nicht in der Durchführung der Fastenzeit selbst, sondern in der sinnvollen Einbindung in die gesamten Lebens- und sozialen Zusammenhänge. Hierzu gehört die Gestaltung der Fastenvorbereitung und der Nachfastenzeit. Ein Verzicht auf anderem Gebiet stellt uns vor ähnliche Probleme.

Wenn wir uns die Durchführung des Fastens oder sonstigen Verzichts über einen isolierten Willensakt abringen, entsteht eine Lücke. Ignorieren wir diese Lücke ebenfalls durch einen Willensakt, laufen wir Gefahr, daß sie – zunächst unbemerkt – durch unerwünschte Empfindungs- und Verhaltensweisen gefüllt wird. Die Folge können Rückschläge in der Lebensgestaltung oder negative Auswirkungen im sozialen Kontext sein.

Hierzu ein fiktives Beispiel, das bereits im Vorfeld auf diese Probleme hinweist: Angenommen, Sie möchten weitgehend auf Schadstoffe verzichten und beschließen, gesünder zu wohnen. Sie möchten ein Haus in konsequenter Anwendung baubiologischer und bauökologischer Erkenntnisse bauen. Dieses Haus wird für Sie wesentlich teurer werden als ein herkömmliches. Spielt Geld für Sie keine Rolle, wird zu fragen sein, auf welche Weise Sie an dieses Geld gekommen sind – auf umwelt- oder menschenschädigende Weise, durch Erbschaft von Geld, das auf ebensolche Weise erwirtschaftet wurde? Nehmen Sie Kredite zur Finanzierung auf, werden Sie dann skrupelloser in den Methoden Ihres Geldverdienens, um sich schneller von der Schuldenlast zu befreien? Oder arbeiten Sie länger, um Ihr Einkommen zu erhöhen, mit der Folge, daß Ihr Familienleben darunter leidet? Verwenden Sie als Dämmstoff statt der in Verruf geratenen Mineralwolle den empfohlenen und wesentlich teureren Kork, tragen Sie zur weiteren Dezimierung der seltener gewordenen Korkeichen bei.

Weitere Beispiele ließen sich ohne Ende aufzählen, und die Erkenntnis lautet in regelmäßiger Wiederkehr: Verzicht aus gutem

Wollen gibt noch keine Garantie auf Erfolg. Das Feld, auf dem wir säen, will vorbereitet und gepflegt sein. Was wir säen, muß in der rechten Dosis ausgebracht sein. Jedes Zuviel oder Zuwenig ist von Übel. Was wir säen, will zur rechten Zeit geerntet und es muß ein Bedarf dafür da sein, aus dem berechtigte Bedürfnisse anderer Menschen befriedigt werden können. Das Feld will auch und gerade dann gepflegt sein, wenn es keinen Erfolg bringt. Indem wir etwas säen, das Frucht bringt, geben wir etwas von uns, verzichten wir auf etwas, das wir zuvor erworben oder das wir (in diesem Falle durch die Erde) geschenkt bekommen haben. Wer jedes Jahr das gleiche ernten will, dem wird sich Menge oder Qualität des Ertrages verringern. Säen (verzichten) ist gut, es wollen aber auch andere Früchte gesät sein. Fasten ist gut, Abspecken auf die Dauer zu einseitig.

Wir können dieses Gleichnis auf die gesundheitlichen, seelischen, geistigen und sozialen Aspekte von Fasten und sonstigem Verzicht beziehen. Zeitpunkt, Dauer, Intensität und geeignetes Umfeld beeinflussen die Erfolgswahrscheinlichkeit. Die möglichen Fehlerquellen sind zahlreich und geben Gelegenheit, die Wahrnehmung eigener Schuldhaftigkeit zu verbessern und darüber bescheidener zu werden. Nicht Resignation als Verzicht auf den Verzicht bietet sich als Lösung an, sondern umsichtiges Üben und Handeln.

Eine wichtige Voraussetzung für Fasten und sonstigen Verzicht zum Zwecke der geistigen und seelischen Bereicherung ist die *Freiwilligkeit*. Die Geschichte zeigt, daß von Machthabern gegenüber ihren Untergebenen verfügte Verbote im angeblichen Interesse von deren Seelen- oder gesundheitlichem Heil wenig erfolgreich waren. Eher erfolgte ein Rückschlag in die entgegengesetzte Richtung. Das zeigen christliche und islamische Fastengebote mit der daraus entstandenen Völlerei ebenso wie die Zeit der Alkoholprohibition in den USA. Bestenfalls werden die negativen Folgen eines aufgezwungenen Verzichts dadurch neutralisiert, daß aus innerer Einsicht und Fähigkeit den auferlegten Beschränkungen ein positiver Aspekt abgewonnen wird. Fehlen diese Voraussetzungen, wird der Mensch erfinderisch, wie in jener süddeutschen Fastenfachklinik für ernährungsabhängige Krankheiten, in der eingewiesene Patienten sich wiederholt geheime Essensvorräte anlegten, die dann vom Personal aufgespürt wurden.

Fehlen Freiwilligkeit und Einsicht, kann Fasten kein geistiges Wachstum bewirken. Der Fastende lebt dann in Schwierigkeiten mit sich selbst oder verstärkt bereits vorhandene. Je größer aber die eigenen Schwierigkeiten, desto größer die Unfähigkeit, Beziehungen zu anderen Menschen zu gestalten. Fasten ohne Einsicht und Motivation behindert somit auch das soziale Miteinander.

Eine Mehrheit vertritt immer noch die Ansicht, bei gesundheitlichen Gefahren müßten der Staat, die Krankenkassen, die Ärzte, auf jeden Fall aber eben die anderen etwas tun. Im Sinne der Selbsthilfe geht einen Schritt weiter, wer meint, wir oder er selbst müßten etwas tun. Noch einen Schritt weiter ergibt sich folgender Aspekt: Ein Problem besteht zunehmend darin, daß viel zuviel getan wird – meistens jedoch das Falsche. Etwas tun kann auch im Nichttun bestehen, im Verzicht, der Verweigerung. Fasten als Verzicht, als Nahrungsverweigerung, zählt zu diesen Möglichkeiten. Der Kopf wird frei zu geistiger Entfaltung. Vom Gegenteil wußten bereits die alten Römer: „Plenum venter non studet libenter" (Voller Bauch studiert nicht gern).

Nichttun, durch Unterlassung, kann einige persönliche Schwierigkeiten und Hemmnisse lösen. Auch soziale Beziehungen werden durch Verweigerung manchmal positiver gestaltet. Wenn wir jedoch etwas tun, dann geschieht es am besten sehr bewußt und in voller Aufmerksamkeit. Pflichtübungen in Mangel an Einsicht oder aus niederen Beweggründen erzeugen Unlust, werden zur Last, die uns hinabzieht. Fasten macht den Weg frei in die entgegengesetzte Richtung, entlastet und beflügelt uns, auch in unserem Denken und Fühlen.

Fasten ist noch keine Selbstverwirklichung, aber es erleichtert diese. Es geht dabei zunächst nicht um Außenwirkung. Wer Außenwirkung zum Gradmesser seiner Selbstverwirklichung macht, handelt in Abhängigkeit vom Urteil anderer Menschen, bleibt letztendlich unfrei und dem schönen Schein verhaftet. Wahre Selbstverwirklichung ist zugleich Selbsterkenntnis. Sie „bedeutet nicht, daß etwas Statisches, das ist, erkannt wird – von wem sollte

‚ich' erkannt werden? Selbsterkenntnis ist möglich, wenn das Subjekt, der Mensch, zum Erkennenden wird, das heißt, wenn er sich als den Erkennenden, nicht als der Erkannte oder sogar *das* Erkannte erfährt" (108).

Die über das Fasten gewonnene Selbsterkenntnis versetzt uns in die Lage, das Gefühls- und Verstandesleben verstärkt auszubilden. Unser Leben ist dann nicht mehr eine Abfolge von Gewohnheitsroutine und Schicksal, sondern geprägt von geistiger Präsenz im Fühlen, Wahrnehmen und Handeln. Wer seine regelmäßigen Fastenzeiten über Jahre sehr bewußt in dieser Richtung handhabt, dem werden sich aus dem Fasten andere Verzichtsmöglichkeiten und -bedürfnisse ergeben, die sich harmonisch in das eigene Leben und das soziale und ökologische Umfeld einpassen. Eine zunächst befürchtete Verarmung tritt nicht ein, sondern Bereicherung des Lebens wird die Folge sein – ein einigermaßen intaktes soziales Umfeld vorausgesetzt.

Nicht auszuschließen ist, daß von dieser, auf dem Wege über das Fasten erworbenen und gelebten Moral, andere Menschen auf eigennützige Weise profitieren. *Tugendhat* spricht von „moralischen Trittbrettfahrern ... (welche) die moralische Sprache verwenden, ohne sich durch sie motivieren zu lassen, und moralische Haltungen vorgeben, ohne sie zu haben" (177). Beispielsweise können sie Familienmitglieder zu wiederholtem Fasten ermuntern, um anschließend aus Ihrer gesteigerten Leistungskraft Gewinn zu beziehen. Das zu durchschauen und aus der gewonnenen Stärke andere Prioritäten zu setzen, dürfte nicht schwerfallen.

Schwieriger ist es, die eigene Konsum- und Anspruchsmentalität während des Fastens hinter sich zu lassen. Es gibt (durchaus nicht notleidende) Menschen, die im Stile eines Sozialrentners nur dann bereit sind zu fasten, wenn ihre Krankenkasse etwas zuzahlt. Andere kommen zu einer Selbsthilfefastengruppe in geistiger Rückenlage und der Erwartung, „etwas geboten" zu bekommen. Diese Verhaltensweise ist den Menschen ganz bewußt über Jahrzehnte anerzogen worden: „Es liegt ... in der Entwicklungslogik des Sozialstaates, in einem ersten Zug mittels Ansprüchen auf Sozialleistungen seine Klientel an seine Herrschaft zu binden und in einem zweiten Zug, diese in Verpflichtungen umzukehren.“ Und: „Staat und Wirtschaft bedienen sich der Medizin, um die Existenz ihres kostbarsten Funktionselements zu sichern: den produzierenden und konsumierenden Menschen. Es ist seine radikalste Entfremdung von sich selbst und seiner ursprünglichen Natur: Es ist die Enteignung seines Körpers, seiner Seele . . .“ (12). Sich dieses durch die Versorgungsmedizin vereinnahmte Terrain zurückzuerobern und die Enteignung von Körper und Seele durch Gesundheit in Selbsthilfe aufzuheben, ist auch für viele Fastende noch ein langer Weg. Sozialstaatswachstum behindert soziales Wachstum. Fasten und gleichzeitiges Hängen am Tropf des Sozialstaates passen nicht zusammen.

Der Philosoph *Hans Jonas* vertrat die Arbeitshypothese, „daß Verantwortung eine Funktion der Macht ist. Ein Machtloser hat keine Verantwortung. Man hat Verantwortung für das, was man anrichtet. Wer nichts ausrichten kann, braucht auch nichts zu verantworten.“ (82). Die letzten Jahre zeigen eine neue Entwicklung: Machtzentren handeln zunehmend verantwortungsloser. Ihre Macht über die Bürger hat Risse bekommen, die durch raffinierte Methoden der Manipulation gekittet werden. Immer mehr Bürger erkennen, daß sie auch ohne Insignien der Macht eine Menge ausrichten können: in ihrem Umfeld und bei sich selbst. Sie erkennen, daß Zukunftsgestaltung am besten bei ihnen selbst aufgehoben ist. Wer sich selbst steuern kann, hat auch Macht über sich selbst. Wer Macht über sich selbst hat, ist unempfindlicher gegenüber Machtansprüchen von außen. Macht als Fremdherrschaft regiert heute mittels Förderung von Konsum und Wirtschaftswachstum. Macht als Selbstbeherrschung lebt aus dem Gegenteil: der Einsicht in die Notwendigkeit zu partieller Verweigerung und zeitweiligem Verzicht für Heilwerden, Heilbleiben, Selbstfindung und Selbstachtung. Fasten in Selbsthilfe leistet hierzu einen Beitrag.

Es leistet ebenfalls einen Beitrag zur sozialen Einbindung zeitgemäßer Individualisierungsbestrebungen, die streckenweise ins Asoziale abgeglitten sind. Es gibt Menschen, deren Originalität und Individualität sich in der Bevorzugung bestimmter Konsumrichtungen erschöpft, die sie dann demonstrativ nach außen tragen.

Ihre Scheinindividualität ist von Konkurrenzdenken geprägt und der kärgliche Versuch, innere Profillosigkeit zu überdecken. Da Fasten den Weg zur Persönlichkeitsfindung ebnet, wird dann das Bedürfnis nach äußerem Schein geringer werden. Zweifelsohne schafft Konsum Lebensqualität über die Vielfalt des Angebots und die daraus resultierenden Annehmlichkeiten, die wir nicht missen möchten. Seine Kehrseite ist jedoch nicht weniger von Bedeutung: „Wenn das heute praktizierte Konsumverhalten den Menschen verdummt, seine schöpferischen Fähigkeiten verschüttet, sein Gefühlsleben entleert und verkümmert, seine Gesundheit zerstört, dann wird der Verzicht auf dieses Verhalten der erste Schritt zu einer echten Selbstverwirklichung und einer neuen Identität des Menschen sein" (159).

Diese Schlußfolgerung ist logisch, allerdings kaum realisierbar und in ihrer Pauschalität auch nicht durchsetzenswert. In einer Welt vielfältiger Konsumangebote den Eigenbedarf auf das zum Überleben Nötige zu reduzieren, würde bei den meisten Menschen ebenso zu seelischen Defekten führen wie das exzessive Gegenteil. Wenn eine sehr kleine Minderheit von Menschen nicht aus Lebensuntüchtigkeit, sondern aus Überzeugung den Weg extremer materieller Bescheidenheit geht, so gebührt ihnen unsere Achtung und Anerkennung. Insofern ist es beschämend, wenn die Glaubensgemeinschaft der *Hutterer*, deren Angehörige auf jegliches Privateigentum verzichten, in Deutschland derartigen Anfeindungen aus der Bevölkerung ausgesetzt ist, daß sie sich gezwungen sieht, das Land ihrer Väter zu verlassen und nach England und den USA zu ihren dortigen Glaubensgeschwistern auszuwandern (Pressemeldung der Brudergemeinschaft Michaelshof in Birnbach vom 21. Mai 1995).

Das Los der Hutterer zeigt, wie Besitzstandsdenken, geistige Bequemlichkeit und persönliches Unvermögen in intolerante Ablehnung berechtigten Andersseins münden können. Langfristig zerstört solches Verhalten unsere Lebensgrundlagen.

Konsum- und Besitzstreben war über lange Zeiten menschheitsgeschichtlicher Entwicklung unbekannt. Einige Psychoanalytiker sehen in ihm eine Ersatzhandlung, von der insbesondere Menschen betroffen sind, die nicht oder nicht ausreichend lange gestillt wurden. Ein weiterer Faktor dürfte die Werbung sein. Sie vermittelt Ersatzerlebnisse von Jugend, Schönheit, Sexualität, Freiheit, Abenteuer, Erfolg, Liebes- und sonstigen Gefühlen. Das Fernsehen schlägt die Brücke vom Ersatzerlebnis zur Ersatzrealität: Man hat die Möglichkeit, selbst ins Fernsehen zu kommen, indem man sich als Teilnehmer für diverse Shows bewirbt. Fernseh-, Werbungs- und sonstiger Konsum von Scheinwelten überlagert die Fähigkeit zur Realitäts- und Selbstwahrnehmung. Bei Ausbleiben der Reize zeigen sich Entzugssymptome. Erneuter Konsum soll sie dann vermeiden helfen.

Jungen Menschen fehlen zunehmend die Vorbilder, an denen sie sich positiv orientieren können. Wer sein Berufsleben lang in einer langweiligen Behörde schrittweise geistig verkalkt ist oder die Erringung materiellen Wohlstands zu seinem zentralen Lebensinhalt bestimmte, wird kein Vorbild mehr sein oder werden können. Die Masse jener „Senioren", die sich mit Bussen vielmals pro Jahr durch die Gegend chauffieren lassen, um ihrem inhaltsleeren Alltag und Bewußtsein zu entfliehen und sich ansonsten mit Medikamenten und Fernsehplattheiten vollpumpen, geben ein beredtes Beispiel dafür, wie wir nicht enden sollten.

Ein dritter Grund für übersteigerten Konsum mag das Streben nach einem sozialen Status sein, als Ersatz für den weitgehenden Verlust an sozialen Bindungen. Äußere Anerkennung und soziale Absicherung erwächst nicht mehr aus dem Familienverband, sondern aus der eigenen beruflichen Leistung. Ist diese nicht vorzeigenswert oder subjektiv nicht erfüllend, bietet sich der Wohlstandskonsum oder die Sucht als Ersatzlösung an.

Im alten Rom galt: „Quod licet Jovi, non licet bovi" (Was dem Jupiter erlaubt ist, ist dem Rindvieh nicht erlaubt). Bleiben wir bei dieser drastischen Wortwahl, so stellt sich heute die Frage, wer der Jupiter und wer das Rindvieh ist. Vielleicht kommen wir dem Sachverhalt am nächsten, wenn wir sagen: Das Rindvieh von heute hat einen Nachholbedarf und braucht das, was früher dem Jupiter vorbehalten war. Bleibt zu hoffen, daß es sich auch seine geistigen Qualitäten erarbeitet. Der Jupiter hingegen braucht nicht mehr das ihm früher Erlaubte.

Kommen wir zu einer gangbaren Alltagslösung, an der sich jeder Mensch beteiligen kann. Persönliche, gesellschaftliche und globalökologische Probleme haben oft ihre Hauptursache in einem Mangel an sozialer Verantwortung und einer Überlagerung des geistigen Potentials durch übermäßigen und selbstentfremdenden Konsum. Partiell verordneter Zwangsverzicht von außen wird sich nicht vermeiden lassen und findet bereits heute statt. Nachhaltiger wirksam ist ein gelegentlicher Verzicht im Rahmen der eigenen Berufsausübung. Hierzu ein paar praktische Beispiele:

Naturkostläden müssen keine ausländischen Zwiebeln aus Israel verkaufen, während der Biobauer im Nachbardorf (wie geschehen) auf seinen Zwiebeln sitzenbleibt. Werbeagenturen können einen Auftrag verweigern, der ethisch nicht vertretbar ist. Ein Apotheker ist nicht gezwungen, Medikamente zu verkaufen, von deren Entbehrlichkeit oder Schädlichkeit er überzeugt ist. Landwirten ist es möglich, auf das Giftspritzen zu verzichten, wenn sie sich über die Funktionsweise etwa der biologisch-dynamischen Wirtschaftsweise informiert haben. Zeitungs- und Buchverlage handeln verantwortungslos, wenn sie jedes verkaufsträchtige Manuskript drukken. Banken handeln besser transparenter, damit der Kunde seine Einlagen und Investitionen verweigern kann, die er nicht gutheißt, was bereits in bescheidenem Maße geschieht.

Die zunehmend spezialisierte Berufstätigkeit macht eine Einschätzung der Inhalte durch die betroffenen Berufsfremden immer weniger möglich. Es bleibt ihnen nur, Vertrauen als Vorleistung zu erbringen. Wir wären gut beraten, wenn jeder Mensch nach bestem Wissen und Können in seinem Beruf das ihm entgegengebrachte Vertrauen rechtfertigt und nicht mißbraucht, wenn er darüber hinaus seine Gewissensinstanz schärft und Dinge ablehnt zu tun, die er nicht wahrhaft innerlich bejaht. Berufliche Nachteile und Karriereknick dürfen kein Hinderungsgrund sein. Wer seine Sache gut macht, geht darin auf und braucht weniger Ersatzhandlungen. Seine Sache gut machen heißt heute aber auch, gelegentlich auf Teile ihrer möglichen oder befohlenen Ausübung zu verzichten.

Was für den Beruf gilt, gilt auch für das Freizeitverhalten. Konsum soll Freude bereiten. Bleibt die Freude aus oder stellen sich

Mißempfindungen ein, ist er entbehrlich. Freude allein ist jedoch noch kein Kriterium. Der eigenen Widersprüche gibt es viele. Sie warten auf eine Lösung. Da gibt es rauchende Vegetarier, friedensbewegte Eltern, die ihre Kinder oder sich gegenseitig prügeln, und fernreisende Umweltschützer. Wer in ferne Länder reist und sich dort aufführt, als ob hier alle Tage Weihnachten und Karneval in einem sei, darf sich nicht wundern, wenn Menschen von dort hierherkommen und Asyl begehren. Wenn der Sinn des Reiseurlaubs darin besteht, sich zu erholen, Kraft zu schöpfen für den Alltag und neue Eindrücke zu gewinnen, so lassen sich diese Ziele auch ohne Fernreise in der näheren Umgebung erreichen. Es gibt Menschen, die die Welt besser kennen als ihr Heimatland. Es stellt sich die Frage, inwieweit die Reisesucht nicht auch eine Flucht vor sich selbst und den hausgemachten Problemen darstellt, auf Kosten der Umwelt und somit auch der Mitmenschen. „Alternativ" Reisende und Expeditionstouristen, die nicht mit den Pauschaltouristen auf eine Stufe gestellt werden möchten, sind da nicht besser. Was berechtigte beispielsweise einen namhaften Bergsteiger dazu, im Interesse exklusiver Selbsterfahrungstrips auf dem Himalaja und anderswo seinen Zivilisationsmüll zu verstreuen und anschließend auf ungezählten Tonnen von Hochglanzpapier sein Ego gewinnbringend zu vermarkten?

Auch die Anreise zu einem in Fernost oder anderswo siedelndem Guru oder Popidol zum Zwecke persönlicher Erbauung ist fragwürdig. Wer mit aufnahmebereiten Sinnen durch den Alltag geht, wird durch die meisten Menschen etwas lernen können. Versucht er, dessen positive Seiten zu ergründen und anzusprechen, gesellt sich hierzu die soziale Tat. Viele „kleine" Leute, die Großes für ihre Mitmenschen leisten oder geleistet haben, bleiben unerkannt, geschweige denn, daß sie in die Geschichte eingehen. Interessant gemacht wird das Spektakuläre – es läßt sich besser vermarkten. Berühmtheit erlangten Hungerkünstler und Menschen, die über das Fasten zu geistigem Wachstum und sozialen Taten gelangten, die weit über sie persönlich hinauswiesen. Wenn wir im folgenden das Schaffen zweier von ihnen würdigen, so wollen wir bei dieser Gelegenheit zunächst auch jener Hunderte von Millionen Menschen im Laufe der Menschheitsgeschichte gedenken, für die Nichtessen in Zeiten der Not den Tod brachte. Allein in der Sowjetunion waren es Millionen, und auch heute sterben Tausende von Menschen jeden Tag an Hunger.

Ein weiterer Aspekt sei erwähnt: Es ist ein Unterschied, ob in Zeiten der Not wie Kriegs-, Nachkriegs- oder Gefangenschaftszeiten alle wenig bis nichts zu essen haben, oder aber die Umgebung zu essen hat, man selbst aber aus materieller Not nichts.

Aus Mangel erlebter Hunger eröffnet einen anderen Zugang zum Fasten. Der freiwillige Verzicht auf Nahrung kann so als Geschenk erfahren werden, das dankbar angenommen und in seiner Wirkung tiefer erfahren wird. Andere Menschen entwickeln aus der Not eine tiefe Abneigung gegen Nahrungsbeschränkung. Übergewichtige Sozialhilfeempfänger zeugen davon. In Not sind sie trotzdem. Auch das wäre eine soziale Tat: Jenes Geld, das durch Nahrungsverzicht während des Fastens eingespart wird, den Bedürftigen zu geben. Es gibt in unserem Lande inzwischen Millionen von ihnen.

Nikolaus von Flüe (1417 bis 1487)

Der Schweizer Heilige führte zunächst über fünf Jahrzehnte ein nach außen wenig spektakuläres Leben. Ohne Schulbildung, wahrscheinlich auch ohne Lese- und Schreibkenntnisse, arbeitete er als Bauer. Den von der Obrigkeit auferlegten Pflichten entzog er sich nicht, setzte jedoch seine eigenen Akzente. Im Rahmen der Wehrpflicht brachte er es bis zum Hauptmann, nahm nicht an mehr Kriegshandlungen teil als unvermeidbar und ließ entgegen der damals üblichen Brutalität gegenüber den Besiegten Milde walten.

Nikolaus von Flüe war Vater von fünf Söhnen und fünf Töchtern. Als angesehener Bürger wurde er in das Gericht und den Rat seines Heimatgebiets gewählt und prozessierte gegen den Pfarrer im Auftrag der Gemeinde wegen des Kirchenzehnten. An den üblichen Eß- und Trinkgelagen beteiligte er sich nicht. Zunächst war jeder Freitag für ihn Fastenzeit. Daraus wurden vier Tage pro Woche bei täglich einem kleinen Stück Brot und etwas Trockenbirnen, zusätzlich zu den kirchlichen Fastenzeiten. Sein Bedürfnis nach Einsamkeit und Zurückgezogenheit – auch zu Hause – ist überliefert. Er ging mit Familie und Gesinde schlafen, stand später wieder auf und betete nachts regelmäßig viele Stunden.

Im Alter von 50 Jahren beschloß Nikolaus, sein Leben als christlicher Wanderfaster zu führen. Die Einwilligung durch seine Frau erlangte er unter großen Schwierigkeiten. Auf dem Wege zu den Gottesfreunden im Elsaß, die zeitweise inquisitorischer Verfolgung ausgesetzt waren, hatte er eine Vision, die ihn zur Umkehr veranlaßte. Nikolaus lebte jetzt noch 20 Jahre in der Nähe seiner Familie, ohne diese jemals wieder zu besuchen. In einer menschenleeren Schlucht baute er sich eine Holzhütte, die später durch eine kleine Steinzelle mit Kapelle ersetzt wurde, ohne Bett, Stuhl und sonstiges Mobiliar. Er trug ein einziges Kleidungsstück, schlief auf dem Fußboden oder an die Wand gelehnt, betete jeden Tag viele Stunden und aß nach der Überlieferung nichts, zwanzig Jahre lang. Sonntags wanderte Nikolaus regelmäßig zur Messe in einen benachbarten Ort. Seinem Beichtvater bekannte er, daraus Kraft zu schöpfen. Seine Teilnahme an jährlich drei Wallfahrten blieb lange Zeit unbemerkt.

Eine staatliche Abriegelung der Schlucht über einen Monat ergab keinerlei Hinweise auf geheime Versorgung mit Nahrungsmitteln. Wasser spendete ein Bach. In der Schlucht wuchsen Tannen, bestenfalls noch Moos und ein paar Kräuter. Hellgrüne Tannenspitzen sind eßbar, von säuerlichem Geschmack und hoch Vitamin-C-haltig. Es mag sein, daß Bruder Klaus – so wurde er später genannt – auch über das Kauen von Wurzeln einige Vitalstoffe bezogen hat. Von einer kalorischen Nahrungsaufnahme kann jedoch nicht die Rede sein. Theoretisch bestünde noch die Möglichkeit, daß Bruder Klaus über einen jahreszeitlich begrenzten Zeitraum Pilze gesammelt und getrocknet hat. Um gegenüber seinen Besuchern das entstandene Image eines Dauerfasters zu bewahren, hätte er sie verstecken und heimlich essen müssen. Angesichts seiner Aufrichtigkeit und Geradlinigkeit ist das eher unwahrscheinlich. Als der Vertreter des Bischofs von Konstanz ihn zwang, drei Bissen Brot zu essen, führte das bei dem des Essens entwöhnten Nikolaus zu massiven Beschwerden.

Zweifelsohne hatte das langjährige Fasten in Verbindung mit Gebet seinen Anteil daran, daß Bruder Klaus ohne Schulbildung und Lektüre einen hohen Grad an Weisheit erlangte. Es besuchten ihn staatliche Würdenträger und deren Abgesandte aus dem In- und Ausland, um Rat zu holen. Auch eine Vielzahl von Krankheitsheilungen sind verbürgt. Die Zahl der Besucher während der 20 Jahre soll mehr als hunderttausend betragen haben (134).

Streckenweise war Nikolaus von Flüe der Inquisition ausgesetzt, ohne daß sie eine Handhabe finden konnte. Seine Bedeutung für die Schweiz ergibt sich aus der Frieden und Konsens stiftenden Wirkung auf die zerstrittenen Parteien. Ein Bürgerkrieg stand unmittelbar bevor. Mehrtägige Verhandlungen endeten erfolglos. Von Bruder Klaus übermittelte detaillierte Vorschläge und Handlungsanleitungen führten dann doch noch zum Erfolg, so daß heute ohne Übertreibung gesagt werden kann: Nikolaus von Flüe zählt zu den Begründern der modernen Schweiz. Erst durch seine Hilfe kam das Stanser Verkommen vom 22. 12. 1481 zustande, die über 300 Jahre währende Rechtsgrundlage der Schweiz. Über Verzicht und persönliche Bescheidenheit wuchsen seine geistigen Qualitäten, die ihn zu friedensstiftender und heilender sozialer Tat befähigten.

Mahatma Gandhi (1869 bis 1948)

Der Lebenslauf Gandhis soll hier nicht dargestellt werden. Es sei auf (51) verwiesen. Manches war ihm leichter gegeben als Nikolaus von Flüe. Er stammte aus gutsituiertem Hause und wuchs in Gujarat auf, wo der Djainismus großen Einfluß hatte. Seine Eltern waren Vaishnavas. Beide Richtungen lehnen den Fleischgenuß ab. Gandhi propagierte das Trinken von destilliertem Wasser sowie eine fleisch- und milchlose Kost, bestehend aus Früchten, Weizen und Olivenöl. Milchgenuß über das Säuglingsalter hinaus hielt er nicht für naturgemäß (52). Anhänger der in Mode gekommenen „Sonnenkost" von *Harvey und Marylin Diamond* werden somit schnell erkennen, woher diese Anregungen für ihr Buch „Fit fürs Leben" bezogen haben.

Für Gandhi resultierte Gotteserkenntnis nicht aus dem Lesen

der Baghavadgita, des Korans oder der Bibel, sondern aus Persönlichkeitsbildung und furchtloser Befolgung von Wahrheit und Gerechtigkeit als Grundlage wahrer Gesundheit (52). Demzufolge lag für ihn die Schlußfolgerung und der Beschluß, Fasten zur Erreichung dieses Ziels in die persönliche Lebensgestaltung einzubeziehen, nahe.

Insofern war Gandhi nicht vorrangig cleverer Politiker, der Fasten im Sinne von Hungerstreik als politisches Druckmittel einsetzte. Zunächst bedeutete es ihm spirituelle Reinigung und Kräftigung. Der durch Fasten angestrebte Läuterungsprozeß machte ihm eine unterstützende, entsprechend geistige Einstellung erforderlich: „Ich weiß, daß die geistige Einstellung alles bedeutet. Gerade wie das Gebet, gleich dem Lied eines Vogels, eine bloß mechanische Äußerung sein kann, so ist das Fasten eine bloß mechanische Marterung des Fleisches. Solch mechanische Übungen sind wertlos für den beabsichtigten Zweck. Noch einmal: Wie ein menschlicher Gesang Ausbildung der Stimme fördern kann, so das mechanische Fasten eine Reinigung des Körpers. Weder das eine noch das andere wird auf die Seele wirken. Aber das Fasten, das unternommen wird, um sein innerstes Wesen vollkommener zum Ausdruck zu bringen und um die Herrschaft des Geistes über das Fleisch zu erlangen, ist ein mächtiger Faktor in der Entwicklung der Persönlichkeit“ (53).

An anderer Stelle formuliert Gandhi noch schärfer: „Wenn leibliches Fasten nicht von geistigem Fasten begleitet wird, muß es in Heuchelei und in Unheil enden.“ Und: „Ein bewußtermaßen unsauberer Geist kann nicht durch Fasten gereinigt werden . . . Wer sich aus Diätbeschränkungen und Fasten nichts macht, irrt ebenso wie der, der sich einzig darauf verläßt“ (53).

Diesen Äußerungen ist entgegenzuhalten, daß des Menschen Seele in enger Beziehung zu seinem Körper steht und von der körperlichen Seite her auch ohne entsprechendes Bewußtsein durchaus beeinflußt werden kann. Was im Negativen gilt – daß beispielsweise eine Depression durch ungesunde Ernährung gefördert werden kann –, gilt ebenso umgekehrt: Fasten verändert auch Menschen, die lediglich abspecken wollen, über eine veränderte

Stoffwechsellage ihr seelisches Befinden. Allerdings ist dieser Prozeß bei fehlendem Fastenbewußtsein im Gandhischen Sinne weniger tiefgreifend, von kürzerer Dauer und kann sich durch wiederholtes, „mechanisches" Fasten in den fastenfreien Zeiten in ein unerwünschtes Gegenteil verkehren. Achten wir auf eine Trennung der Begriffe „Seele" und „Geist", so kann es sich bei „unsauberem Geist" nur um eine von außen durch Verunreinigungen bedingte Behinderung der Entfaltung reiner Geistigkeit handeln. Diese Verunreinigungen durch Fasten abzutragen ist ebenfalls möglich. In welchem Maße und welche Art von Geistigkeit dann zum Tragen kommt, ist allerdings *auch* von persönlicher Erkenntnis- und Entscheidungsfähigkeit abhängig. Dafür bessert Fasten die Voraussetzungen.

Gandhis Leben war geprägt von selbsterzieherischen Entschlüssen, bis in die Ernährung hinein als Mittel zu diesem Zwecke. Durch sein Beispiel wollte er aber auch gern andere Menschen erziehen. Als es im Rahmen der indischen Befreiungsbewegung gegen den britischen Kolonialismus zu Gewalttätigkeiten kam, kündigte Gandhi in einer Ansprache an, daß er drei Tage zur Buße fasten werde. Er „legte dem Volk ans Herz, ebenfalls einen Tag zu fasten und riet denjenigen, die sich Ausschreitungen hatten zuschulden kommen lassen, sich offen zu ihrer Schuld zu bekennen" (51). 1948, im Jahr seines gewaltsamen Todes, fastete er, um den Ausschreitungen der Hindus gegen die Moslems Einhalt zu gebieten.

Gandhi war Sozialist und vertrat die Auffassung, daß wirtschaftliche Aktivität der Gemeinschaft und nicht persönlicher Bereicherung zu dienen habe. Wer sich daran nicht halte, begehe Diebstahl am Volk. „Wir können nicht weise, gemäßigt und zugleich kapitalistisch sein . . . Ich behaupte, daß wirtschaftliche Expansion wirklichem Fortschritt unvereinbar gegenübersteht. Von daher rührt unser uraltes Ideal, Tätigkeiten, die auf die Schaffung von Reichtum abzielen, minder zu bewerten" (51).

Gandhi hat Fasten als politisches Mittel eingesetzt, auch im Zusammenhang mit seinen wiederholten Verhaftungen. In diesem Zusammenhang stellt sich die Frage nach einer generellen Bewertung des politisch motivierten Hungerstreiks. Es sind wiederholt etwa Bergarbeiter, Politiker und Gefangene in den Hungerstreik getreten. Oft war es die letzte verbliebene Möglichkeit, um auf die eigene mißliche Lage, auf Ziele aufmerksam zu machen oder ihnen Nachdruck zu verleihen. Schon aus diesem Grund gebietet es die Achtung der Menschenwürde, diese Form der Willens- und Meinungsäußerung auch dann zu akzeptieren, wenn eine andere inhaltliche Auffassung vertreten wird. Ein Verbot durch Zwangsernährung mißachtet nicht nur die Menschenwürde des Hungerstreikenden, sondern ist Zeichen eines unwürdigen Verhaltens der Zwangsernährenden.

Das katholische Hilfswerk *Misereor* propagiert Fasten als einen Akt der Solidarität mit den Armen und Entrechteten dieser Welt. Hierzu *Paul M. Zulehner* auf dem Aachener Katholikentag von 1986: „Wenn wir inmitten des Reichtums mit den Armen solidarisch werden wollen, müssen wir eintauchen in das Lebensschicksal der Armen ... müssen wir lernen, Ohnmacht auszuhalten ... müssen wir auch die Angst um unseren eigenen Reichtum wahrnehmen ... werden wir schließlich mit dem Widerstand derer rechnen und ihn ausleiden lernen, für welche unsere Wahl bedrohlich ist" (127). Das sind ganz andere Töne als jene schon von *Max Weber* kritisierte calvinistisch-protestantische Ethik, wonach Reichtum gottgegeben und Gott mit den Tüchtigen ist.

Das in islamischen Öllländern weitverbreitete Selbstverständnis ist noch schlimmer: Dort wird ein immenses Gefühl von Gott- und Selbstgerechtigkeit aus der Tatsache bezogen, daß sich die Ölvorräte auf dem eigenen Territorium befinden.

Der Unterschied zwischen arm und reich ist nicht nur ein materieller, sondern mehr noch ein zwischenmenschlicher. Erfahrungen auf der politischen und individuellen Ebene weisen darauf hin, daß diese zwischenmenschliche Distanz auch nach erheblichen milden Gaben der Bessergestellten bestehen bleibt. Erst der freiwillige Verzicht auf Wohlstand und Konsum verringert den Abstand. Wir können das im kleinen erleben: Viele alte Menschen halten den jüngeren gern vor, sie wüßten gar nicht, wie gut sie es hätten, weil sie noch nie wie sie selbst in der Nachkriegszeit gehungert hätten.

Hat das Gegenüber schon selbst die Erfahrung gemacht, verringert sich der zwischenmenschliche Abstand spürbar, und zwar unabhängig davon, wie der jeweilige momentane Lebensstandard ist.

So kann Fasten und sonstige freiwillige Einschränkung als Akt der Solidarität (ein unbeliebt gewordenes Wort) auch neue Zeichen der Glaubwürdigkeit setzen, derer wir heute dringend bedürfen.

10. Fasten in Selbsthilfe und Wandern

Kleine Wandergeschichte

Wandern ist Bestandteil des Fastens in Selbsthilfe. Es hat darüber hinaus einen Eigenwert, der einer näheren Betrachtung wert ist. Menschsein heißt auch unterwegs sein, zunächst einmal unabhängig davon, woher, wohin und warum. Unterwegs sein, auf dem Wege sein, ist äußerer Ausdruck von Leben und Entwicklung. Ohne Be-wegung gäbe es keine Entwicklungsgeschichte von Natur und Menschheit. Was da für die Menschheit gilt, betrifft auch Völker, Gruppen und den einzelnen Menschen. Dem Bewegungsdrang kommt in einzelmenschlichen und menschheitlichen Entwicklungsepochen wechselnde Bedeutung zu.

Ein kleines Kind, das in seinem Bewegungsraum eingeschränkt ist, nicht herumkrabbeln und die Welt be-greifen kann, wird in der Entwicklung seiner Fähigkeiten behindert. Ein größeres Kind, das nicht herumtoben, sich nicht motorisch abreagieren darf, bekommt die Grundlage für spätere Neurosen gesetzt. Gerade die heutige Reizüberflutung durch das Fernsehen erfordert die Möglichkeit der motorischen Verarbeitung. Jugendliche, denen es erschwert wird, aus sich herauszugehen, können weniger gut auf andere Menschen zugehen. Erwachsene und ältere Menschen mit Bewegungsmangel begünstigen bei sich vorzeitige Alterungsprozesse.

Von Naturvölkern ist bekannt, daß sie bestimmten Vogelarten und Wiederkäuern, die auf Pausen in bestimmten Abständen angewiesen sind, hinterherliefen, um sie aufzuscheuchen. Ohne die erforderliche Pause wurden deren Flug- beziehungsweise Laufstrekken kürzer. Man lief den Tieren über Stunden so lange hinterher, bis sie ergriffen und getötet werden konnten, um als Nahrungsquelle zu dienen.

Auf höheren Entwicklungsstufen war das Laufen Bestandteil des Informationssystems. Bereits vor dem legendären Marathonlauf wurden im alten Griechenland Läufer zur Nachrichtenübermittlung eingesetzt. Insbesondere in Kriegszeiten war das von eminenter Bedeutung. Im Krieg gegen Persien lief *Pheidippides* in zwei Tagen die 200 Kilometer von Athen nach Sparta, um Hilfe zu holen. Nach einem Tag Pause ging es die gleiche Strecke zurück.

Die Inkas hatten Läuferstationen und verkürzten durch Auswechseln der Läufer die Zeit für die Übermittlung von Nachrichten. So konnten in einem bergigen Gelände mehr als 200 Kilometer pro Tag zurückgelegt werden. Aus dieser Verfahrensweise entwickelte sich im Sport der Stafettenlauf.

Denken wir an die Zeit der Völkerwanderungen, so war nur teilweise Existenzsicherung oder die Flucht vor Feinden das auslösende Moment. Der geistige Horizont hatte sich erweitert und lud dazu ein, den geographischen Horizont zu überwinden. Hinzu kamen religiöse Aspekte und ein sich daraus entwickelndes Sendungsbewußtsein, welches insbesondere im Christentum und Islam eine oft unheilvolle Verbindung mit dem Streben nach Macht und Reichtum einging.

Der persönliche Weg, das persönliche Unterwegssein muß hiervon getrennt werden. So war im Buddhismus seit jeher das meditative Gehen Bestandteil eigener Höherentwicklung. Jesus und seine Jünger wanderten viel – zu den Menschen hin. Mönche bis zum Mittelalter wanderten viel, sofern sie nicht in Klöstern lebten – von den Menschen weg. Die Welt war ihnen fremd oder sollte ihnen fremd werden. Sie hatten Familie und Besitz hinter sich gelassen und beschlossen, ihre Heimatlosigkeit zu genießen: „Die gegenwärtige Welt ist Pilgerschaft, Heimat ist erst die kommende" (Augustinus). Diese Mönchspilger waren nicht unterwegs, um Neues zu erleben, sondern um neu zu werden (61).

Später entwickelte sich die Wallfahrt. Sie erfreut sich heute auch unter jungen Leuten zunehmender Beliebtheit. Es wird nicht auf ein jenseitiges, sondern auf ein diesseitiges Ziel hin gewandert – den Wallfahrtsort. Es kann der Ort des Wirkens eines verehrten Menschen oder seines Grabes sein, ein Ort überirdischer Erscheinung oder besonderer Heilträchtigkeit. Heute dürfte auch das mit der Wallfahrt verbundene Gemeinschaftserlebnis von Bedeutung sein.

Es gab umherziehende Heiler, Vagabunden, Moritatensänger, Schauspieler, Gaukler und Händler, deren Wanderungen wesentlich auch der Existenzsicherung dienten. *François Villon* gehört in jene Zeit, von dem Bertolt Brecht einige kräftige Anleihen genommen hat. Teilweise aus dieser Tradition, teilweise aus einem intensiven Naturerlebnis, aber auch aus einer inneren Abkehr von aufkommenden industriellen und sozialen Entwicklungen können wir heute über eine reichhaltige und bereichernde Literatur rund um das Wandern verfügen.

Jean Jacques Rousseau entzog sich väterlichen Aufgaben, indem er seine Kinder in ein Waisenhaus abschob, viel wanderte und darüber schrieb: „Lob des Wanderns." Ein Zitat: „Für mich gibt es nur eine angenehmere Art zu reisen als zu Pferd: Das Wandern zu Fuß. Man bricht auf, wenn es einem behagt, man macht nach seinem eigenen Willen halt, man strengt sich so viel oder so wenig an, wie man will. Man schaut sich das ganze Land an, man wendet sich nach rechts, nach links, läßt sich auf alles ein, was einen ergötzt; man verweilt an jedem Aussichtspunkt. Erblicke ich einen Fluß, gehe ich ihn entlang; einen dichten Wald, wandle ich in seinem Schatten; eine Grotte, so besuche ich sie; einen Steinbruch, so untersuche ich Mineralien. Wo es mir gefällt, da bleibe ich. Sobald ich mich langweile, ziehe ich weiter . . . Ich habe es nicht nötig, ausgebaute Wege, bequeme Straßen zu wählen. Ich komme überall durch, wo ein Mensch passiert, sehe alles, was ein Mensch zu sehen vermag; und da ich nur von mir selbst abhänge, genieße ich die ganze Freiheit, deren ein Mensch sich freuen kann."

Goethe wurde nach eigenem Bekunden in seiner Frankfurter Zeit als „der Wanderer" bezeichnet. *Hölderlin* schrieb „Der Wanderer". Zu nennen sind ferner *Viktor Scheffel, Emmanuel Geibel* und vor allem *Joseph von Eichendorff*, an den die Neoromantik anknüpfte.

Nietzsche unternahm ausgedehnte Wanderungen von Schulpforta bei Naumburg und von Basel aus. Er schrieb: „Wer nur einigermaßen zur Freiheit der Vernunft gekommen ist, kann sich auf Erden nicht anders fühlen, denn als Wanderer – wenn auch nicht als Reisender nach einem letzten Ziele; denn dieses gibt es nicht. Wohl aber will er zusehen und die Augen dafür offen haben, was alles in der Welt eigentlich vorgeht; deshalb darf er sein Herz nicht allzu fest an alles einzelne anhängen; es muß in ihm selbst etwas Wanderndes sein, das seine Freude an dem Wechsel und der Vergänglichkeit habe."

aus: *Menschliches – Allzumenschliches*

„Und noch eins weiß ich: Ich stehe jetzt vor meinem letzten Gipfel und vor dem, was mir am längsten aufgespart war. Ach, meinen härtesten Weg muß ich hinan! Ach, ich begann meine einsamste Wanderung! Wer aber meiner Art ist, der entgeht einer solchen Stunde nicht; der Stunde, die zu ihm redet: ‚Jetzt erst gehst du deinen Weg der Größe! Gipfel und Abgrund – das ist jetzt in eins beschlossen!"

aus: *Also sprach Zarathustra*

Hermann Hesse: „Wandersehnsucht reißt mir am Herzen, wenn ich Bäume höre, die abends im Wind rauschen. Hört man still und lange zu, so zeigt auch die Wandersehnsucht ihren Kern und Sinn. Sie ist nicht Fortlaufenwollen vor dem Leide, wie es schien. Sie ist Sehnsucht nach Heimat, nach Gedächtnis der Mutter, nach neuen Gleichnissen des Lebens. Sie führt nach Hause. Jeder Weg führt nach Hause, jeder Schritt ist Geburt, jeder Schritt ist Tod, jedes Grab ist Mutter."

aus: *Wanderung*

Weit verbreitet war das Wandern von Handwerksburschen. Bereits vor dem Ersten Weltkrieg nahm die Jugendbewegung einen starken Aufschwung. Die Jugendherbergen wurden gegründet. Die Stimmung war an der Romantik orientiert, sofern es sich um Wandergruppen bürgerlicher Herkunft handelte. Auch Arbeiter hatten ihre Wandervereine. Ihnen ging es darum, Kraft zu schöpfen aus dem Wandern für ihren anstrengenden Alltag.

Franz Karl Ginzkey, ein inzwischen in Vergessenheit geratener Dichter jener Zeit:

Weg und Ziel
Es führt mein Weg nach keinem Ziel,
Denn Ziel ist Täuschung nur und Spiel.
Muß ich dem Ziel mich anvertraun,
Versäum ich, nach dem Weg zu schaun.
Der Weg ist Tiefe und Geschick,
Ist vollgemeßner Augenblick.
Die Flüchtigen und Vielzuvielen,
Die kranken alle an den Zielen!
Du köstlicher, du treuer Weg!
Du führst mich über Feld und Steg,
Vorbei am Meilenstein der Jahre
Ganz ohne Ziel ins Wunderbare.

aus: *Balladen und neue Lieder*

„Turnvater" *Friedrich Ludwig Jahn* war auch Urvater des Wanderns deutschnationaler Variante mit seinem Werk „Das deutsche Volksthum". Es war da von „des Deutschen Reisetrieb" und künftiger nationaler Größe die Rede. Jahns Patriotismus, als Reaktion auf deutsche Kleinstaaterei und französisch-napoleonische Besetzung verständlich, war Bezugspunkt für eine spezielle deutsche Literatur, die nach 1933 zu hohem Ansehen gelangte – die Literatur von *Blunck*, *Eckhardt*, *Kolbenheyer*, *Vesper* und *Flex*. Aus dem Wanderstab wurde die geliebte Waffe, aus den musizierenden Wandergruppen der Marschtritt der Kolonnen.

Ein Gedicht von *Walter Flex*:

Wandervogels Kriegslied
Durch Vaterland und Feindesland,
Vom Wasgau bis nach Flandern,
Durch Polen bis zum Weichselstrand
Ergeht ein Völkerwandern.
Das große deutsche Wandern hat
Gott selber ausgeschrieben,

Im Feuerschutt von Dorf und Stadt
Ist Spur der Schrift geblieben.
Wir wandern mit durchs breite Feld,
Durch hell und dunkle Stunden,
Und wissen's wohl: es muß die Welt
An unsrer Fahrt gesunden!
Den Degen, den der König gab,
Er wandelt sich in Träumen
Zum alten lieben Wanderstab,
Bis Morgendüfte schäumen.
Und kommt die letzte Wandernot,
Die Not und Lust zu wandern.
So schlummern wir ins Morgenrot:
Ein Bruder bei dem andern.
Der Stahl, den Mutters Mund geküßt,
Liegt still und blank zur Seite.
Stromübergleißt, waldübergrüßt,
Feldüber lockt die Weite!

Für wandernde Frauen ist in dieser Männergesellschaft da draußen kein Platz mehr. Sie haben zu Hause zu bleiben – als Angebetete, Beschützte, um für Nachschub zu sorgen oder die gefallenen Helden wieder aufzupäppeln.

Vom Sinn des Wanderns

Das Gehen ist die dem Menschen gemäßeste Art der Fortbewegung. Die Art des Gehens prägt die Art der Persönlichkeit, mit und umgekehrt zeigt sich so manches einer Persönlichkeit in der Art ihres Gehens. In der Art des Gehens kann sich Haltung, Charakter, Angeberei, Verklemmtheit, Unsicherheit, Unverbindlichkeit, Bodenständigkeit und vieles mehr ausdrücken. Nicht nur Prominente haben ihren Auftritt, sondern jeder Mensch – jeden Tag und unverwechselbar.

Wir haben einen Lebensweg, gehen durch Höhen und Tiefen

und entgehen manchmal einem Verhängnis. Viele Menschen versuchen, mit einem geliebten Menschen durchs Leben zu gehen, den Weg zu teilen. Manchmal geht es nicht, vielleicht auch nur, weil es uns schlechtgeht. – Bis in die Sprache hinein zeigt sich, daß Gehen mehr ist als eine Art der Fortbewegung von A nach B. Unser ganzer Körperbau, der Knochenbau, die Anordnung der Sehnen, Bänder und Muskeln, ist auf Gehen ausgerichtet. Im aufrechten Gang können wir wahrhaft Mensch sein.

„Wer geht, sieht im Durchschnitt anthropologisch und kosmisch mehr, als wenn er fährt. Überfeine und unfeine Leute mögen ihre Glossen darüber machen nach Belieben; es ist mir ziemlich gleichgültig. Ich halte den Gang für das Ehrenvollste und Selbständigste in dem Manne, und bin der Meinung, daß alles besser gehen würde, wenn man mehr ginge. Man kann fast überall bloß deswegen nicht recht auf die Beine kommen und auf den Beinen bleiben, weil man zuviel fährt. Wer zuviel in dem Wagen sitzt, mit dem kann es nicht ordentlich gehen. Das Gefühl dieser Wahrheit scheint unaustilgbar zu sein. Wenn die Maschine steckenbleibt, sagt man doch immer, als ob man recht tätig dabei wäre: Es will nicht gehen . . . Wo die Hoffnung aufhört, spricht man: Es will nicht mehr gehen. Wo alles zuviel fährt, geht alles sehr schlecht, man sehe sich nur um! So wie man im Wagen sitzt, hat man sich sogleich einige Grade von der ursprünglichen Humanität entfernt. Man kann niemand mehr fest und rein ins Angesicht sehen, wie man soll; man tut notwendig zuviel, oder zuwenig. Fahren zeigt Ohnmacht, Gehen Kraft.

Johann Gottlieb Seume im Vorwort zu seinem unvollendet gebliebenen Werk: Mein Sommer 1805

Diese Sätze sind nicht nur im Hinblick auf unsere Mitmenschen und unser Selbstverständnis aktuell, sondern können auch auf unseren Umgang mit der Natur angewendet werden. Der Mensch, zunächst Nomade, wird es heute wieder auf einer höheren Ebene. Er hat die Möglichkeit, globetrottend ein Land und einen Kontinent nach dem anderen anzufliegen, sich in den vorgefertigten Bahnen des Tourismus zu bewegen und ganze Regionen in seinem Inneren abzuhaken („Das kenne ich, da war ich schon“).

Er hat jedoch zugleich die Möglichkeit, sich wandernd eine Landschaft zu erschließen – wesentlich subtiler und intensiver, als das durch jegliche andere Fortbewegungsart möglich wäre. Die Schönheit einer Landschaft erschließt sich oft erst auf Wegen, die nur zu Fuß bewältigt werden können. Nur zu leicht erliegen wir der voreiligen Schlußfolgerung, eine Gegend bereits zu kennen, ihr vielleicht sogar einen detaillierten Aspekt abgewinnen zu können, nachdem wir sie mehrfach kreuz und quer durchfahren haben.

Andererseits verdient manche Landschaft kaum noch diese Bezeichnung: Sie ist so sehr beschädigt, überlagert durch Technik, zubetoniert und vollgemüllt, daß es uns angenehmer ist, sie fahrend zu durchqueren, vielleicht auch fahrend zu erleben. Es ist ihr adäquater, sie fahrend zu erleben. Als Wanderer bin ich Fremder dort.

Wandern gibt die Möglichkeit, die Fremdheit in dieser Welt zu überwinden, die Welt nicht mehr nur zu konsumieren, sondern sich als Teil von ihr zu erfahren. Als Wanderer auf nicht asphaltierten Wegen spüre ich die Kraft der Erde, die mich trägt, und kann gleichzeitig ein Gefühl entwickeln, für sie mit verantwortlich zu sein. Eine längere Übung bei gleichzeitiger Sensibilisierung meiner Sinne wird oft erforderlich sein.

Wie sieht diese Sinnesübung aus? – Ich gehe bewußt und nicht achtlos. Meine Augen nehmen die Landschaft auf. Ihre Farbunterschiede, ihre Bewegung durch Wind und Wasser, ihre Weite und Nähe, ihre Höhenunterschiede. Ich achte auf den Geruch der Jahreszeiten. Schnee und Frühling kündigen sich durch Geruch an. Ich höre das Singen der Vögel, das Zirpen der Grillen, das Rauschen der Bäume, den Wind, den Regen, das Rauschen der Brandung am Meer. Interessant ist in diesem Zusammenhang, daß das durch hohe Dezibelwerte ausgewiesene sehr laute Meeresrauschen keineswegs als störend empfunden wird, wesentlich niedrigere Werte eines technischen Lärms jedoch bereits stören können. Meine Füße spüren den Boden, die weiche Erde oder den steinigen Grund. Wind und Regen fordern den Tastsinn meines Gesichts.

Diese vielfältigen Sinneseindrücke verbinden sich zu einem Gesamterlebnis, das sich harmonisierend auf unseren Organismus auswirkt. Der gleichmäßige Rhythmus von Wanderschritt und Atmung verstärkt diesen Effekt. Wir sind als Menschen auf der Erde, um bis zu unserem Tod hier zu Hause zu sein und auf welche Weise auch immer bewußt zu handeln und zu gestalten, in Achtung der Natur als einer unserer Lebensgrundlagen. Wandern in freier Natur gibt uns die Möglichkeit, die Erde als unsere Heimat und die Natur als unsere Lebensgrundlage besser kennen, achten und schützen zu lernen. Wer der Meinung ist, seine eigentliche Bestimmung liege im Jenseits oder es habe ja sowieso alles keinen Sinn, es sei etwa bereits fünf nach zwölf, soll das glauben, aber sich nicht auf Kosten seiner Mitwelt entfalten dürfen.

Ziel der Wanderung während des Fastens ist nicht der nächste Gasthof oder leistungsorientiertes Kilometerfressen. Ziel ist über das Wandern die Wandlung und Verwandlung. Wir werden neu durch das Fasten und die neuen Erlebnisse während des Wanderns. Die Wahrnehmungsfähigkeit für neue Eindrücke und die Schönheiten dieser Erde wächst. Als moderne Menschen sind wir keine mittelalterlichen Pilgermönche, die sich als Fremdlinge dieser Erde auf dem Weg in den Himmel empfanden. Wir sind Erdlinge.

Interessant ist in diesem Zusammenhang, daß männliche Mythologien und Religionen den Weg zum Himmel weisen. Da fällt es dann auch leichter, auf dem Weg dorthin hier unten ein Chaos zu hinterlassen. Weibliche Mythologien weisen eher zur Erde hin (Fruchtbarkeit, Gaya, Demeter ...). Nahezu alle wanderphilosophischen Brocken, die uns überliefert sind, stammen von Männern. Es scheint heute der Trend dahin zu gehen, daß Frauen das Wandern für sich (neu) entdecken. Zumindest in der Kombination Fasten und Wandern sind sie gewaltig in der Überzahl. Hat das eventuell jenseits von Abspecken etwas mit neuem fraulichem Selbstverständnis zu tun – Befreiung von der Pflicht zu Nesttrieb und häuslichem Bebrüten?

Gesundheitliche Aspekte des Wanderns

Das Wandern gehört zu den aeroben Sportarten, das heißt der Organismus geht während der Ausübung keine Sauerstoffschuld ein, wir geraten nicht außer Atem. Bei entsprechendem Fitneßgrad und langsamer Tempovorgabe können auch Radfahren, Joggen, Schwimmen und Skilaufen zu den aeroben Sportarten gezählt werden. Im Zusammenhang mit dem Fasten ist das Schwimmen aus den später genannten Gründen als geeignete Sportart zu nennen. Das Radfahren ist insbesondere für Fastengruppen aus Erfahrung nicht geeignet: Die Unterschiede im Leistungsvermögen offenbaren sich sehr schnell. Ein wenig Gegenwind oder bergauf und jemand steigt schon ab, während andere weiterfahren möchten. Auch ist die Haltung während des Radfahrens einseitig. Der Oberkörper schwingt nicht harmonisch mit. Die Blutzirkulation ist weniger ideal als beim Wandern. Verspannungen im Schulter-Nacken-Bereich haben weniger Gelegenheit, sich zu lösen. Wenn Sie jedoch für sich oder gemeinsam mit einigen gleich Leistungsstarken während des Fastens Radfahren möchten, so steht dem natürlich nichts im Wege.

Joggen hat den Nachteil, daß die Belastung der Gelenke doppelt bis dreimal so hoch ist, was bei bereits bestehenden Verschleißerscheinungen wenig sinnvoll ist. Wer vor dem Fasten regelmäßig joggte, kann das auch während des Fastens tun. Wandern wie Joggen bewirken durch die mit jedem Auftritt erfolgende Erschütterung eine heilsame Massage innerer Organe, die beim Joggen intensiver ist. Als Ungeübter während des ersten Fastentages mit dem Joggen zu beginnen, ist nicht sinnvoll – es sei denn, es ist in Kurzform Bestandteil der morgendlichen Gymnastik. Es gibt ja Menschen, die sich seit vielen Jahren nicht mehr im Laufschritt bewegt haben. Ihnen wird die praktische Erinnerung an diese Möglichkeit guttun.

Ihr Fitneßgrad wird während der Wander- und Fastentage steigen. Es kann Ihnen dann wie vielen vor Ihnen passieren, daß Sie ein intensives Verlangen überkommt, jetzt einfach mal ein paar hundert Meter im Laufschritt zurückzulegen. Dem sollten Sie unbedingt nachgeben. Wandern Sie in einer Fastengruppe, dann lassen Sie sich einfach zurückfallen und laufen dann am Feld vorbei. Fastende haben dafür Verständnis.

Betrachten wir den Energieverbrauch bei Wandern und Joggen, so ist der Kalorienverbrauch beim Joggen pro Zeiteinheit drei- bis viermal so hoch. Da Sie jedoch drei- bis viermal so lange wandern werden, gleicht sich das wieder aus. Diverse Untersuchungen ergaben, daß sich auch durch Wandern Trainingseffekte erzielen lassen, die aeroben Sportarten zugeordnet werden und die wir später noch erörtern werden. Im Zusammenhang mit den bereits genannten Vorzügen ergibt sich somit, daß Wandern die ideale Form des Körpertrainings ist, durch die Fasten notwendigerweise ergänzt wird.

Nun hat uns aus den USA eine neue Modewelle erreicht, das Walking – was ja nichts anderes als „gehen" heißt. Walking ist bestenfalls eine Variante des Gehens oder Wanderns. Die Haltung ist aufrecht ohne Hohlkreuz, der Blick bleibt auf den Horizont gerichtet, die Füße werden bewußt aufgesetzt, abgerollt und abgehoben, der begleitende Armschwung ist intensiver. In einem unter der Beratung von Fachwissenschaftlern erstellten amerikanischen Einführungsbuch wird „walken" mit „gehen" übersetzt (175). Gary Yanker, der Begründer des Walking in den USA, holte sich die Idee aus Deutschland. Er war hier nach eigenem Bekunden „Mitglied eines der ältesten bestehenden Walking-Clubs auf der Welt, des Schwarzwald-Wandervereins (gegründet 1864)" (191). Das amerikanische Walking-Fieber (angeblich Lieblingssport von 80 Millionen Amerikanern!) bietet den Vorteil, daß hierzu inzwischen eine Vielzahl wissenschaftlicher Veröffentlichungen vorliegen, die die Vorzüge regelmäßigen Gehens beziehungsweise Wanderns bestätigen.

Das jugendliche Alter von Spitzenschwimmerinnen weist darauf hin: Herz und Lunge von Mädchen oder Frauen erreichen ihre höchste Leistung zwischen 14 und 16 Jahren. Bei Jungen oder Männern ist dieser Gipfel mit 18 bis 19 erreicht. Bei regelmäßigem Ausdauertraining kann der Wert über Jahrzehnte erhalten bleiben. Dies ist jedoch nur in seltenen Ausnahmen der Fall. Der Durchschnittsdeutsche ißt heute mehr und bewegt sich weniger als vor

Jahrzehnten, eine Folge zunehmender Technisierung. So hat der Kalorienverbrauch durch körperliche Arbeit von 1950 bis 1970 um 450 Kilokalorien abgenommen, obwohl sich die biologischen Gesetzmäßigkeiten des Menschen über Jahrtausende nicht geändert haben (78). Wenn der Mensch sich innerhalb seiner vorgegebenen Grenzen trainiert, wird er leistungsfähig, widerstandsfähig, anpassungsfähig und belastbar. Tut er das nicht, kommt es zu Schrumpfungen am Herzen und anderswo.

Mit fortschreitendem Alter verschlechtert sich die Anpassungsfähigkeit und Leistungsfähigkeit, seelisch und körperlich, und das Altern beginnt bereits vor den besten Jahren. Einige körperliche Merkmale sind: Abnahme des Atemvolumens, Abnahme der Sauerstoffaufnahme, Verringerung der maximal erreichbaren Schlagfrequenz des Herzens, Gefäßverkalkung, Verringerung der Windkesselfunktion der Aorta, Mehrbelastung des Herzmuskels durch erhöhten systolischen Druck, Elastizitätsverlust des Brustkorbs, Rückbildung von Lungenkapillaren, Schwund von Lungenbläschen, höherer Anteil von anaeroben Stoffwechselprozessen, Rückgang des Myoglobingehalts, der Aktivität von Enzymen, der Mitochondrienzahl und -oberfläche (Mitochondrien = „Kraftwerke" der Zellen), Absinken von Kreatinphosphat-, Schwefel-, Kalium- und Kalzium-Konzentrationen im Muskel. Gleichbleibende Pulsfrequenz ist dann kein Zeichen von gleichgebliebener Leistungsfähigkeit (78), sondern erhöhter Belastung vorgeschädigten Gewebes.

Durch ein regelmäßig betriebenes aerobes Training wie das Wandern können Sie dieser Entwicklung entgegenwirken, wobei das Fasten den Effekt verstärkt.

Die Sauerstoffaufnahme läßt sich auch in fortgeschrittenem Alter verbessern. Klinisch gesunde Männer im Alter von 55 bis 70 Jahren trainierten zehn Wochen lang drei- bis fünfmal wöchentlich eine Stunde, davon 40 Minuten als Ausdauertraining. Die Werte nach dem Training entsprachen je Personengruppe zusammengefaßt in Halbdekaden den Durchschnittswerten von jeweils 20 Jahre jüngeren Personen, wobei einer der Untersucher bestätigt fand: „Durch ein geeignetes körperliches Training gelingt es, 20 Jahre lang 40 Jahre alt zu bleiben" (78).

Zum Jung- und Fitbleiben durch Wandern kommt mit den Jahren das Bedürfnis, sich gesund zu fühlen, das heißt gegen die Beschwerden anzugehen, durch Wandern eventuell Schmerzen zu lindern. Kurzfristige und langfristige Befindensverbesserungen durch sportliche Aktivität wurden in dem Zusammenhang nachgewiesen (24). Die Mehrzahl der Rheumatiker fühlt sich nach körperlichem Training besser (142). Bei regelmäßigem aerobem Gehtraining wird eine vorbeugende Wirkung gegen einige Krebsarten vermutet, ferner eine Linderung von Menstruationsbeschwerden, Venenleiden und klimakterischen Beschwerden (176).

Wandern verbessert die Zusammensetzung der Knochensubstanz und wirkt somit der Osteoporose entgegen. Die Cholesterinwerte im Blut verbessern sich, der Harnsäurespiegel wird gesenkt (19). Ein leichtes aerobes Training stärkt das Immunsystem (35), im Gegensatz zu Extremanforderungen im Hochleistungssport, wie etwa die Erkrankungshäufigkeit im internationalen Tenniszirkus zeigt.

Wandern erhöht die Vitalkapazität der Lunge. Da das auch durch Fasten der Fall ist, ergänzen und verstärken sich beide Maßnahmen sinnvoll. Bald spüren wir, daß wir besser durchatmen können. Wandern fördert die Fettverbrennung und somit das Abspekken und Entschlacken. Ein durch die Bewegung verbesserter Stuhlgang fördert das im Zusammenhang mit dem Fasten so wichtige Abführen.

Zu der vorbeugenden Wirkung gegen Herz- und Kreislaufkrankheiten kommt der positive Einfluß auf den Stütz- und Bewegungsapparat, gegen degenerative Erkrankungen an Knochen, Muskeln, Bändern, Gelenken und Sehnen. Wandern relativiert darüber hinaus ein über lange Zeit zu hohes Kalorienangebot, unterstützt also auch von diesen Seiten her die Wirkungen des Fastens. Durch den chronischen Bewegungsmangel ist Wandern nicht mehr nur eine angenehme Freizeitbeschäftigung – es ist zur biologischen Notwendigkeit geworden.

Im Zusammenhang mit dem Joggen sind eine Vielzahl von positiven psychischen Wirkungen nachgewiesen worden, die auf Wandern unter Fastenbedingungen ebenfalls zutreffen. Sie seien deshalb im einzelnen aufgezählt. Bewegungstraining verhilft zu einem besseren Schlaf. Einem eventuell unruhigen Schlaf zu Beginn des Fastens kann durch Wandern entgegengewirkt werden. Die Tiefschlafphasen verbessern sich. Der natürliche und gesunde Schlaf kommt auch ohne Tabletten und Alkohol aus.

Laufen baut neurotische Komponenten ab und verbessert die Fähigkeit, auf andere Menschen zuzugehen. Nervosität und innere Unruhe verschwinden. Prüfungs- und sonstiger negativer Streß werden abgebaut. Die Fähigkeit zur Streßbewältigung wächst. Das Wohlbefinden steigt, der Gefahr emotionaler Erschöpfung wird entgegengewirkt.

Durch regelmäßiges Laufen verbessert sich der Zustand des Gehirns. Konzentrationsfähigkeit, Kreativität und somit Intelligenz nehmen zu. Das Gehirn von regelmäßigen Läufern schrumpft im Alter nicht in dem Maße, wie das sonst der Fall ist. Durch Laufen steigt das Selbstbewußtsein. Unklare und konkrete Angstgefühle werden abgebaut. Wie Fasten wirkt auch Laufen gegen depressive Verstimmungen. Ein Anstieg der Produktion von Endorphinen findet ebenfalls statt. Das Bedürfnis nach Drogen, Tabak, Alkohol verringert sich. Medikamentenabhängigkeit kann reduziert werden. Laufen verbessert die Körperwahrnehmung. Beschwerdebilder können besser geortet und gezielter angegangen werden.

Aus allem Genannten ergibt sich: Laufen eignet sich als Eigentherapie und als Selbsthilfemaßnahme (10).

In seiner Ausprägung als regelmäßiges, zügiges und ausgedehntes Wandern ist es wie das Fasten bestens geeignet, gesundheitliche Regenerationsprozesse in Gang zu setzen. Da die Wirkungen von Fasten und Wandern oft in die gleiche Richtung gehen, verstärken sie sich gegenseitig. Der Erfolg wird früher und intensiver spürbar. Wandern ist Sport, soll aber nicht zum Leistungssport ausarten. Leistungssport wird entscheidend geprägt durch Wettkampfbedingungen und somit das Überwinden äußerer durch Konkurrenten personifizierter Widerstände. Beim Wandern reduziert sich das Problem auf die Überwindung innerer Widerstände. Sie können durch Übergewicht oder innere Trägheit gegeben sein. Wer erst einmal den anfänglichen Schwachpunkt überwunden hat und losgeht, oder – im Fall einer Fastengruppe – mitgeht, wird anschließend mit Wohlbefinden dafür belohnt.

Wie wird während des Fastens gewandert?

Um dieses Wohlbefinden nicht zu beeinträchtigen, empfiehlt sich die Beachtung einiger Kleinigkeiten.

Kaufen Sie sich zum Wandern Schuhe, die eine halbe Nummer größer sind. Der Fuß wird durch das Wandern besser durchblutet und braucht dadurch etwas mehr Platz. Sofern sie nicht gerade im Gebirge wandern, sind Wanderstiefel mit fester Sohle nicht sinnvoll. Die Schritte werden nicht ausreichend abgefedert, und die Belastung der Gelenke erhöht sich. Die Schuhe können gern den Knöchel umschließen und so besseren Halt geben. Sie sollten aber nach Möglichkeit gut biegsam und elastisch sein. Insbesondere bei Übergewicht sind gute Dämpfungseigenschaften der Schuhsohle (beispielsweise durch ein eingearbeitetes Luftpolster) von Bedeutung.

Achten Sie darauf, daß die Füße absolut trocken sind, bevor Sie die Wanderschuhe anziehen, um Blasenbildung zu vermeiden. Zwischen dem Duschen und dem Beginn der Wanderung sollte eine Stunde Zeit liegen, die Sie in Hausschuhen oder ohne Schuhe verbringen. Über geeignete Strümpfe gehen die Meinungen auseinander. Ein Tip: Versuchen Sie es einmal mit zwei paar dünnen und feinen Socken, die übereinandergezogen werden und aus 100 Prozent Baumwolle bestehen. Gegen Blasenbildung hilft auch ein geeigneter Puder oder Hirschtalg. Unterwegs während der Trinkpausen die Schuhe kurz auszuziehen, hilft ebenfalls Druckstellen zu vermeiden.

Nicht nur morgens, sondern auch zwischendurch empfehlen sich kurze Dehnübungen für die Achillessehne, Unterschenkel- und Oberschenkelmuskulatur, um Zerrungen und Verkrampfungen zu vermeiden.

Wer wandert, kann schon mal ins Schwitzen kommen. Die beste Saug-, Verteil- und Ableitfunktion hat immer noch feine Wolle auf der Haut. Insbesondere bei Wind und kühleren Temperaturen macht sich das angenehm bemerkbar. Die Ableitfähigkeit für Feuchtigkeit und das Wärmevermögen ist durch Baumwolle eindeutig schlechter. Denken Sie auch daran, daß Sie während des Fastens hin und wieder Fröstelphasen haben können und dann ein verstärktes Wärmebedürfnis haben. Reine Wolle sollte daher zur Fastenausrüstung gehören.

Für unterwegs ist auch Wind- und Regenschutz nötig. Unter der Voraussetzung, daß es nicht zu windig ist, ist ein zusammenklappbarer Taschenregenschirm der geeignete Regenschutz, auch wenn es nicht so zünftig aussieht. Gut wirksame Regenkleidung läßt keine Feuchtigkeit von innen nach außen, was sich auf Dauer unangenehm auswirkt. Von Regenjacken läuft das Wasser auf die Hose, die dann um so schneller naß wird. Auch die modernen Synthetikfasern halten nicht immer das, was sie versprechen: angeblich kein Wasser von außen nach innen, wohl aber die Körperdämpfe von innen nach außen zu lassen. Gegen starken Wind gibt es Windschutzwatte für die Ohren in der Apotheke. Sehr gut für die Pausen ist ein kleines, zusammenfaltbares Isolierkissen, um sich beim Hinsetzen nicht zu verkühlen.

Nehmen Sie sich für unterwegs ctwas Kräutertee in einer Thermoskanne mit, am besten vor dem Einfüllen auf Trinktemperatur herabgekühlt. Es kann sonst passieren, daß andere schon ausgetrunken haben und weitergehen möchten, während Sie immer noch pusten. Am meisten wird Sie vielleicht die Frage beschäftigen, ob das überhaupt geht: Fasten und dazu noch die Anstrengung des Wanderns. Seien Sie unbesorgt – es geht besser, als Sie das für möglich halten. Wenn Sie mit einer Fastengruppe wandern, wird Ihnen daraus Kraft erwachsen. Eine Gruppe ist ein soziales Gebilde, auch während des Wanderns. Je größer die Wandergruppe, desto geringer die Möglichkeit, ein Wandertempo zu finden, das allen gerecht wird. Es wird immer einigen zu schnell oder zu langsam gehen. Die Lösung besteht darin, daß die ersten in regelmäßigen Abständen von sich aus warten, damit die letzten aufschließen können. Die letzten brauchen sich nicht unter Druck gesetzt fühlen, dürfen aber auch den ersten nicht den Vorwurf machen, daß sie „zu schnell" sind. Ein solches Verhalten erfordert einige Übung, gegenseitiges

Verständnis und Rücksichtnahme, ist aber erfahrungsgemäß der beste Weg, damit alle Beteiligten auf ihre Kosten kommen.

Ein Wandern mit Rucksack von A nach B und von B nach C ist während des Fastens in Selbsthilfe nicht sinnvoll. Es geht sich dann schon wegen des erheblichen Gewichts nicht mehr locker und leicht. Die damit verbundenen erhöhten Leistungsanforderungen stehen den medizinischen Aspekten des Fastens in Selbsthilfe entgegen. Eine tägliche Rückkehr ins vertraute Quartier, in dem man sich eingerichtet hat, bringt einen höheren Erholungswert mit sich.

Tägliche Wanderstrecken von 30 Kilometern und mehr sind etwas für Wandergeübte und Menschen, die gern an die Grenzen ihres Leistungsvermögens gehen. Ein Extremtest führte fastend und wandernd von Nord nach Süd durch Deutschland. Tägliche Gehstrecke: zirka 50 Kilometer. Ergebnis: Die Mehrzahl der Teilnehmenden mußte das Unternehmen abbrechen, wegen Verschleißerscheinungen am Stütz- und Bewegungsapparat. Das Fasten behinderte die Gehleistung nicht. Es dominierte der Leistungsgedanke. Das Ergebnis dieser und vieler anderer Fastenerfahrungen: Für die meisten Menschen beträgt die optimale Fastengehstrecke 10 bis 25 Kilometer pro Tag. Es wird deshalb in der Gruppe die Aufgabe einer ortskundigen Fastenbegleitung sein, auf mögliche Abkürzungen, Fahrtmöglichkeiten und zusätzliche Strecken zur individuellen Gestaltung der Wanderung hinzuweisen.

Es bleibt die Frage nach der Gruppengröße. Kleine Gruppen von bis zu zehn Personen sind dann sinnvoll, wenn sich die Personen bereits als Selbsthilfegruppe kennen. Ist das nicht der Fall, besteht die Gefahr einer zu großen Vereinnahmung bei gleichzeitiger Einengung des persönlichen Freiraums. Andererseits ist die Möglichkeit der Einflußnahme auf die Gesamtgestaltung dann größer.

Große Gruppen erregen mehr Aufsehen und geben mehr die Möglichkeit, das Fasten und Wandern mit einem gewissen Sendungsbewußtsein zu verbinden, was durchaus legitim ist. Große Gruppen lassen Sie sich als Teil dieser Gruppe stark fühlen. Allerdings wird Ihnen diese Stärke aus der Masse später nicht sehr hilfreich sein, wenn es zu Hause darum geht, die Nachfastenzeit sinnvoll zu gestalten. Eine mittlere Größenordnung von 20 bis 30 Personen ist noch überschaubar, ermöglicht unterschiedliche Kontakte und bei Bedarf gelegentliches, unauffälliges Zurückziehen.

Gewandert werden sollte nach Möglichkeit nicht vom Wohnort aus. Der räumliche Abstand ist wichtig. Da das Leistungsdenken vorübergehend abgebaut und alles locker und leicht gehen soll, sind sehr bergige Touren ungeeignet, es sei denn, die Teilnehmenden verbindet Übung im Wandern. Gute Luft und dünne Besiedlung sollten wesentliche Kriterien für die Ortswahl sein. Weite Landstriche an Nord- und Ostsee sind hierfür geeignet. Das Seeklima mit seiner aerosolhaltigen Luft und die Weite der Landschaft verstärken heilsame Wirkungen, insbesondere bei Allergien, Erkrankungen der Atemwege, der Haut und bei seelischen Beschwerden. Eine Wattwanderung im Sommer ist zudem von hoher kreislaufanregender Wirkung.

11. Einige Anregungen zur Gestaltung des Fastens in Selbsthilfe

Die Vorbereitung

Eine gutgestaltete Vorbereitung trägt wesentlich zum Fastenerfolg bei. Unter Fastenerfolg verstehen wir nicht nur die subjektiv erfahrbaren und objektiv meßbaren positiven Ergebnisse bei Beendigung des Fastens. Wer in der Hauruckmethode von heute auf morgen von seiner gewohnten Ernährung auf Fasten umsteigt, wird größere Schwierigkeiten haben, seine Nachfastenzeit sinnvoll zu gestalten. Auch erhöht ein wiederholter abrupter Wechsel von kalorienhaltiger Kost zum Fasten das Risiko, in eine Eßstörung zu verfallen. Der Erfolg des Fastens in Selbsthilfe wird also daran zu messen sein, inwieweit es gelingt, die seelische und körperliche Umstimmung zu stabilisieren. Das erfordert Einsicht, innere Bereitschaft und Freude an der eigenen Stärke. Auf dieser Grundlage wird es möglich, einige Änderungen persönlicher Verhaltensweisen in die Wege zu leiten und beizubehalten.

Die Voraussetzungen hierfür ergeben sich aus einer sinnvoll gestalteten Vorbereitungszeit. Die vielen kleinen, erfolgreich praktizierten Maßnahmen vermitteln bereits ein positives Gefühl der Selbstbestätigung, an das nach dem Fasten, wenn sich das Bedürfnis nach Belohnung einstellt, gut angeknüpft werden kann. Mit ein oder zwei „Entlastungstagen“ ist es also nicht getan. Nehmen Sie sich für die Vorbereitung einer Fastenwoche am besten ebenfalls eine Woche Zeit. Sie können in dieser Vorbereitungswoche voll Ihrer Arbeit nachgehen. Ihre Leistungsfähigkeit bleibt erhalten, sie verbessert sich sogar.

Sie beginnen mit dem Verzicht auf Fleisch, Fisch, Wurst, Schmalz, Eier, Weißmehlprodukte und Süßigkeiten. Statt dessen

essen Sie Brötchen und Brot aus Vollkornschrot mit Butter oder Margarine und Käse, Obst und Rohkostsalate mit Dressing aus dem, was der Markt bietet. Als warme Speisen empfehlen sich Gemüseeintopf und Gemüseauflauf mit Käse überbacken. Ein unter Umständen vorhandenes starkes Bedürfnis nach Süßigkeiten kann durch getrocknete Weinbeeren, Backpflaumen und anderes ungeschwefeltes Trockenobst befriedigt werden. Salz sollte nach Möglichkeit nicht mehr verwendet werden. Im Brot und Käse ist ohnehin mehr als erforderlich davon enthalten. Statt dessen kann gut mit Kräutern gewürzt werden.

Bereits ab Beginn der Vorbereitungswoche ist es einen Versuch wert, Alkohol, Psychopharmaka, Zigaretten, Kaffee und schwarzen Tee zu reduzieren oder nach Möglichkeit darauf zu verzichten. Der Verzicht auf Psychopharmaka sollte in Absprache mit einem Fastenarzt oder zumindest mit dem Verordner erfolgen.

An Getränken nehmen Sie am besten stilles Mineralwasser, Gemüsesäfte ohne Salzzusatz, Obstsäfte ohne Zucker- oder Süßstoffzusatz und bei Bedarf für die jeweilige Tageszeit geeignete Morgen- und Abendmischungen von Kräutertees zu sich.

Raucher und Alkoholkonsumenten haben einen erhöhten Vitaminbedarf und leiden dementsprechend oft unter einem verdeckten Mangel, dem bereits vor Fastenbeginn entgegengewirkt werden sollte. Das betrifft ebenfalls einen eventuell vorhandenen Mineralstoffmangel. Es empfiehlt sich deshalb folgende zusätzliche Einnahme pro Tag: drei Eßlöffel Hefeflocken, ein Teelöffel Minaktiv, zwei Lutschtabletten mit den Vitaminen A, C und E.

Sie erhalten die Teemischungen, Obst- und Gemüsesäfte vorwiegend im Naturkostladen oder Reformhaus. Wegen der besseren Verwertbarkeit und Wirkung sollten unbedingt organisch gebundene Vitamine und Mineralstoffe bevorzugt werden. Zwei Tage vor Fastenbeginn ist es gut, wenn Sie auch auf Milch und Milchprodukte verzichten.

Zur Vorbereitung gehört es auch, daß Sie jeden Tag einige Kilometer zu Fuß gehen. Wer keine Zeit oder keinen Sinn für längere Spaziergänge hat, kann beispielsweise für einen Teil der Strecke zur Arbeit auf Verkehrsmittel verzichten. Die damit verbundene

Anregung des Stoffwechsels wird sinnvoll ergänzt durch einen wiederholten Saunabesuch.

Zur Fastenvorbereitung gehört unbedingt eine Darmspülung, damit das Fasten mit gereinigtem Darm begonnen werden kann. Ein gereinigter Darm hilft, Hungergefühle und Fastenbeschwerden zu vermeiden. Wir kommen später noch darauf zurück. Alle anderen Reinigungsverfahren sind von geringerer Wirkung und meist unzureichend. Das in Apotheken erhältliche Einmalklistier setzt einen Entleerungsreiz im Mastdarm und erreicht bestenfalls den absteigenden Ast des Dickdarms, nicht jedoch den aufsteigenden und querliegenden Ast des Dickdarms. Das Einmalklistier ist also für Fastenzwecke ungeeignet. Als zu trinkende Abführmittel stehen im wesentlichen zur Verfügung: Abführtees (etwa Sennesblätter), Glaubersalz, Bittersalz, Mayr-Passagesalz, Sauerkrautsaft, Pflaumensaft aus Trockenpflaumen. Sie alle haben den Nachteil, in ihrer Anwendung mit einem höheren Mineralstoffverlust verbunden zu sein, als das bei der Darmspülung der Fall ist. Glaubersalz und Bittersalz schmecken nicht gut. Mayr-Passagesalz mundet besser, ist aber schwächer in der Wirkung. Pflaumensaft hat einen hohen Zuckeranteil und kann dadurch Hungergefühle erzeugen. Als sehr kalorienreiches Getränk findet er im Zusammenhang mit Fasten besser keine Verwendung.

Die Wirkung eines eingenommenen Abführgetränks ist individuell sehr unterschiedlich und dadurch wenig kalkulierbar. Sie reicht vom kräftigen Durchfall nach einer knappen Stunde über abführende Wirkung in der Nacht oder am darauffolgenden Tag bis zum Fehlen einer Wirkung. Eine ausbleibende Wirkung legt den Verdacht nahe, daß der Körper unter einem Flüssigkeitsmangel leidet und deshalb der Wasseranteil des Abführgetränks durch die Dickdarmwand resorbiert wurde. Im Falle einer Einnahme von Glaubersalz, Bittersalz oder Mayr-Passagesalz würde das heißen: Das Abführsalz befindet sich noch im Darmtrakt. Es muß also nicht eine erneute – eventuell sogar erhöhte – Dosis in Wasser aufgelöst und getrunken werden. Vielmehr genügt es, zunächst einmal die Trinkmenge generell zu erhöhen. Dieses Erfordernis würde bei manchen Menschen auf Schwierigkeiten stoßen.

Verursacht das Abführmittel einen Durchfall, so ist hieraus noch nicht auf einen gereinigten Darm zu schließen. Der Dickdarm – und um dessen Reinigung geht es hier –, besteht aus Taenien und Haustren, also Einschnürungen und Ausbuchtungen. Der Durchfall ist zunächst lediglich ein sicheres Zeichen dafür, daß in der Mitte des Darmrohres ein Kanal freigelegt wurde. In den Ausbuchtungen können weiterhin Verkrustungen älteren Datums sitzen und Beschwerden verursachen. Darüber hinaus haben viele Menschen in der Darmwand Divertikel, das heißt kleine, tiefe Ausbuchtungen. Der sich dort über Jahre ansammelnde Unrat kann kaum durch ein Abführmittel gelöst werden. Selbst Darmspülungen bringen hier erst nach mehrmaliger Wiederholung Erfolg.

Es ist also geraten, im Interesse eines erfolgreichen und intensiven Fastenverlaufs mit der Darmspülung zu beginnen, ohne sich zunächst in anderen Abführmöglichkeiten zu versuchen. Eine Ausnahme bilden einige Darmerkrankungen (zum Beispiel Morbus Crohn), bei denen jedoch ohnehin eine fachärztliche Fastenbegleitung geraten erscheint. Die Darmspülung erfolgt durch körperwarmes Wasser mit einem Einlaufgerät. Die Temperatur ist unbedingt einzuhalten, da der Darm auf zu kaltes oder zu warmes Wasser empfindlich mit Darmkatarrh oder Verbrühungen reagieren kann. Das Wasser (ein bis zwei Liter) wird nach Möglichkeit 15 Minuten gehalten, bevor es zur Ausscheidung kommt. Die erste Spülung wird oft nicht ausreichend sein, insbesondere dann nicht, wenn noch nie zuvor ein Einlauf gemacht wurde. Es ist also sinnvoll im Rahmen der Fastenvorbereitung, eine zweite und dritte Spülung direkt anzuschließen. Ein bestehender Flüssigkeitsmangel kann auch im Falle der Darmspülung dazu führen, daß zunächst ein Teil des Wassers nicht zurückläuft, sondern durch die Dickdarmschleimhaut resorbiert wird.

Wenn Sie sich zu der Prozedur der Darmspülung nicht entschließen können und mit Bittersalz oder Glaubersalz abführen möchten, gelten folgende Mengen: ein gehäufter Teelöffel Bittersalz in 0,7 Liter lauwarmem Wasser oder ein gehäufter Eßlöffel Glaubersalz in 0,7 Liter lauwarmem Wasser. Das Salz muß aufgelöst sein, und die Flüssigkeit wird zügig getrunken. Auf keinen Fall ist zu empfehlen, das Salz in weniger Wasser einzunehmen, um die größere Menge ohne Geschmacksbelästigung danach zu trinken. Das kann zu Verätzungen der Speiseröhre führen. Die kleine Ernährungsumstellung, das Weglassen von Genußgiften und die vermehrte Bewegung entlasten bereits den Stoffwechsel und regen ihn dazu an, mit der verstärkten Mobilisierung und Ausscheidung von Gift- und Schlackenstoffen zu beginnen. Das geschieht teilweise über die Schleimhäute. In stärkerem Fall als das vorher der Fall war, spüren Sie dann morgens ein unreines Gefühl im Mund-, Nasen- und Rachenraum sowie eine belegte Zunge. Dieser Vorgang wird sich während des Fastens noch verstärken. Erfolgt keine ausreichende Reinigung dieser Bereiche, kommt es tagsüber zu einer teilweisen Rückresorption dieser ausgeschiedenen Stoffe, was unerwünscht ist.

Yoga-Praktizierenden ist zur Reinigung der Nasenschleimhaut das Heraufziehen von Wasser aus der geöffneten Hand bekannt. Es gibt eine gründlichere Anwendungsmöglichkeit. Hierzu benötigen Sie eine Nasendusche (Original „Lota", zu beziehen über Apotheken). In den Glaskolben geben Sie einen Teelöffel Kochsalz, aufgelöst in einem Liter körperwarmem Wasser. Die Ableitung wird in eines der beiden Nasenlöcher eingeführt. Durch den Druck der Wassersäule steigt das Wasser langsam aufwärts, sickert oberhalb der Nasenscheidewand durch die Siebbeinzellen und läuft abwärts aus dem anderen Nasenloch heraus. Nachdem die Hälfte des Wassers die Nase durchlaufen hat, setzen Sie den Kolben ab und schnauben im Wechsel das rechte und linke Nasenloch kräftig aus. Die andere Hälfte des Wassers durchläuft dann in umgekehrter Richtung die Nase. Anschließend schnauben Sie wieder kräftig aus. Während des Spülvorganges wird nicht geschluckt und der Mund bleibt geöffnet. Hierdurch verhindern Sie, daß Wasser über die Eustachische Röhre in das Innenohr gerät. Falls das doch einmal passieren sollte, ist das nicht weiter problematisch: das Wasser wird binnen kurzer Zeit resorbiert. Wenn Sie zur Verwendung von kaltem Wasser übergehen, kann das zunächst zu Schmerzen im Hinterkopf führen. Die Kaltwasseranwendung stellt jedoch ein hervorragendes Training der Kapillargefäße dar und sorgt für eine zusätzliche verbesserte Durchblutung der Nasenschleimhaut. Die Nasenspülung praktizieren Sie am besten morgens nach dem Aufstehen.

Ebenfalls morgens empfiehlt sich als Fastenvorbereitung zur Reinigung der Mundschleimhaut und Zunge die Durchführung des von dem ukrainischen Arzt *Karach* vorgestellten „Ölziehens". Sie nehmen einen Eßlöffel voll hochwertigen Sonnenblumenöls, spülen damit zehn Minuten lang den Mund und ziehen es durch die Zahnzwischenräume. Danach wechseln Sie für weitere zehn Minuten lang das Öl. In Verbindung mit dem Speichel bildet sich eine milchige Öl-Wasser-Emulsion. Danach spülen Sie den Mund gründlich mit Wasser. Sie werden feststellen, daß durch dieses Verfahren hartnäckiger Zungenbelag, der selbst einer Zahnbürste standhält, gut abgetragen wird. Behauptungen, wonach durch dieses Verfahren auch zusätzlich Giftstoffe aus dem Körper über die Mundschleimhaut herausgezogen werden, woraus die erfolgreiche Behandlung einer Vielzahl von Erkrankungen resultiert, bedürfen eines wissenschaftlichen Nachweises, der unseres Wissens noch nicht erbracht ist, aber doch recht einfach wäre: Die Öl-Speichel-Emulsion müßte einer umfassenden Analyse unterzogen werden.

Es gibt Menschen, die sich (wahrscheinlich zu Unrecht) der Durchführung einer Fastenwoche nicht gewachsen fühlen, hierfür keine Zeit haben oder aus anderen Gründen verhindert sind. Ihnen gilt folgender Vorschlag: Dehnen Sie die Vorbereitungswoche auf zwei Wochen aus und praktizieren Sie in der zweiten Woche die Ernährungsumstellung in umgekehrter Richtung, bis Sie nach zwei Wochen wieder bei Ihrer normalen Kost angelangt sind. Sie werden sich bereits dann recht gut erholt fühlen und mit frischen Kräften Ihren Alltagsaufgaben nachgehen können.

Was gehört zu einem guten Verlauf?

Die im folgenden beschriebenen Einzelkomponenten des Fastens in Selbsthilfe sind nicht nur das Ergebnis fremder und eigener Überlegungen und Erkenntnisse. Andere Vorgehensweisen wurden praktisch erprobt und als Irrtum oder weniger wirksam erkannt. Die Kriterien hierbei waren: Intensität der Fastenwirkung, Handhabbarkeit und Ausmaß eventuell auftretender Fastenbeschwerden.

Es könnte eingewendet werden, daß manche nur gering anmutenden Unterschiede zu anderen Fastenformen wenig ins Gewicht fallen, da ein wie auch immer geartetes Fasten fast immer eine positive Wirkung habe. Als Beweis bieten sich eine Vielzahl an positiven objektiven und subjektiven Ergebnissen in Zusammenhang mit anderen Fastenformen an.

Aus diesem Argument ergibt sich nur ein Teil der Wahrheit. Während der Zeiten normaler Ernährung ist es weitgehend gleichgültig, was Sie essen, wenn es Ihnen lediglich darum geht, satt zu werden und wenn Sie immer genug zu essen haben. Wollen Sie jedoch langfristig über die Ernährung Ihre Gesundheit gestalten und fördern, so wird es Ihnen sehr wichtig sein, wie Sie essen, wann Sie essen und was Sie essen.

Während der Zeit des Fastens ist es weitgehend egal, wie Sie fasten, wenn es Ihnen lediglich darum geht, abzunehmen und vielleicht ein wenig zu entschlacken, sofern Sie nur ausreichend lange und/oder intensiv genug fasten.

Wenn es aber in Zeiten normaler Ernährung bereits wichtig ist, aus dem vielfältigen Angebot sorgfältig auszuwählen, ist es dann nicht noch viel wichtiger, während der Fastenzeit sorgfältig auf diesen Aspekt zu achten? Scheinbar kleine Unterschiede können dann eine große Wirkung haben. Wirksam werden diese Unterschiede in jedem Falle. In welchem Maße sie direkt spürbar werden, hängt davon ab, wie sensibilisiert der Fastende ist beziehungsweise durch wiederholtes Fasten geworden ist. So hat jedes kleine und bewußt ausgewählte Detail des Fastens in Selbsthilfe seine spezifische Wirkung und trägt zu einem positiven Gesamtergebnis bei.

Wenn Sie sich zum Beispiel zu ein oder zwei Wochen Fasten in Selbsthilfe und Wandern entschließen, werden Sie einige Erwartungen haben. Es könnten folgende sein:

- Sie investieren Urlaubszeit und Geld und möchten, daß sich jeder Tag zu einem positiven Gesamtergebnis abrundet.

- Sie möchten Sauerstoff tanken, draußen an frischer Luft in Bewegung sein, ohne überfordert zu werden.
- Sie möchten landschaftlich schöne Gegenden kennenlernen oder gern wiedersehen.
- Sie möchten die lockere Anschlußmöglichkeit an eine Gruppe haben, jedoch ohne Gruppendruck und mit Rückzugsmöglichkeit.
- Eine gewisse Grundausstattung an Komfort sollte gewährleistet sein.
- Sie möchten abnehmen, und zwar soviel wie möglich.
- Sie möchten entgiften und entschlacken, und zwar so intensiv wie möglich.
- Sie möchten nicht durch Fastenbeschwerden geplagt werden, das Fasten soll Ihnen leichtfallen.
- Sie möchten für alle Fälle eine qualifizierte Begleitung beim Fasten haben, die Sie bei Bedarf ansprechen können.
- Sie möchten etwas dazulernen und Anregungen für Ihre persönliche Gesundheitsgestaltung mit nach Hause nehmen.

Wenn diesen Wünschen und Erwartungen soweit wie möglich entsprochen werden soll, spielen Fastenverpflegung, Wandern und begleitende Maßnahmen eine entscheidende Rolle.

Die Fastenverpflegung

Saft oder Gemüsebrühe?

Als Fastengetränke werden am besten Säfte, Wasser und Kräutertees angeboten. Einige Leser könnten fragen: Warum denn keine Gemüsebrühe? Sie ist bei vielen Fastenden sehr beliebt. Die Gemüsebrühe ist gewissermaßen ein freudiges Ereignis, auf das man sich jeden Tag hin orientiert. Sie ist warm und hat einen essensähnlichen Charakter. Man kann sich hinsetzen und sie wie eine Suppe aus dem Teller löffeln. Die Gemüsebrühe hat also für den Fastenden zunächst eine psychologische Bedeutung. Dieser Effekt läßt sich auch erzielen, wenn Gemüsesaft kurz vor dem Genuß etwas erwärmt wird.

Fragt man Fastenveranstalter, warum sie Gemüsebrühe reichen, so werden neben dem psychologischen Aspekt im wesentlichen zwei Gründe genannt: Es ist beabsichtigt, einer eventuellen Mangelsituation in der Mineralstoffversorgung vorzubeugen, und die Gemüsebrühe soll zur Vermeidung von Fastenbeschwerden beitragen. Dieselben Leute empfehlen gern die Vorzüge von Rohkost und Vollwertkost. Wesentlicher Bestandteil des Vollwertkonzepts ist die Aussage von Professor *Werner Kollath: „So natürlich wie möglich.“* Was aber an der Gemüsebrühe ist noch natürlich?

Es gibt drei Möglichkeiten zu deren Herstellung.

Erste Möglichkeit: Sie füllen den Topf zu Dreiviertel mit kleingeschnittenem Gemüse und kochen das Gemüse ohne Salzzusatz so lange, bis die Mineralstoffe aus dem Gemüse weitgehend herausgelöst sind. Das Gemüse hat als Folge keinen Geschmack mehr und wird weggetan. In der Brühe befinden sich dann bis zu 94 Prozent der Mineralstoffe aus dem Gemüse. Um diesen hohen Anteil zu erzielen und dem Gemüsewasser einigermaßen Geschmack zu geben, sollte das Gemüse 45 Minuten gekocht werden. Der ganze Topfinhalt ist dann tot gekocht. Wertvolle hitzeempfindliche sekundäre Pflanzenstoffe wie Vitamine und Flavonoide sind vernichtet. Rohes Gemüse hat stark basische Valenzen. Gekochtes Gemüse samt Brühe wirkt im Sinne einer Übersäuerung (Azidose) mit allen sich nachteilig daraus ergebenden Folgen (182).

Wesentliche Ursache für einige Fastenbeschwerden ist die mit den veränderten Stoffwechselprozessen während des Fastens einhergehende Fastenazidose. Gemüsebrühe schwächt diese Fastenazidose nicht ab, sondern verstärkt sie. Gemüsebrühe wirkt wie gekochtes Gemüse als sauerstoffbindendes Oxidans, frisches Gemüse wirkt als Antioxidans. Geht es um die Vermeidung oder Abschwächung von Fastenbeschwerden, so ist also Säften gegenüber Gemüsebrühe der Vorzug zu geben.

Zweite Möglichkeit: Sie geben dem Gemüse Salz bei. Der Kochprozeß verkürzt sich dadurch, denn das Salz zieht die Mineralstoffe schneller heraus. Außerdem wird die Gemüsebrühe dadurch schmackhafter. Fasten in Selbsthilfe verfolgt auch das Ziel, möglichst bald nach Fastenbeginn zu einer mehr oder weniger starken Entwässerung zu kommen. Hierzu ist es erforderlich, daß sich das Kalium-Natrium-Verhältnis zugunsten des Kaliums verschiebt. Dieser Effekt wird erzielt durch die Gabe kaliumreicher Obst- und Gemüsesäfte ohne Salzzusatz. Er wird zunichte gemacht oder zumindest verzögert und abgeschwächt, wenn zusätzlich Gemüsebrühe mit Salzzusatz gereicht wird. Eine Entwässerung aber ist wichtig, um die bindegewebige Grundsubstanz des Zellzwischenraums zu entquellen. Die Fließbedingungen der Transitstrecke zwischen Kapillaren und Zellen werden dadurch verbessert, was einen Abtransport mobilisierter Gift- und Schlackenstoffe und in umgekehrter Richtung die Versorgung des Gewebes verbessert.

Dritte Möglichkeit: Sie kaufen sich eine pflanzliche Fertigbrühe im Reformhaus oder Naturkostladen und lösen diese in kochendem Wasser. Dies wäre die minderwertigste aller möglichen Vorgehensweisen, behaftet mit allen bereits genannten Nachteilen. Eine solche Brühe besteht außer Wasser überwiegend aus Salz. Wenn dieses Verfahren trotzdem angewendet wird, dann offensichtlich, um Geld zu sparen und weil es so schön bequem ist.

Die Säfte

Es ist Bircher-Benner im Rahmen der von ihm propagierten „Sonnenlicht-Nahrung" zu verdanken, daß die Bedeutung von frischem Obst und Gemüse für die Gesundheit wieder breiten Bevölkerungsschichten bewußt wurde. Für Bircher-Benner war „das, was wirklich nährt, bei der Bildung der pflanzlichen Nährsubstanz aufgespeicherte und unveränderte Sonnenenergie . . ." (17).

Der kränkelnde Engländer *Walker* verkürzte sich einen verordneten Erholungsaufenthalt – mit Möhrensaft: „Der tägliche Säfteverzehr begann die Regeneration meines Körpers spürbar zu beschleunigen. Mit der Zeit fühlte ich mich stark und gesund. Das Übergewicht, das ich mit mir herumgeschleppt hatte, war verschwunden, und meine Figur spiegelte meine Rückkehr zur Gesundheit und Vitalität wider. Die Folge war, daß ich schon nach acht Wochen nach London zurückkehrte – nicht erst nach neun Monaten, wie mein Arzt es mir verordnet hatte" (183). Walker trank ab diesem Zeitpunkt täglich Frischsäfte, fuhr mit über 100 Jahren noch Fahrrad, schrieb Bücher bis ins 114. Lebensjahr und wurde 116 Jahre alt.

Im Rahmen des Fastens in Selbsthilfe werden Obst- und Gemüsesäfte eingesetzt. Obstsaft gibt es morgens, Gemüsesaft abends, jedoch nicht nach 19 Uhr. Die Säfte sind im Verhältnis eins zu eins mit lauwarmem Wasser zu verdünnen. Zitronensaft und Muttersäfte (Hagebutte, Schlehe, Johannisbeere, Heidelbeere) erfordern eine höhere Verdünnung und werden mit Apfelsaft gemischt, der im Verhältnis eins zu eins mit Wasser verdünnt wird. Die Säfte trinken Sie am besten in kleinen Schlucken und speicheln Sie vorher gut ein. Die Verdünnung hat den Vorteil, daß je nach subjektivem Bedürfnis auch drei Gläser bis zur Erreichung eines Sättigungsgefühls getrunken werden können, ohne daß es zu einer mit dem Fasten nicht mehr zu vereinbarenden Kalorienzufuhr kommt. Durch die Verdünnung wird eine Verringerung der Sekretion von Verdauungssäften erzielt und ein auf diesem Wege möglicherweise entstehendes Hungergefühl vermieden. Die Erwärmung der Säfte empfinden die Fastenden subjektiv als angenehm. Ferner läßt sich auf diese Weise ein unerwünschter Kältereiz im Magen vermeiden.

Es ist von erheblicher Bedeutung, die Obstsäfte morgens und die Gemüsesäfte abends zu trinken. Der in den Obstsäften enthaltene höhere Fruchtzuckeranteil erleichtert den energetischen Einstieg in die tägliche Wanderung, wird tagsüber völlig verwertet und hilft hierzu veranlagten Fastenden, einen Blutzuckerabfall zu vermeiden. Eine Verabreichung von Obstsäften am Abend ist abzulehnen, da die anschließend erforderliche körperliche Betätigung fehlt und so Hungergefühle begünstigt werden können.

Eine zusätzliche Gabe von Honig findet generell nicht statt, weil sie bei dieser Verfahrensweise entbehrlich wird. Ein Vergleich mit Fastenformen, bei denen Honig, Gemüsebrühe und abends Obstsaft gereicht wird, zeigt, daß Fastenbeschwerden wesentlich seltener auftreten, und wenn, dann in schwächerer Verlaufsform. Dies gilt auch für Vergleiche mit derart praktizierten Fastenwochen, bei denen tagsüber gewandert wird.

Ausnahmen bestätigen die Regel: Einer der mitwandernden

Teilnehmenden kann für den Notfall einige Traubenzuckertabletten bei sich haben. Benötigt werden diese fast nie. Der Verzicht auf den täglichen Honig hilft darüber hinaus dazu, sich von einer unter Umständen vorhandenen Abhängigkeit von Süßigkeiten zu befreien. Eine sinnvolle Gestaltung der Nachfastenzeit wird somit erleichtert.

Die Auswahl der Säfte sollte vielfältig sein. Es ist durchaus möglich, jeden Morgen und jeden Abend einen anderen Saft zu sich zu nehmen, also 14 verschiedene Säfte pro Woche. Beispiel:

morgens	**abends**
Apfel	Sauerkraut
Birne	Möhre
Holunder/Apfel	rote Bete
Brombeere/Apfel	Sellerie
Orange	Gemüsemix mit Kräutern
schwarze Johannisbeere	Tomate mit Kräutern
Barley-Water	Gemüsemix mit Rettich

Aus dieser Vielfalt heraus ist garantiert, daß dem Organismus jene Vielfalt an Mineralstoffen und Spurenelementen zugeführt wird, die er für sein Wohlbefinden benötigt. Eine nähere Betrachtung der Säfte ist trotzdem empfehlenswert (13, 14, 153).

Apfel:	Kaliumgehalt 900 bis 1500 Milligramm/l, Magnesiumgehalt 40 bis 70 Milligramm/l, blutreinigend, blutbildend, harntreibend.
Birne:	Kaliumgehalt über 2000 Milligramm/l, abführend, harntreibend.
Holunder:	Kaliumgehalt 2620 bis 3600 Milligramm/l, Magnesiumgehalt 194 bis 347 Milligramm/l, Vitamin C 90 bis 165 Milligramm/l, schweißtreibend, abführend, harntreibend, krampflösend, eisenhaltig.
Brombeere:	Kaliumgehalt 1435 bis 1820 Milligramm/l, Magnesiumgehalt 166 bis 215 Milligramm/l, harntreibend, blutreinigend.

Orange:	Kaliumgehalt 1400 bis 2200 Milligramm/l, Magnesiumgehalt 60 bis 200 Milligramm/l, enthält Hesperidin.
schwarze Johannisbeere:	Kaliumgehalt 2260 bis 3400 Milligramm/l, Magnesiumgehalt 94 bis 192 Milligramm/l, Vitamin C 870 bis 1440 Milligramm/l, stark harntreibend, schweißtreibend, enthält Rutin.
Barley-Water:	besteht aus Gerste, Trauben-, Orangen- und Zitronensaft, Feigen, Zimt, Nelken und anderen Gewürzen sowie Wasser. Ein gut schmeckendes Fastengetränk aus England. Dort wird es gern heiß bei Erkältungen getrunken. Erhältlich unter anderem in Naturkostläden.
Sauerkraut:	Vitamin C 158 bis 242 Milligramm/l, abführend, reich an Milchsäure, entgiftende Wirkung durch enthaltene Senföle.
Möhre:	Kaliumgehalt 2170 bis 3150 Milligramm/l, Phosphatgehalt 760 bis 1190 Milligramm/l, Beta-Karotin 23 bis 72 Milligramm/l.
Tomate:	Kaliumgehalt 1500 bis 2900 Milligramm/l, Phosphatgehalt 370 bis 830 Milligramm/l.
rote Bete:	Kaliumgehalt 3420 bis 5800 Milligramm/l, Magnesiumgehalt 106 bis 332 Milligramm/l, enthält viel Eisen und Betain.

Diese kleine Auswahl an Hinweisen auf Inhaltsstoffe zeigt bereits, daß ein durch Säfte ergänztes Fasten ein umfassendes Regenerations- und Heilungsgeschehen in unserem Organismus in Gang setzt. Hierzu einige Erläuterungen:

Kalium wirkt entwässernd und ist als Gegenspieler von Natrium für die neuromuskuläre Erregbarkeit von großer Bedeutung. Magnesium reguliert den Cholesterinstoffwechsel durch eine Senkung des Cholesterinspiegels im Blut. Es fördert die Muskelarbeit durch die Aktivierung einer Vielzahl hierfür erforderlicher Enzyme. Außerdem dämpft Magnesium nervöse Übererregbarkeit und ist am Aufbau von Knochensubstanz beteiligt. Phosphor baut ebenfalls

Knochensubstanz mit auf und ist am Eiweißstoffwechsel beteiligt. Als Adenosintriphosphat spielt es in der Energiebereitstellung eine zentrale Rolle.

Vitamin C fördert die Resorption von Eisen sowie als Antioxidans und Radikalenfänger während des Fastens die Entgiftung und Entschlackung. Vitamin C aktiviert Regenerationsvorgänge an den Schleimhäuten, wirkt gefäßabdichtend und entzündungshemmend. Über eine Beteiligung am Aufbau von Immunkörpern wird die Infekt- und Allergenabwehr gesteigert. Vitamin C stimuliert die Bildung von adrenokortikotropem Hormon (ACTH, Hormon des Hypophysenvorderlappens, das die Sekretion der Nebennierenrinde steuert) in der Hypophyse und fördert die Bildung von roten Blutkörperchen, trägt also indirekt zur besseren Sauerstoffversorgung des Gewebes bei. Bei dreiwöchigem Fasten wurde ein Absinken des Blutplasmaspiegels von Vitamin C beobachtet, sofern ein tägliches Vitamin-C-Angebot von 50 bis 60 Milligramm nicht gewährleistet war. Begleiterscheinungen waren depressive Verstimmung, Mattigkeit und Gefäßlabilität (172).

Nach gängiger Interpretation bewirkt eine über den Bedarf pro Tag hinausgehende Vitamin-C-Zufuhr lediglich eine ungenutzte Ausscheidung desselben. Es kann jedoch davon ausgegangen werden, daß durch die während des Fastens in Gang kommenden Entschlackungs- und Regenerationsvorgänge sich zwar nicht zwangsläufig ein höherer Vitamin-C-Bedarf ergibt, wohl aber eine höhere Verwertbarkeit. Wer also die genannten Vorgänge im Körper forcieren und Fastenbeschwerden dämpfen möchte, dem sei eine großzügige Vitamin-C-Substitution empfohlen. In Frage kommt hierfür am besten ein organisch gebundenes natürliches Vitamin C, also keine Askorbinsäure aus der Apotheke. Geeignete Lutschtabletten aus getrocknetem Fruchtsaft hoch Vitamin-C-haltiger Früchte gibt es unter anderem im Reformhaus. Es ist in dem Zusammenhang auch eine zusätzliche Einnahme der Vitamine A und E sinnvoll, ebenfalls in organisch gebundener Form.

Hesperidin (Orange) und Rutin (schwarze Johannisbeere) zählen zu den Bioflavonoiden, die unter anderem eine venentonisierende Wirkung haben.

Eisen (rote Bete) ist Bestandteil des Atmungsferments Zytochromoxidase, der Peroxidase, der Katalase und des Hämoglobins der roten Blutkörperchen. Es ist somit von großer Bedeutung für die Sauerstoffversorgung der Zellen und den gesamten Stoffwechsel.

Betain (rote Bete) wirkt hemmend auf das Bakterienwachstum. Anderen Inhaltsstoffen der roten Bete, den Betazyanen, wird eine krebshemmende Wirkung nachgesagt.

Das Beta-Karotin der Möhre schließlich hat als Provitamin A eine regenerierende Wirkung auf die Schleimhäute und das die Innenseite der Gefäße auskleidende Endothel. Da Fasten in diesen Bereichen besonders wirksam ansetzt, ist eine zusätzliche Einnahme von Vitamin A beziehungsweise von dessen Vorstufen sinnvoll.

Falls zusätzlich Vitamin A, C oder E eingenommen werden, dürfen dies keine Kapseln sein, da hierdurch bereits die Peristaltik des Magens und in der Folge Hungergefühle ausgelöst werden können. Wegen des – wenn auch geringen – eventuellen Gehalts an Fruchtzucker sind Vitamin-C-Lutschtabletten vormittags einzunehmen, auch als kleine Belohnung und Stärkung während der Wanderung.

Die Fruchtsäfte werden nach Möglichkeit frisch gepreßt und direkt nach dem Preßvorgang getrunken, um eine Zersetzung durch ein Hinzutreten von Mikroorganismen und Luftsauerstoff zu verhindern. Sie sind dann am hochwertigsten. Nach einer halben Stunde sind frisch gepreßte Säfte nicht mehr halb so viel wert. Wenn Sie gemeinsam in einer größeren Gruppe fasten, ist diese Vorgehensweise schwierig wegen des großen Zeitaufwands und der damit verbundenen Wartezeiten. Notfalls muß dann auf von Herstellern abgefüllte Säfte zurückgegriffen werden. Obwohl die Einzelheiten der Abfüllung in Deutschland durch die Fruchtsaftverordnung detailliert geregelt sind, gibt es gravierende Qualitätsunterschiede. Keinesfalls geeignet sind Fruchtsaftgetränke, Nektare und andere Getränke mit Zuckerzusatz sowie aus Konzentrat hergestellte Säfte. Sparen Sie nicht an der falschen Stelle, und nehmen Sie das Beste, was der Markt bietet. Das werden meist Säfte aus ökologischem Anbau sein. Besonders zu empfehlen sind die besonders schonend abgefüllten Muttersäfte. Im Angebot gibt es da beispielsweise Heidelbeere, Brombeere, Himbeere, Erdbeere, rote Johannisbeere, schwarze Johannisbeere, Schlehe, Holunder und Hagebutte. Einige Wildfruchtsäfte wie Holunder werden erst durch eine vorherige Erhitzung trinkbar gemacht, wofür der Hersteller Sorge trägt.

Gemüsesäfte können Sie ebenfalls frisch pressen. Die Zugabe gepreßten Saftes aus Salaten, Kräutern, Spinat und Gurke ist dann sehr zu empfehlen. Bei Möhren kann eine vorherige schonende Erhitzung jedoch die Verfügbarkeit der nicht wasserlöslichen Vitamin-A-Vorstufen erhöhen. Andererseits geht ein Teil davon dadurch verloren. Frisch gepreßter Rote-Bete-Saft verursacht einigen Fastenden unangenehme Empfindungen im Halsbereich. Frisch gepreßter Weißkohlsaft ist gut, aber erst im Sauerkrautsaft haben sich weitere wertvolle Inhaltsstoffe entwickelt.

Sehr zu empfehlen sind Gemüsesäfte, die im rechtsdrehenden L(+)-Milchsäuregärungsverfahren hergestellt wurden. Gemüse sind oft stärker mit Mikroorganismen belastet als Obst und haben meist einen niedrigeren Säuregehalt, weswegen im Vergleich zu Fruchtsäften höhere Temperaturen zur Haltbarmachung erforderlich sind (28). Das ist nicht der Fall beim milchsauren Gärverfahren. Es gestattet eine schonendere Verarbeitung unter Verzicht auf Homogenisierung. Das milchsaure Gärverfahren war früher in Landhaushalten üblich zur Herstellung von Sauerkraut und sauren Bohnen unter anderem in großen Steinguttöpfen.

Völker, die sich vorrangig von aus milchsaurem Gärverfahren stammenden Produkten ernähren, erfreuen sich meistens anhaltender Gesundheit. Bereits *Hippokrates* und seine Vorgänger verwendeten ein milchsaures Getränk namens *Asklepias Sarkostema* zu therapeutischen Zwecken. Milchsaure Produkte regulieren die Darmflora. Pathogene Keime wie Enterokokken und Chlostridien, denen eine krebsfördernde Wirkung zugesprochen wird, werden verringert (125). *Kollaths* gern (und auch hier) zitierter Spruch „So natürlich wie möglich“ gilt also nur mit Einschränkungen. Über das Fasten mit milchsauer vergorenen Säften liegen positive Erfahrungen vor. Inwieweit hieraus teilweise auch die gute Verträglichkeit des Fastens in Selbsthilfe resultiert, bedürfte einer eingehenden Untersuchung.

Das Wasser

Die Qualitätsunterschiede des Wassers und die damit verbundenen Auswirkungen auf unseren Organismus sind beträchtlich. Allein der Härtegrad des Leitungswassers kann vom Faktor 1 bis mehr als 60 differieren. Wenn Sie sich informieren wollen über die Qualität Ihres häuslichen Trinkwassers, so ist es vielleicht möglich, die Analyse des Wassers eines in Ihrer Nähe befindlichen Brunnens zu erhalten. Es wäre jedoch ein Irrtum zu meinen, dieses Wasser flösse aus Ihrer Leitung. Es gibt in Deutschland Brunnen, die unter Berücksichtigung der deutschen und EU-Verordnungen beziehungsweise -richtlinien geschlossen werden müßten, weil etwa der Gehalt an Nitrat zu hoch ist. Würden diese Brunnen alle geschlossen werden, gäbe es Mengenprobleme bei der Versorgung der Bevölkerung. Also wird das Wasser „verschnitten", gutes und schlechtes Wasser vermischt. So gelangt schlechtes Wasser durch das Verbundnetz auch in Gegenden, wo es zunächst nicht vermutet wird.

Gechlortes Trinkwasser trinken Sie während des Fastens (und nach Möglichkeit auch sonst) besser nicht. Falls es sich nicht vermeiden läßt, ist das Wasser unbedingt zu kochen. Das Chlor entweicht dann als Gas. Das Ausweichen auf irgendein Mineralwasser ist auch noch keine Lösung, denn da gibt es ebenfalls große Qualitätsunterschiede.

Es ist besser, während des Fastens ein mineralstoffarmes Wasser zu trinken. Diese Aussage steht nicht im Widerspruch mit der Notwendigkeit einer ausgewogenen Mineralstoffversorgung unseres Organismus. Der hohe Mineralstoffgehalt eines Wassers gibt noch keine Garantie dafür, daß die Stoffe auch verwertet werden können. Wäre das so, dann müßte das regelmäßige Trinken von stark kalkhaltigem Wasser Knochenentkalkung (Osteoporose) in fortschreitendem Alter verhindern. Das ist jedoch nicht der Fall. Eher ist eine Zunahme der Verkalkung von Gefäßen (Arteriosklerose) zu beobachten.

Wasser, das wir trinken, wird resorbiert. Es gelangt in die Blutbahn und ins Gewebe. Es durchspült die bindegewebige Grundsubstanz und wird so zum Transportmedium für den Abtransport von Schlackenstoffen. Blut und Gewebeflüssigkeit haben eine begrenzte Aufnahmefähigkeit. Da aber während des Fastens ein erheblicher Bedarf an Abtransportkapazität besteht, ist es sinnvoll, das diesbezüglich zur Verfügung stehende Potential zu erhöhen. Durch das Trinken eines mineralstoffarmen Wassers wird die Aufnahmefähigkeit für den Abtransport von Schlackenstoffen vergrößert.

Dieser Vorgang läßt sich optimieren, wenn Sie darauf achten, daß Safttrinken und Wassertrinken zeitlich deutlich voneinander getrennt sind. Safttrinken ist *Versorgungszeit.* Wassertrinken ist *Entsorgungszeit.* Zwischen beiden sollte ein Zeitraum von mindestens einer halben Stunde liegen.

Unternehmen Sie zu Hause einmal folgenden Versuch: Sie stellen morgens zwei Gläser gleichen Wassers in gleichen Gläsern auf den Tisch. Ohne Anwesenheit anderer und Laufen von Musik und Fernseher, sammeln Sie sich abends kurz und trinken einen Schluck aus dem ersten Glas. Bevor Sie aus dem zweiten Glas trinken, rühren Sie das Wasser 20 Sekunden mit einem Teelöffel um, so daß sich ein Trichter bildet. Der Schluck aus dem zweiten Glas wird Ihnen anders schmecken: gehaltvoller, belebender, erfrischender. Besonders deutlich spürbar ist dieser Effekt, wenn Sie mineralstoffarmes Wasser für Ihren Versuch verwenden.

Bewegung, Mobilität hat immer auch etwas zu tun mit Flexibilität, jünger sein, anpassungsfähig sein. Durch das Trinken von mineralstoffarmem Wasser wird unser Blut, unsere Gewebeflüssigkeit, vorübergehend dünnflüssiger, beweglicher. Gute Fließfähigkeit des Blutes beugt Alterungsprozessen vor. Wenn Sie während des Fastens mineralstoffarmes Wasser trinken und zuvor durch Umrühren Bewegung in dessen molekulare Struktur bringen – um so besser.

Eine andere Möglichkeit besteht darin, sich dieses Wasser selbst herzustellen. Die in Kaufhäusern oft erhältlichen Billiggeräte funktionieren meist als Ionenaustauscher auf Kunstharzbasis. Hierbei besteht die Gefahr der Verkeimung. Außerdem bewirkt ein Ionenaustausch nicht zwangsläufig eine Entmineralisierung. Ionen werden entzogen, andere geraten ins Wasser. Sie sind daher nicht zu empfehlen. Eine andere Möglichkeit ist die Dampfdestillation. Hierbei ist der Stromverbrauch groß und die Ausbeute gering. Für den Tagesbedarf einer Person muß das Gerät mehrere Stunden an den Stromkreis angeschlossen sein. Das Wasser ist hochwertig, aber beim gemeinsamen Fasten in einer Gruppe wird es Schwierigkeiten geben, ausreichende Mengen zu produzieren. Außerdem ist die ökologische Verträglichkeit im Hinblick auf den Stromverbrauch zu hinterfragen.

Andere Geräte funktionieren nach dem Prinzip der Umkehrosmose. Vereinfacht ausgedrückt wird das Wasser hierbei durch eine äußerst feinporige Membran gepreßt, die die gröberen Mineralstoffbestandteile zurückhält. Es gibt Geräte, die direkt an den Wasserhahn angeschlossen werden und über dessen Öffnen durch Druck funktionieren. Beide Arten von Geräten sowie die erforderlichen Massagebürsten und den Reiseirrigator für die Darmspülungen erhalten Sie über den Versandhandel. Eine gewisse Bedeutung hat auch das levitierte Wasser erlangt. Es ist über eigens dafür eingerichtete Läden zu beziehen. Das vorgefilterte Wasser wird in einer von *Hacheney* konstruierten Maschine hochgradig beschleunigt und mikroverwirbelt und verändert so seine Schwingungsenergie. Folgende Auswirkungen werden vermutet: Steigerung der Lymphaktivität, Anregung des Stoffwechsels, positive Beeinflussung der Blutwerte. Nachgewiesen wurde eine Keimungs- und Wachstumsförderung bei Pflanzen (62).

Essigwasser und Zitrone

Es ist bekannt, daß Essig geringe Kalkablagerungen löst. In gewisser Weise läßt sich diese Erfahrung auch auf unseren Körper anwenden. Wir können feststellen, daß bei älteren Menschen eine zunehmende Verkalkung (Sklerotisierung) der Gefäße mit gleichzeitiger Entkalkung der Knochen (Osteoporose) einhergeht. Ein Zusammenhang zwischen Salzsäuremangel im Magen, welcher bei alten Leuten fast die Regel ist, und gleichzeitiger Behinderung der Kalziumassimilation ist nachgewiesen. Saures, regelmäßig zugeführt, hilft, damit weniger Verkalkung der Gefäße bei gleichzeitiger Entkalkung der Knochen stattfindet.

Die Zufuhr von saurem Essigwasser etwa bewirkt keine Übersäuerung (Azidose) des Körpers. Was sauer schmeckt, muß im Körper nicht sauer wirken. So hat selbst der extrem saure Zitronensaft sehr stark basische Valenzen. Eine Verstärkung der Fastenazidose durch Zufuhr von Essigwasser oder Zitronensaft findet also nicht statt.

Anhand eines einfachen Versuchs soll nun erläutert werden, was sich in unserem Körper im Rahmen von Verkalkung und Entkalkung abspielt:

Es wird eine wasserfreie Elektrolyse auf der Basis von Kalziumsalzen, zum Beispiel in organischen Lösungsmitteln, durchgeführt. Zwei Elektroden, die in das Elektrolysebad mit den Kalziumsalzen eintauchen, werden unter Strom gesetzt. Dadurch wandern Kalziumionen von der Anode (positive Elektrode) zur Kathode (negative Elektrode). Die Kalziumkonzentration des Elektrolysebades bleibt dabei über einen gewissen Zeitraum unverändert. Die Leitfähigkeit steigt mit Zunahme der Kalziumionenkonzentration bis zu einem Maximum.

Es gibt auch eine menschliche Elektrolyse, und auf sie übertragen heißt das: Knochen einschließlich Wirbelsäule spielen die Rolle der Anode. Der gesamte Weichteilbereich der Muskeln, Gefäße und Nerven spielt die Rolle multipler Kathoden. Das Elektrolysebad besteht aus dem Blut, der Gewebeflüssigkeit und sonstigen Flüssigkeiten. Ist das Blut mit Mineralien überladen, so wandert beispielsweise das Kalzium aus den Knochen in den Weichteilbereich und führt dort zu Steinbildungen, Ablagerungen in den Gefäßen, Muskelknoten, Verklebungen des Bindegewebes und sonstigen Verhärtungen. Ist das Wasser kalkhaltig und die Kost deftig, wird dieser Prozeß gefördert. Ist das Wasser mineralstoffarm und wird gefastet, so wird dieser Prozeß aufgehalten.

Es sind uns Fälle bekannt, daß Messungen der Knochendichte im Anschluß an das Fasten unter den Bedingungen des Fastens in Selbsthilfe bessere Werte ergaben als zuvor. Erklärt werden kann dieser Effekt durch die während des Fastens erzielten verbesserten

Resorptionsbedingungen in Verbindung mit dem Trainingseffekt des Wanderns und der Gymnastik auf den Stützapparat.

Wir kommen nun zu einer Anwendung des geschilderten Aspekts auf die Beziehung zwischen Mensch und schädigender Umwelt. Elektrisch betriebene Apparate und Stromleitungen senden ein elektropositives Feld aus, das, sofern wir gesund sind, auf das elektrisch negativ geladene Feld unseres Vegetativums trifft. Blut und andere Körperflüssigkeiten befinden sich dazwischen – also wieder: Anode, Kathode, Elektrolysebad. Blut und Gewebeflüssigkeit haben neben ihrer Transport- auch eine Schutzfunktion gegenüber krankmachenden elektropositiven Einflüssen von außen. Je geringer die Konzentration, je dünnflüssiger, desto höher der Widerstand.

Aus den genannten Gründen ist es sinnvoll, jeden Fastentag einzuleiten mit einer *Spülzeit*, indem Sie durch das Trinken von einem Glas Essigwasser oder Zitrone (auf keinen Fall süßen) die Fließstrecken innerhalb und außerhalb der Gefäße durchspülen und reinigen. Nach einer halben Stunde folgt die *Entsorgungszeit*, in der Sie ein mineralstoffarmes Wasser trinken und so für den Schutz Ihres Organismus und den Abtransport von Schlackenstoffen sorgen, die gerade nachts verstärkt angefallen sind. Nach einer weiteren Stunde werden Sie dann bereit sein für die *Versorgungszeit.* Sie genießen den Saft in kleinen Schlucken und geben Ihrem gereinigten und aufnahmebereiten Organismus etwas, das er dankbar annimmt und das ihm hilft, Sie gut durch den Tag zu begleiten.

Hefe

Wie im täglichen Leben kann es während des Fastens Situationen geben, in denen Ihnen flau wird. Man hat sich vielleicht übernommen und spürt: Der Nachschub aus den körpereigenen Reserven klappt nicht mehr so gut. Eine kleine Stärkung täte gut. Es kann auch eine seelische Krise sein. Unbewältigtes kommt hoch, ein Gefühl der Verärgerung aus konkretem oder ungeklärtem Anlaß macht sich breit. Vielleicht ist man auch genervt, weil die Zigarette, der Bohnenkaffee oder das Gläschen Wein fehlen, mit dem man sich sonst nach getaner Arbeit belohnt hat. Eine Extraration ist angesagt. Bei anderen Fastenkuren mag man in solchen Fällen zu einer Extratrockensemmel greifen, zu „Kurgebäck", Haferschleim, einem Becher Molke oder noch mehr Honig. Wir nehmen Hefe. Warum?

Hefe wird am besten einer Vielzahl von Möglichkeiten gerecht, die Ursache für eine zusätzliche Ration sein können. Zunächst zu einigen Ergebnissen, die die Fütterung von Tieren mit Hefe erbrachte: Kühe steigerten ihre Milchleistung, bei Pelztieren wurde die Zuchtleistung verbessert, Schafe gaben mehr und bessere Wolle und wurden widerstandsfähiger, Rennpferde gewannen an Schnelligkeit und Ausdauer, Lege- und Brutfähigkeit von Bienenköniginnen wurde verbessert, Hühner verbesserten ihre Legeleistung und Flugtauben steigerten ihre Flugleistung (124).

Die für uns geeignete Hefe wird heute industriell gefertigt unter Verwendung von Back- und Bierhefekulturen. Für die Backhefekulturen vom Stamme *Saccharomyces cerevisiae* dient Melasse als Nährboden, ein Abfallprodukt aus der Zuckerherstellung. Für die Bierhefe verwendet man *Saccharomyces carlsbergiensis* auf Gerstenmalz als Nährboden. Es gibt im Handel Hefeflocken, gepreßte Hefetabletten und das besonders hochwertige Pan-Aktiv, eine flüssige Bierhefe, in der die Hefezellen durch ein spezielles Verfahren aufgeschlossen und dadurch ihre Inhaltsstoffe noch besser für den Menschen verfügbar gemacht werden.

Hefe kann als das wirkstoffreichste Lebensmittel überhaupt gelten, das dem Menschen zur Verfügung steht. Sie enthält allein 17 Aminosäuren als Eiweißbausteine. In der Anfangsphase des Fastens kann bei manchen Menschen die Umstellung auf körpereigene Ernährung erschwert sein, wenn die Glukosereserven bereits ausgeschöpft sind. Insbesondere bei älteren Menschen, die das erste Mal fasten, ist das zu beobachten. Etwas Hefe kann da im Sinne einer Umstimmung des Stoffwechsels auf das Fastengeschehen wirken, was mehr ist als der Energieschub durch einen Löffel Honig.

Hefe ist das Vitamin-B-reichste Naturprodukt für den Menschen. Deshalb ist sie so hervorragend geeignet, um in der Vorfasten- und Fastenzeit fehlernährungs-, streß-, sucht- oder entzugsbedingte nervliche Belastungen auszugleichen.

Hefe ist besonders kaliumreich und kann somit zum Ausgleich eines bestehenden oder entstehenden Kaliummangels herangezogen werden. Sie enthält außerdem Magnesium, Kalzium, Phosphor und Eisen. Der hohe Zinkgehalt wirkt beruhigend auf das Nervensystem und bindet vermehrt während des Fastenstoffwechsels anfallende Kohlensäure als prosthetische Gruppe der Karotinanhydrase (72). An weiteren Spurenelementen stehen Kupfer, Chrom, Molybdän, Jod, Mangan und insbesondere Selen zur Verfügung.

Dem hohen Cholingehalt wird eine den Fettstoffwechsel fördernde (lipotrope) Wirkung zugesprochen. Das reichlich enthaltene Glutathion bietet ein Redoxpotential. Langjährige klinische Erfahrungen ergaben, daß Hefe den Therapieerfolg und in gewissen Grenzfällen die Fastenfähigkeit erhöht (97).

Auf die vielfältigen therapeutischen Wirkungen von Hefe kann hier aus thematischen Gründen nicht eingegangen werden. Erwähnt sei jedoch, daß nach *Messing* der namhafte italienische Krebsspezialist *Protti* wissenschaftlich gesicherte Erfolge mit Bierhefe gegen Krebs erzielte (123).

Trotz der großartigen Wirkungen, die Hefe entfaltet, meinen wir, daß Hefe während des Fastens in Selbsthilfe aufgrund ihres Kaloriengehalts nicht generell zum Einsatz kommen sollte, es sei denn, die Erhöhung der Kalorienzufuhr wird durch eine Verlängerung der Fastenzeit ausgeglichen. Es obliegt der kritischen Selbsteinschätzung der einzelnen Teilnehmenden, inwieweit sie von dieser Möglichkeit Gebrauch machen. Die Hefe wird zweckmäßigerweise in den Saft eingerührt und getrunken.

Mineralstoffreiche Pflanzenstoffe

Ein Pulver wird aus gemahlenen Teilen von Tropenpflanzen der Pedaliaceae-Familie gewonnen. 100 Gramm enthalten 1900 Milligramm Kalzium, 980 Milligramm Phosphor, 700 Milligramm Kalium, 660 Milligramm Magnesium sowie eine Vielzahl wichtiger Spurenelemente. In Minaktiv sind die Mineralstoffe in Amino-Chelat-Bindung organisch gebunden. Die Verwertbarkeit ist also sehr gut. Eine Einnahme ist bei akutem oder chronischem Mangel beziehungsweise bei erhöhtem Bedarf sinnvoll. Das könnte der

Fall sein, wenn ein Fastender jeden Tag in die Sauna geht und Abführsalze den Darmspülungen vorzieht.

Die verschiedenen Teesorten

Wie die Säfte werden im Rahmen des Fastens in Selbsthilfe die verschiedenen Teesorten am besten nicht nach Geschmack, sondern nach Zweckmäßigkeit ausgesucht. Wenn sie trotzdem schmecken – um so besser. Wegen ihrer fastenunterstützenden Wirkung werden Kräutertees bevorzugt. Im Handel sind geeignete Kräutermischungen erhältlich wie einzelne Kräuter, die nach Belieben gemischt werden können.

Morgens eignet sich ein Herz-Kreislauf-Tee, um einem eventuellen Blutdruckabfall entgegenzuwirken. Er kann Rosmarinblätter, Weißdornblätter, -beeren, und -blüten enthalten. Auch Herzgespannkraut und Johanniskraut sind geeignet.

Ein Magen-und-Darm-Tee wirkt beruhigend auf den Verdauungstrakt. Er enthält Pfefferminzblätter, Kamillenblüten und Süßholzwurzel.

Um die Tätigkeit der Nieren und der ableitenden Harnwege anzuregen, trinken Sie am besten einen Blasen-Nieren-Tee, bestehend aus Schachtelhalmkraut, Birkenblättern, Riesengoldrutenkraut und Hauhechelwurzel.

Lebertätigkeit und Gallenfluß werden angeregt durch Fenchel, Javanische Gelbwurz, Löwenzahnkraut und -wurzel.

Eine Kombination zur Blutreinigung und Entwässerung kann aus Brennessel und Wacholderbeeren bestehen. Bei rheumatischen Beschwerden sollte zusätzlich ein Tee aus Bittersüßstengel, Weidenrinde, Holunderblüten, rotem Sandelholz und Sonnenblumenblüten genommen werden. Lindenblüten fördern das Schwitzen, was immer gut ist.

Um gut schlafen zu können, trinken Sie abends einen Tee aus Lavendelblüten, Pfefferminzblättern, Melissenblättern und Baldrian.

Wer die Tees nicht trinken mag, kann sich auch aus dem Reformhaus mit Pflanzensäften versorgen. Viele der Teesorten sind dort als Saft erhältlich. Zusätzliche geeignete Saftangebote: Artischocke (regt Leber und Gallenfluß an), Bärlauch (fördert die Durchblutung), Bohne (dient der Entwässerung) und Petersilie (wirkt entwässernd und entschlackend). Johanniskrautsaft stärkt die Nerven und wirkt depressiven Verstimmungen entgegen. Wen trotz gründlicher Darmreinigung ein Hungergefühl plagt, der kann einen grünen Matetee trinken.

Die Tees sind kein Muß, insbesondere der Herz-Kreislauf-Tee, der Nerven-Schlaf-Tee und der Magen-Darm-Tee. Manche Menschen trinken lieber Wasser als Tee, das ist auch akzeptabel.

Wieviel trinken?

Von nichtärztlicher Seite wird in dieser Frage heute nahezu ausschließlich folgende Auffassung vertreten: Fastende sollten möglichst viel trinken, drei Liter pro Tag, um einer Übersäuerung des Körpers vorzubeugen und die Entschlackung zu fördern. Auch namhafte deutsche Fastenärzte neigen zu dieser Anschauung. Wir beziehen uns im folgenden mit Ausnahme von Natural-Hygiene-Fasten und *Breuß* auf ärztliche Aussagen.

Es fällt auf, daß von den Ärzten des 19. Jahrhunderts und der ersten Jahrzehnte des 20. Jahrhunderts im Vergleich dazu recht flüssigkeitsarme Fastenkuren eingesetzt werden. Oft betrug die Menge weniger als ein Liter pro Tag. 1,5 Liter galten als viel (155). Es stellt sich die Frage, inwieweit Menschen dieser Zeit nicht generell weniger getrunken haben. Die veränderten sozialen Gewohnheiten, die veränderte Zusammensetzung der Speisen und Getränke heute begünstigen möglicherweise einen erhöhten Flüssigkeitskonsum. Generell zu vermissen ist in der Fastenliteratur ein detailliertes Eingehen auf die unterschiedliche Konstitution und den daraus resultierenden unterschiedlichen Stoffwechsel von Mann und Frau, der differenzierte Angaben hinsichtlich der Flüssigkeitszufuhr erforderlich macht. Es ist zwar bekannt, daß Frauen im Durchschnitt weniger trinken als Männer, trotzdem erhalten sie die gleichen Flüssigkeitsvorgaben. So fühlen sich Frauen heute oft im Rahmen von Fastenkuren und sonstigen Fastenangeboten in eine Schuldsituation gedrängt, weil sie angeblich zuwenig trinken.

Volhard setzte eine absolute Hunger- und Durstkur von drei bis sieben Tagen „erfolgreich ein" zur Behandlung akuter Nephritis (Nierenentzündung), drohender Krampfurämie (Urämie = Harnvergiftung) und Eklampsie (stärkste Form einer nach der 28. Schwangerschaftswoche auftretenden Nierenerkrankung). „Daß dieses Verfahren äußerst wirksam war, zeigte sich an der Kriegsnephritis: Vor der Behandlung nach Volhard gerieten von 80 Kranken 16 in eine Krampfurämie, nach der Einführung des Hungerns von 100 Soldaten nur einer, der sich nachweislich den Anordnungen nicht gefügt hatte" (154).

Riedlin 1920: „Je weniger Wasser der Fastende am Anfang der Kur genießt, um so energischer ist die Entwässerung der Gewebe und die zu erwartende ‚Rückvergiftung'" (149). Zu ergänzen ist in diesem Zusammenhang, daß damals eine „Rückvergiftung" erwünscht war, um körpereigene Abwehrprozesse zu stimulieren. Möller ging 1938 noch weiter: „Die reichliche Flüssigkeitsaufnahme bedeutet eine wesentliche Belastung des Körpers, die derselbe auf Dauer nicht ohne Schaden erträgt" (129). Diese Aussage bezog sich wohlgemerkt auf die Fastenzeit. *Ehret* empfahl bereits zu einem früheren Zeitpunkt: „Trinken Sie während des Tages, so oft Sie wollen, aber im allgemeinen nicht mehr als zwei bis drei Liter am Tag" (129).

Shelton als Vertreter des Natural-Hygiene-Fastens: „Es trifft zwar zu, daß die Nieren um so mehr Flüssigkeit absondern, je mehr Wasser man seinem Körper zuführt, doch dies bedeutet noch lange keine bessere Ausscheidung von Schlacken. Es führt in Wirklichkeit womöglich sogar dazu, daß sich die Menge der ausgeschiedenen Schlackenstoffe verringert" (165).

Breuß verordnete einen halben Liter Saft und bis zu zwei Tassen Tee pro Tag.

Heun 1951: „Wenn eine azidotische Beeinflussung angezeigt ist, geht man für einen Tag oder länger von der Rohsäftekur zum strengen Fasten (mit Tee) über oder schiebt einzelne Dursttage ein. Danach werden Rohsäfte besonders gerne und auch in größeren Mengen (bis zu fünfviertel Liter pro Tag) genommen. Diese Methodik dient vor allem der Ausheilung von chronischen Entzündungen sowie der Umstimmung des Nervensystems und der inneren Drüsen.

Sehr stark beeinflußt wird hierdurch auch das seelische Erleben bei Depressionen oder sonstigen Verstimmungen. Wir haben damit die wirksamste Diätetik, die es überhaupt gibt“ (72). *Heun,* Schüler von *C. G. Jung* (er war auch Psychoanalytiker), *Grote* und *Bircher-Benner*, weist sich durch ausführliche Literaturangaben im Zusammenhang mit seinen Veröffentlichungen als einer der bedeutendsten Kenner der Fastenliteratur aus.

Im Rahmen der Schroth-Kur beträgt heute die Flüssigkeitszufuhr an den großen Trinktagen 1,2 Liter (71). Andere Fastenautoren empfehlen heute zwei bis drei Liter (55) und mindestens eineinhalb Liter (36).

Buchinger sen. hat die Trinkmenge dem individuellen Wunsch überlassen. Aus der Buchinger-Klinik Pyrmont werden heute zweieinhalb bis drei Liter pro Tag empfohlen (28), aus der Buchinger-Klinik Überlingen drei Liter (27). Der ehemalige Chefarzt der gleichen Klinik, *Fahrner*, kommt hingegen zu dem Ergebnis, daß die Trinkmenge „im Bedarfsfall individuell festgelegt werden muß“ (46).

An einer Klinik in Berlin-Buch wurden seit Jahrzehnten, über lange Zeiträume unter wissenschaftlicher Begleitung, gute Erfahrungen mit einem 800-Milliliter-Saftfasten gemacht. Selbst bei zusätzlicher Saunabehandlung war es nicht erforderlich, die Trinkmenge zu erhöhen: „Insgesamt läßt sich sagen, daß das vielfältig abgesicherte Regulationssystem des Wasser- und Elektrolythaushaltes während des Saunabades voll kompensiert bleibt. Der durch den Schweiß eingetretene Wasserverlust wird praktisch durch ein adäquates Durstempfinden reguliert. Ein bewußt betriebener Elektrolytersatz wie er bei Hitzearbeiten üblich ist, erübrigt sich bei der Sauna. Es fällt vielmehr auf, daß Patienten, die in einer mehrwöchigen Saftbehandlung stehen, die Sauna in der Regel gut vertragen, ohne ihre auf 800 Milliliter bemessene Gesamtflüssigkeitszufuhr erhöhen zu müssen (102).

So werden also diejenigen Leser, die eine klare Anweisung erwarten, nicht sehr viel weitergekommen, aber um einige interessante Aspekte bereichert sein. Im Zusammenhang mit dem Fasten in Selbsthilfe ist zu berücksichtigen, daß bedingt durch die täglichen ausgedehnten Wanderungen ein erhöhter Flüssigkeitsbedarf besteht. Daß hieraus sich jedoch zwangsläufig eine Pflicht ergibt, jeden Tag mindestens drei Liter zu trinken, darf bestritten werden. Was nützt auch eine solche Vorgabe, wenn die betreffende Person eine solche Trinkmenge nicht schafft? Gewisse Erfahrungen sprechen dafür, daß das Bedürfnis nach einer bestimmten Trinkmenge an den einzelnen Fastentagen – abhängig von der jeweiligen Stoffwechsellage – variiert. Es konnte beobachtet werden, daß erst nach mehrmaligem Fasten sich mit spezifischen Beschwerden ein Krisenherd meldet, der auf eine vor längerer Zeit nicht vollständig auskurierte Krankheit hinweist. Während solcher Krisentage ist das Trinkbedürfnis oft eingeschränkt, um danach stark über die Norm zuzunehmen.

Wer über Blutdruckabfall klagt, tut gut daran, die Trinkmenge zu erhöhen, auch wenn es schwerfällt. Das großzügige Angebot an verdünnten und doch schmackhaften Säften trägt in seiner Vielfalt dazu bei, daß aller Erfahrung nach eine ausreichende Trinkbereitschaft gegeben ist, so daß ein Risiko aus mangelhafter Flüssigkeitszufuhr nicht gegeben ist. Sollte wider Erwarten ein vorübergehendes Defizit bestehen, so wird dieses dadurch bemerkbar und ausgeglichen, daß das Wasser des Einlaufs ganz oder teilweise durch die Darmschleimhaut resorbiert wird.

Begleitende Maßnahmen

Es ist unbedingt erforderlich, das Fasten in eine Vielzahl von begleitenden Maßnahmen einzubinden, um den Erfolg zu intensivieren und auch nach der Fastenzeit stabilisieren zu können. Fasten ist mehr als der Verzicht auf Essen und die Einnahme von Fastengetränken. Leider wird das von Menschen, die aus eigener Initiative fasten, oft nicht berücksichtigt. Die Folgen können dann Fastenbeschwerden sein, vorzeitiger Abbruch („Fasten vertrage ich nicht") oder die Erfahrung, lediglich vorübergehend einige Kilogramm an Gewicht verloren zu haben. Die praktische Begleitung des Fastens durch die nachfolgend beschriebenen Maßnahmen trägt ferner dazu bei, daß die wichtige psychische Begleitung dem Fastenden nicht zur platten Selbstbespiegelung verflacht. Praktische Anwendungen geraten so über aktive Gesundheitsförderung hinaus zur Persönlichkeitsgestaltung von der körperlichen Seite her.

Das Trockenbürsten

Das Fasten in Selbsthilfe fördert eine frühzeitige und intensive Entwässerung. Die Folge davon ist unter anderem ein geringeres Füllvolumen des Gefäßsystems. Nicht jeder Kreislauf paßt sich sofort an die veränderten Gegebenheiten an. Die Folge ist dann entsprechend der Schwerkraft eine Minderdurchblutung in den oberen Körperbereichen, die sich manchmal durch Schwindelgefühl beim morgendlichen Aufstehen bemerkbar macht. Dieser Tendenz wird durch das morgendliche Trockenbürsten entgegengewirkt. Es ist die erste Handlung nach dem Aufstehen überhaupt.

Als echte naturheilkundliche Maßnahme wirkt das Trockenbürsten auf entgegengesetzte Abweichungen von der Norm zur Mitte hin regulierend. Das heißt: Es hat eine gute Wirkung gegen zu niedrigen Blutdruck und kann auch gut gegen zu hohen Blutdruck eingesetzt werden.

Weitere Wirkungen sind während des Fastens von Interesse. Trockenbürstung verbessert die Hautdurchblutung und fördert die Ausscheidung von Gift- und Schlackenstoffen über die Haut. Dies geschieht auch über eine Anregung der Talgdrüsen zu vermehrter Produktion. Aus ihrer Einlagerung mobilisierte, fettlösliche Giftstoffe wie Pflanzenschutzmittel und polychlorierte Biphenyle (PCB) werden so verbessert über die Haut ausgeschieden. Außerdem erhöht sich über eine vermehrte Talg- und somit Fettproduktion der Kalorienbedarf. Der Prozeß des Abnehmens wird also intensiviert.

Die Anregung der Talgproduktion verhindert eine sonst oft während des Fastens beobachtete Austrocknung der Haut. Die Verwendung von Cremes, Balsamen und sonstigen kalorienträchtigen Hautpflegemitteln sollte während des Fastens unterbleiben. Sie stört die Anregung der Talgdrüsen und so den natürlichen Rückfettungsprozeß der Haut von innen her. Hautpflegemittel ziehen während des Fastens intensiver ein als sonst. Da in die Haut einmassierte ätherische Öle im Körperinneren nachgewiesen wurden, kann davon ausgegangen werden, daß auch andere Fette nach dem Einmassieren nicht ausschließlich in der Haut verbleiben.

Unser Körper hat die Fähigkeit, einige akute Mangelerscheinungen auf dem sonst weniger benutzten Weg über die Haut auszugleichen. Die Ernährungsfähigkeit über die Haut aus einmassierten Ölen ist während des Fastens verstärkt. Es ist also von Nachteil, einerseits auf Nahrung zu verzichten und andererseits diesen Nahrungsverzicht teilweise auf dem Weg über die Haut wieder auszugleichen. Diese verstärkte Aufnahmefähigkeit der Haut in Zeiten des Mangels ist übrigens auch in bezug auf Wasser zu beobachten. Sie können wochenlang überleben, ohne zu trinken – vorausgesetzt, Sie liegen jeden Tag einige Stunden in der Badewanne.

Zurück zum Trockenbürsten: Bei längerer Anwendung über Monate konnten gute Wirkungen gegen allergische Hauterscheinungen erzielt werden. Außerdem ist dann eine Steigerung der körpereigenen Abwehrkräfte zu beobachten. Es ist also eine Überlegung wert, ob Sie diese kleine gesundheitsfördernde und -erhaltende Maßnahme nicht in die tägliche Routine nach dem Fasten übernehmen.

Die Dauer sollte zehn Minuten nicht unterschreiten. Benötigt werden zwei Massagebürsten mit abnehmbarem Stiel oder zwei Massagehandschuhe und ein Massagegurt für den Rücken.

Sie beginnen im Stehen, setzen einen Fuß auf einen Stuhl und bürsten mit zwei Bürsten zunächst den rechten, dann den linken Unterschenkel. Es folgen im Sitzen die Füße einschließlich Zehen und Fußsohle. Danach: Kniegelenke (kreisförmig außen abwärts und innen aufwärts), Oberschenkel, Becken, Gesäß, Kreuzbein, rechter Arm, linker Arm, rechte Hand, linke Hand, rechter Ellenbogen, linker Ellenbogen, rechter Oberarm, linker Oberarm, rechtes Schultergelenk, linkes Schultergelenk, Schultern und Nacken. Anschließend werden die Bürsten an den Schultern angesetzt und zur Mitte an den Beginn des Brustbeins geführt. Von dort geht es am Brustbein abwärts, die Brustwarzen werden einmal umkreist, anschließend folgt die Bürstenführung rechts und links entlang dem Rippenbogen, seitlich abwärts und dann zur Mitte hin, so daß sich die Bürsten am Schambein in der Mitte treffen. Diese in einem Durchgang ohne Absetzen stattfindende Bürstenbewegung von den Schultern bis zum Schambein ist mehrmals zu wiederholen. Es folgt im großen Kreis eine Bürstung des Bauches: rechts unten beginnend nach oben und links abwärts. Den Abschluß bildet die Bürstung des Rückens (104).

Nasenspülung und Mundspülung mit Heilerde

Nach der Trockenbürstung fühlen Sie sich leistungsfähig und können aktiv den Tag beginnen. In der Nacht hat sich Ihr Körper regeneriert und vermehrt Schlackenstoffe ausgeschieden. Anhaltspunkte hierfür sind für Sie die belegte Zunge, der belegte Gaumen, das unreine Gefühl im Hals, der üble Atem und die Verschleimung des oberen Teils der Nasengänge. Wenn jetzt keine Reinigung dieser Bereiche erfolgt, werden die ausgeschiedenen Stoffe teilweise rückresorbiert und somit die Fastenwirkung beeinträchtigt.

Sie beginnen mit der bereits in der Vorfastenzeit praktizierten Nasenspülung. Das „Ölziehen“ wird nicht mit in die Fastenzeit übernommen. Aus den bereits genannten Gründen würde die Mundschleimhaut einen Teil des Öls resorbieren – mit den darin aufgenommenen Ablagerungen. Der Effekt wäre also genau entgegengesetzt zu dem, was beabsichtigt ist. Statt dessen spülen und gurgeln Sie mit Heilerde mehrere Minuten lang.

Heilerde wurde bereits im Altertum verwendet und gehörte noch im Mittelalter in tablettenähnliche Form gepreßt und aus sehr unterschiedlichen Gegenden stammend als Siegelerde zur Grundausstattung eines jeden Heilers.

Heilerde besteht aus sehr kleinen Teilchen, die durch ihre unregelmäßige Oberflächengestaltung eine extrem große Oberfläche aufweisen. Sie entfaltet eine starke kolloidale Wirkung, entwickelt also ein hohes Aufnahme-(Sorptions-)Vermögen (84). Auf diese Weise werden die Verunreinigungen im Mund- und Rachenraum aufgenommen. Heilerde wirkt auch gegen Mundfäule, Aphthen und Zahnfleischbluten. Selbstverständlich ist die Spülmasse auszuspucken und mit Wasser nachzureinigen.

Magen- und Darmbeschwerden sind ein weiterer Anwendungsbereich für Heilerde während des Fastens. Eine Harmonisierung der Darmflora wird gefördert, schädliche Keime werden zurückgedrängt. In den Instituten für Kurortwissenschaft in Moskau und Bad Elster wurden bakterielle Hemmeffekte, Entzündungshemmung und Wirkung bei akuter Schwermetallvergiftung nachgewiesen. Sogar die tödliche Wirkung einer Strychninlösung wurde durch Neydhartinger Moor aufgehoben (173).

Wenn Heilerde während des Fastens eingenommen wird, ist genau auf den Zeitpunkt zu achten. Eine halbe Stunde vorher und bis zu drei Stunden nachher sollte kein Saft getrunken werden. Andernfalls würde die Gefahr bestehen, daß den Säften wertvolle Vitamine und Mineralstoffe entzogen werden. Heilerde darf also auch nicht in den Saft eingerührt werden.

Darmspülung

Auf die Darmspülung wurde bereits im Zusammenhang mit der Vorbereitung hingewiesen. Sie ist während des Fastens mindestens jeden zweiten Tag angesagt. Am besten wird ein zusammenfaltbarer und somit leichter zu transportierender „Reiseirrigator“ verwendet. Der Beutel faßt bis zu zwei Liter Wasser. An ihn ist ein Schlauch mit Hahn und Ansatzstück angeschlossen, das eingeführt wird, nachdem die Luft aus dem Schlauch entwichen ist. Der Wasserbeutel hat einen großen Haken, kann also angehängt oder hochgehalten werden, damit das Wasser durch den Druck der Wassersäule in den Darm einfließen kann. Falls nach fünfzehn Minuten oder später keine Entleerung möglich ist, wurde das Wasser durch die Darmschleimhaut resorbiert. Das ist ein Hinweis auf bestehenden Flüssigkeitsmangel. Der Einlauf ist dann unmittelbar zu wiederholen, ebenso beim Abgehen großer Stuhlmengen. Meist ist eine durch Galle bedingte Grünfärbung des Wassers ein Hinweis darauf, daß der Darm wirklich gereinigt ist.

Während des Fastens fallen nicht nur geringe Stuhlmengen durch die Säfte und sich lösende Partikel der Darmschleimhaut an.

Es werden auch Giftstoffe über die Gallenflüssigkeit und direkt durch die Schleimhaut in den Darm ausgeschieden. Diese geringen Mengen reichen meist nicht aus, damit eine selbsttätige Entleerung in Gang kommt. Sie sind aber aggressiv und müssen regelmäßig herausgespült werden. Die Aggressivität läßt sich daran messen, daß manche Menschen durch sie sogar vorübergehend Entzündungen der Afterschleimhaut bekommen. Werden diese Substanzen nicht herausgespült, besteht die Gefahr der Rückresorption. So wird die gewünschte Entgiftung behindert und das Risiko von Fastenbeschwerden erhöht. Bei längerem Verbleiben im Darm besteht auch die Gefahr einer Allergisierung. Allergieerzeugende Substanzen werden über die Haut, die Lunge, aber auch durch die Nahrung und die Schleimhäute aufgenommen. Durch Fasten in Verbindung mit regelmäßigen Darmspülungen geben wir der Darmschleimhaut die Gelegenheit, sich zu regenerieren und später im Hinblick auf eine selektive Resorptionsleistung besser zu funktionieren.

Fußmassage

Die Wirkung einer Fußmassage ist heute allgemein bekannt: Über die Massage bestimmter Areale der Fußsohle werden reflektorisch jeweils dazu in Verbindung stehende Organe stimuliert. So etwas ist auch in der Selbsthilfe möglich durch die Verwendung eines Fußrollers. Bewährt haben sich die einfachen stabähnlichen Ausführungen. Ein solcher Fußroller wird mit dem Fuß hin und her bewegt und dabei Druck ausgeübt, der individuell dosiert werden kann.

Sie werden dann schnell spüren, daß Sie besonders schmerzempfindliche Stellen haben, die dann nicht ausgespart werden sollten, sondern einer besonders intensiven Bearbeitung bedürfen. Für unsere Zwecke kommt ein weiterer Aspekt dazu: die gezielte Bearbeitung durch das Wandern ermüdeter Füße, die diese Tätigkeit nicht gewohnt sind und die Vorbeugung, damit es nicht erst zu Ermüdungserscheinungen kommt.

Gymnastik

Viele Menschen benutzen ihren Körper, haben aber keine Vorstellung von ihm. Sie entwickeln bestenfalls ein Teilbewußtsein, und zwar dann, wenn dieser Teil Beschwerden verursacht. Das andere Extrem besteht darin, in neurotischer Weise Befindlichkeitsstörungen in sich hineinzudenken und hineinzufühlen und dann ausgiebig zu pflegen. In beiden Fällen fehlt die ganzheitliche Körpererfahrung, und ein klein wenig sind die meisten von uns davon betroffen.

So wie Fasten für die Wahrnehmung eigener seelischer und körperlicher Abläufe sensibilisiert, kann eine ausgewogene Gymnastik, die möglichst alle Partien unseres Stützapparates beansprucht, Erfahrungen in dieser Hinsicht vermitteln. Durch die Sensibilisierung von diesen zwei Seiten her wird der Effekt verstärkt. Indem ich meine Bewegungsabläufe bewußt erlebe und gestalte, indem ich Fehler machen und ohne Leistungsanforderung diese entsprechend meinen Möglichkeiten korrigieren darf, wird Gymnastik zu einer geistigen Übung. Was ich an meinem eigenen Leib erlebt und begriffen habe, kann ich in Gedanken nutzen und bewußt gestaltend verwerten. Die auf körperlichem Weg erlangte Lockerung und Beweglichkeit durch Gymnastik überträgt sich durch regelmäßige Übung auf den geistigen Bereich und beeinflußt auf diesem Weg meine Lebensführung. *Mary Wigman*, eine der bedeutendsten Tanzpädagoginnen des 20. Jahrhunderts, hierzu: „Es kann nicht wundernehmen, daß in der Gymnastik nicht der Körper gelockert wird, sondern der lebendige Mensch sich löst. In unserer Arbeit entspannt der Mensch sich im Muskel, im Gefäß, im ganzen Organismus, und er erschließt sich bionom die anthropologischen Sphären von Haltung und Bewegung."

Wer einmal Sport getrieben hat und dann mit dem Training aufhört, dessen Leistungen sinken auch im Bereich von Kreislauf und Atem auf das Niveau Untrainierter. Das ergaben Langzeitstudien an japanischen Teilnehmern der Olympischen Spiele von 1964 (112). Empfohlen werden darin Spazierengehen, Laufen, Schwimmen, Radfahren und eine tägliche Gymnastik „zur Aufrechterhaltung (der) physischen und geistigen Fähigkeiten". Beides ist erforderlich für eine aktive Zukunftsgestaltung auch im fortschreitenden Alter.

Während des Fastens hat sich eine ausgewogene Kombination von Lockerungs-, Kontraktions- und Dehnübungen bewährt. Zu den Lockerungsübungen zählen Schwingen, Hüpfen, Kreisen und Federn in ihren verschiedenen Ausgestaltungen, die den meisten Fastenden irgendwoher oft noch geläufig sein werden. Die Kontraktionsübungen haben nicht das sonst übliche Ziel, auf Muskelkraft oder Muskelzuwachs hin zu trainieren. Der Grund ist ein anderer: Es ist eine mit dem Fasten in Selbsthilfe verbundene Absicht, den Eiweißabbau während des Fastens so zu kanalisieren, daß nicht die Skelettmuskulatur davon betroffen ist, sondern der bindegewebige Bereich, in den sich vorrangig eiweißgebundene Schlackenstoffe abgelagert haben, die auf diesem Weg gleich mit herausgelöst werden. Da unser Körper während des Fastens aus weiser Selbsterhaltung das Unnütze zuerst abbaut, wird eine durch Kontraktion genutzte Skelettmuskulatur geschont. Die Kontraktionsübungen betreffen überwiegend den Oberkörper, die Beinmuskulatur wird ja bereits durch die Wanderungen kontrahiert. Es kommt ein weiterer Aspekt dazu: Auf jede muskuläre Anspannung erfolgt eine Entspannungsphase. Kontraktionsübungen fördern somit die Entspannungsfähigkeit. Einige Produzenten von Entspannungskassetten beispielsweise berücksichtigen diesen Sachverhalt. Auf eine genauere Beschreibung der Übungen wird hier verzichtet. Größere Buchhandlungen haben hierzu Literatur im Angebot, etwa die unter (91) im Literaturverzeichnis angegebene.

Durch die Dehnübungen – auch Stretching genannt – werden folgende Ziele verfolgt: Ausgleich von statischen Fehlbelastungen, Dehnung durch Bewegungsmangel verkürzter Muskelpartien, Verbesserung des Bewegungsradius der Gelenke, Vorbeugung gegen Verletzungen durch das unter Umständen ungewohnte Wandern, Ausgleich von Schonhaltungen und daraus resultierenden Koordinationsstörungen (auch im geistigen Bereich). Die meisten Übungen finden im Stehen oder im Liegen statt. Ein leichter Muskelkater dabei ist unbedenklich, aber es ist wichtig, nie gegen

Schmerz zu üben. Die Übungen im Liegen werden sich aus einer Kombination der drei genannten Möglichkeiten ergeben. Sie dienen überwiegend dem Training der Bauch- und Rückenmuskulatur und eignen sich hervorragend zur Vorbeugung gegen Bandscheibenschäden, die oft durch altersbedingte Verschleißerscheinungen oder Übergewicht entstehen.

Ein Üben im Alleingang nach Buchvorlage ist problematisch. Es fehlt die nötige Möglichkeit zur Korrektur von außen. Viele Fitneßstudios bieten heute Übungskurse an, die auch besucht werden können, wenn Sie dem jugendlichen Alter entwachsen sind. Das Problem erübrigt sich, wenn Sie sich einer Selbsthilfefastengruppe anschließen, zu deren Programm gezielt auf Fastenbedingungen abgestimmte Übungen gehören.

Schwimmen

Haeckel vertrat die Ansicht, daß die Ontogenese (Gesamtheit der Entwicklungsprozesse des Individuums von der Eizelle bis zum natürlichen Tod) eine kurze Wiederholung der Phylogenese (stammesgeschichtliche Entwicklung) darstellt. Diese Sichtweise hat in modifizierter Form in die Anthroposophie Steiners Eingang gefunden. Es ergibt sich aus ihr eine enge innere Beziehung des Menschen zum Schwimmen.

Hinweise finden sich bereits in 6000 Jahre alten Felsmalereien. Auch die alten Griechen, Germanen und Ritter des Mittelalters haben Schwimmen wettkampfmäßig betrieben. Es gab im alten Griechenland den Spruch „Er kann weder schwimmen noch lesen" (50). Der menschliche Fetus bewegt sich im Mutterleib in Flüssigkeit. Halten wir einen Säugling ins Wasser, so beginnt er mit koordinierten Schwimmbewegungen.

Schwimmen ist eine der gesündesten Sportarten und eignet sich aus mehreren Gründen zur Ergänzung des Fastens, auch wenn starke Übergewichtigkeit abgebaut werden soll. Die kalorienfordernde Wärmeproduktion ist zu 70 Prozent in die Randschichten verlegt. Die im Vergleich zum Körper niedrige Wassertemperatur vermittelt eine gute Ableitung und erhöht den Bedarf an Wärmebildung. Wasser hat ein um das mehr als zwanzigfache höheres

Wärmeleitvermögen als Luft. Durch Schwimmen läßt es sich also gut abnehmen.

Ein weiterer Vorteil ist die starke Entlastung der Gelenke bei gleichzeitiger körperlicher Arbeit. Eine stärkere Entlastung des Stützapparates als in Wasserlage gibt es nur noch im schwerelosen Zustand des Weltalls. Das Körpergewicht wird durch den Wasserauftrieb um mehr als 90 Prozent reduziert, wobei mehr als die Hälfte des Gewichts auf den über dem Wasser gehaltenen Kopf entfällt. Für Frauen ist dieser Entlastungseffekt noch größer als für Männer, da sie über einen vergleichsweise niedrigeren Anteil an Knochen- und höheren Anteil an Fettgewebe verfügen. Stark übergewichtige Menschen, die fasten, aber nicht mehr wandern können, sollten jeden Tag ausgiebig schwimmen.

Schwimmen dient nicht nur der Ausbildung einer guten körperlichen, sondern auch geistigen Haltung. Bekanntlich sagt der Volksmund: „Dieser Mensch hat kein Rückgrat." Schwimmen kann Fehlhaltungen der Wirbelsäule korrigieren helfen, und das Brustschwimmen hilft, einen eingesunkenen Brustkorb zu dehnen. Hilfreich ist auch die mit dem Schwimmen verbundene Stärkung der Rücken- und Bauchmuskulatur.

Durch den Auftrieb und die damit verbundene Verringerung des Blutgewichts werden Herz und Kreislauf entlastet. Schwimmen stärkt die Atemmuskulatur und fördert direkt die Atmung. Die Luft direkt über der Wasseroberfläche ist am reinsten, und der Kältereiz verhilft zu vertiefter Einatmung. Das damit verbundene erhöhte Sauerstoffangebot wiederum fördert die Fettverbrennung. „Wenn alle Büroarbeiter in der Woche 15 bis 20 Minuten schwimmen würden, brauchten wir weniger Krankenhäuser und Sanatorien für Kreislaufkranke" (122). Das Wasser kühlt die Haut, es wird dort weniger Blut benötigt, das zusätzlich für die Muskelarbeit zur Verfügung steht. Die Pulsfrequenz in Beziehung zur geleisteten Arbeit ist niedriger als an Land. Ab mittlerem Alter ist somit Schwimmen neben dem Wandern ein idealer Ausdauersport.

Manchmal haben sehr dünne Menschen und Menschen mit einem labilen vegetativen Nervensystem eine instinktive Abneigung gegen das Schwimmen im kalten Wasser. Sie sollten sich nicht überwinden müssen. Zurückhaltung ist auch angebracht bei schweren Kreislauferkrankungen. Ansonsten aber können viele „Fastenschwimmer" bestätigen, wie vorteilhaft diese Kombination für das körperliche und seelische Wohlbefinden ist.

Sauna

Harmonisches Ineinanderspielen der Körperfunktionen und Harmonie im seelischen Bereich setzen eine gewisse Harmonie der uns von außen erreichenden Einflüsse voraus. Zumindest sollten sie einen angemessenen Anteil an den Gesamteinflüssen stellen. Das ist heute nicht der Fall. Unausgewogene Außeneinflüsse tragen zur Entstehung von Neurosen bei. Dem Saunieren kommt hier zumindest teilweise eine ausgleichende Funktion zu. In einer (möglicherweise nicht repräsentativen) Untersuchung wurden „entgegen den Erwartungen unter Saunagängern 49 Prozent männliche und 59 Prozent weibliche Neurotiker gefunden" (93). Das legt die Schlußfolgerung nahe, daß Neurotiker den Außenreiz der Sauna als harmonisierend auf ihr seelisches Befinden empfinden.

Hieraus soll nicht der Eindruck entstehen, daß fastende Saunagänger überwiegend Neurotiker sind. Der Ansatz ist ein anderer: Die Sauna als körperlicher Wärmereiz in Verbindung mit der Trokkenbürstung zu Beginn des ersten Saunaganges und den zum Saunieren gehörenden Kaltwasseranwendungen wirkt intensiv stimulierend und harmonisierend auf das Nervensystem. Die im Zusammenhang mit der körperlichen Entschlackung mobilisierten „seelischen Ablagerungen" werden teilweise aufgelöst.

Ein weiterer Saunaeffekt wirkt sich ebenfalls günstig auf den Fastenverlauf aus: Die bereits erwähnte Schlackenausscheidung über die Haut wird durch das intensive Schwitzen begünstigt. Als Begleiteffekt kann in einigen Fällen nach dem Aufstehen von der Saunabank ein vorübergehendes Schwindelgefühl auftreten. Der anschließende Kaltwasserguß wirkt dem entgegen. Die durch den Saunagang weitgestellten Gefäße verengen sich als Reaktion darauf. Das durch den Kalt-Warm-Wechsel hervorgerufene Gefäßtraining bildet eine gute Ergänzung der kreislaufwirksamen Komponente des Fastens.

Einige der durch das Fasten in Gang kommenden heilsamen Prozesse werden durch die Sauna verstärkt. Sauna bewirkt:

- eine Steigerung der Stoffwechselintensität im Energie- und Baustoffwechsel,
- vegetative Gesamtumschaltung mit entsprechenden Auswirkungen an zahlreichen Funktionskreisen,
- Aktivierung von Immunreaktionen,
- eine Schädigung des Wachstums und der Teilungsfähigkeit von Krebszellen,
- eine Zunahme der Elastizität und Dehnungsfähigkeit von Bindegewebe und Muskulatur,
- Training des Systems der Wärmeregulation,
- stärkere Durchblutung der Haut und der Schleimhäute,
- Erhöhung der Vitalkapazität (derjenigen Menge Luft, die nach maximaler Einatmung maximal ausgeatmet werden kann),
- Entlastung der Nieren,
- Schwangerschafts- und Geburtserleichterung,
- Senkung eines zu hohen Blutdrucks,
- Verbesserung des Zustandes bei Asthma und chronischer Bronchitis,
- bessere Ausheilung von Weichteil- und Gelenkverletzungen,
- Lösung von Muskelknoten und Muskelverspannungen als Folge statischer Fehlbelastungen,
- Linderung bei chronischen rheumatischen Gelenkentzündungen, Morbus Bechterew und Hautverhärtung (Sklerodermie) (102).

Sie beginnen am besten den ersten Saunagang geduscht und abgetrocknet auf einer der unteren Bänke und bürsten den gesamten Körper. Hierdurch schwitzen Sie schneller und intensiver. Die anschließende Abkühlung sollte durch fließendes Wasser geschehen, also durch einen Duschkopf, aus dem das Wasser ohne Druck heraustritt. Nach einer Ruhepause können Sie den zweiten Saunagang auf einer der oberen Bänke beginnen. Während des Fastens gilt: lieber häufigere Saunabesuche mit zwei Saunagängen, als ein oder wenige Saunabesuche mit drei und mehr Saunagängen.

Leber- und Nierenauflage

Die Leberauflage gehört zum täglichen Programm des Fastens in Selbsthilfe und wird am besten nachmittags oder abends vorgenommen. Sie legen ein feuchtwarmes bis -heißes Tuch zusammengefaltet auf die Leber im Bereich des rechten Teils des Brustkorbs. Das Tuch kann etwas über den Rippenbogen zur rechten Bauchseite hin herunterreichen. Auf das feuchte Tuch legen Sie eine warme Wärmflasche. Darüber kommt eine warme Abdeckung. Dauer der Auflage: ein bis zwei Stunden. Meist werden Sie darüber in einen angenehmen Schlaf sinken.

Diese Auflage bewirkt eine Mehrdurchblutung der Leber. Über die Mehrdurchblutung und Erwärmung werden die in der Leber stattfindenden Fastenstoffwechselprozesse gefördert. Entgiftung, Entschlackung und Neubereitstellung von Glukose als Energielieferant gehen leichter vonstatten, es verringert sich das Risiko von Fastenbeschwerden.

Die Wahl der für Sie richtigen Temperatur bedarf einiger Übung. Eine generelle Temperatur für alle Fastenden kann nicht empfohlen werden. Im Zweifelsfall gilt: So warm wie ohne Beschwerden möglich. Eine vorgeschädigte und leicht verhärtete Leber kann die angebotene Wärme nicht voll aufnehmen und strahlt einen Teil zurück auf die Haut. Da diese Wärme dort nicht entweichen kann, weil sie auf weitere Wärme von außen trifft, kommt es zu einem Temperaturstau, der bis hin zu Verbrühungen mit roter Fleckenbildung führt. Die Temperatur ist dann bei der nächsten Auflage niedriger zu wählen. Es gibt immer wieder Fastende, die darüber erstaunt sind, daß ein mit der Hand als lauwarm empfundenes Wasser auf ihrer Leber zu Verbrühungen führt. Eine wiederholte Leberauflage verbessert nicht nur vorübergehend die lokale Durchblutung. Bei regelmäßiger Anwendung während des Fastens kann festgestellt werden, daß eine allmähliche Erhöhung der Temperatur möglich ist – eine Hinweis auf den lang anhaltenden gesundheitsfördernden Effekt dieser Maßnahme.

Auch eine zur Leberauflage zeitlich versetzte Nierenauflage mit zwei Wärmflaschen ist sehr gut. Ein Teil der Glukoneogenese während des Fastens findet in den Nieren statt. Außerdem fallen vermehrt harnpflichtige Substanzen an, was sich durch eine streckenweise Dunkelfärbung des Urins und Geruchsveränderungen bemerkbar macht. Die Nieren haben also ebenfalls Schwerarbeit zu leisten. Wärme und vermehrte Durchblutung erleichtern ihnen die Arbeit.

Selbstmassage des Dickdarms

Da Sie nun gerade liegen, ist Gelegenheit, eine einfache Ausscheidungshilfe auszuprobieren: die Selbstmassage des Dickdarms, auch Colonbehandlung genannt (Colon = Dickdarm). Viele Menschen leiden unter chronischer Verstopfung verschiedenster Ursache: ballaststoffarme Ernährung, Verwachsungen nach Operationen, Vitaminmangel, Schädigungen durch Nikotin und andere Drogen, seelische Einflüsse, Medikamentenmißbrauch und Bewegungsmangel. Teilbereiche des Darms können chronisch erweitert sein, andere krampfartig verengt, mit der Folge, daß die natürliche Peristaltik nicht mehr funktioniert. Häufige Einläufe können in einigen Fällen dazu führen, daß eine bereits bestehende chronische Erweiterung eines oder mehrerer Dickdarmabschnitte sich weiter verschlimmert. So wird der Einlauf seiner Aufgabe, unter anderem auch zu einer Harmonisierung der Dickdarmfunktion nach der Fastenzeit beizutragen, nicht immer gerecht werden können.

Es ist die Aufgabe der Colonbehandlung, erschlaffte Dickdarmteile zu tonisieren, verkrampfte Dickdarmanteile zu lösen, den Blut- und Lymphfluß im Bauchraum zu fördern, die Peristaltik anzuregen und somit chronischer Verstopfung und übermäßiger Gasbildung entgegenzuwirken. Es handelt sich dabei um eine reflextherapeutische Behandlung, die einigen tausend Krankengymnastinnen und Masseurinnen in Deutschland, Frankreich, Österreich und der Schweiz vermittelt wurde, jedoch auch als Selbstmassage durchgeführt werden kann.

Sie liegen auf dem Rücken und winkeln die Beine leicht an, damit die Bauchmuskulatur gut erschlafft ist. In dieser Position massieren Sie mit den Fingerspitzen einer Hand fünf Punkte des Dickdarms.
Die Massage erfolgt ellipsenförmig um den jeweiligen Punkt mit Druckschwerpunkt in Ausscheidungsrichtung und Nachlassen des

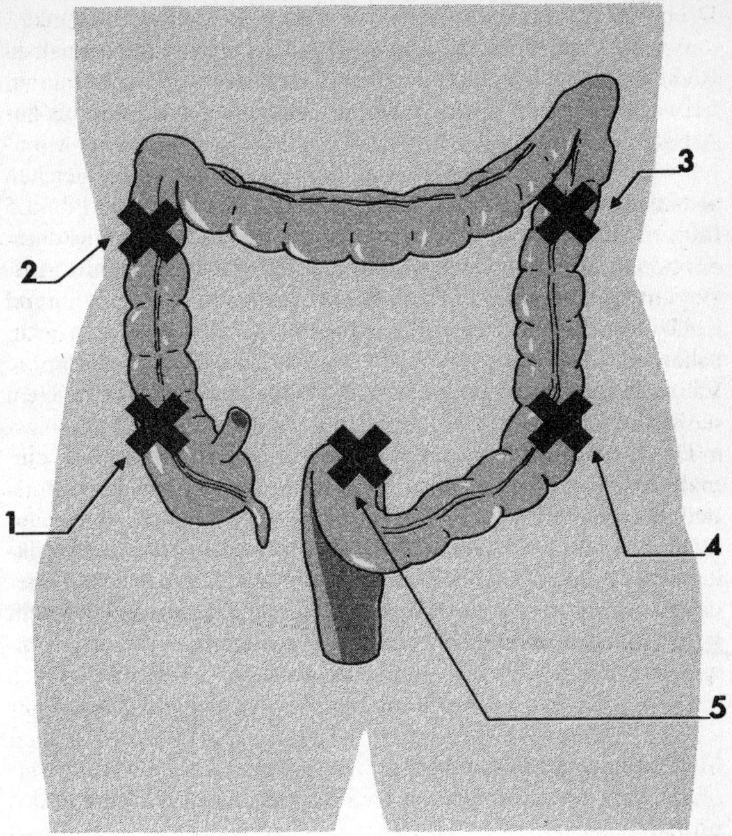

Punkt 1 liegt rechts zwei bis drei Fingerbreit vom vorderen oberen Darmbeinstachel (Spina iliaca anterior superior) in Richtung Bauchnabel entfernt. *Punkt 2* finden Sie direkt aufwärtsgehend kurz unterhalb des rechten Rippenbogens. *Punkt 3* liegt direkt gegenüber kurz unter dem linken Rippenbogen. *Punkt 4* ist wie *Punkt 1* lokalisiert, nur auf der gegenüberliegenden linken Seite. *Punkt 5* liegt zwischen Punkt 1 und Punkt 4, geringfügig etwas höher.

Drucks in entgegengesetzter Richtung. Sie beginnen mit Punkt 1 und massieren während der Ausatmung langsam mit Druck in Richtung Punkt 2. Während der Einatmung massieren Sie langsam bei nachlassendem Druck in entgegengesetzter Richtung bis zur Ausgangsstelle. Das gleiche wird an Punkt 1 für zwei bis vier Minuten wiederholt – je eine Massageellipse pro Atemzug. Im gleichen Sinn wird schließlich mit Punkt 2, 3 und 4 verfahren. Bei Punkt 5 müssen Sie intensiver in die Tiefe greifen, weil dort der Dickdarm tiefer liegt, Richtung Ausgang. Anschließend erfolgen sanfte Ausstreichungen durchgehend von Punkt 1 bis Punkt 5 (181). Während des Unternehmens sollte nicht gesprochen werden, auch kein Fernseher oder Radio laufen. Auch während des Fastens hören Sie schon zu Beginn ein deutliches Gluckern – untrügliches Zeichen dafür, daß Ihr Darm in Gang kommt.

Das Ganze liest sich schwieriger, als es ist. Probieren Sie es einmal, und Sie werden sehen, daß alles ganz einfach ist. Manchmal bedarf es geringfügiger Korrekturen der Punkte, weil nicht jeder Dickdarm wie im Anatomiebuch abgebildet verläuft. Sie entwikkeln ein Gespür dafür, ob Ihre Finger auf den Darm drücken oder daneben. Sicher ist es mit einer Behandlung nicht getan. Vielleicht haben Sie viele Jahre gebraucht, um Ihren Darm in seinen gegenwärtigen jämmerlichen Zustand zu versetzen. Nehmen Sie sich jetzt etwas Zeit, um seine Gesundung auf den Weg zu bringen.

Meditation und Entspannung

„Es ist ein Geheimnis des Geistes, daß ihm alles zufällt, dem er sich öffnet.“

Nicolai Hartmann

Mit diesem Satz des deutschen Philosophen ist bereits viel zur Meditation gesagt. In richtiger Weise damit umgegangen, kommt dabei etwas anderes heraus als das, was oft unter Meditation verstanden wird. Sie überlassen es dann nicht einem Guru oder Gruppenleiter, was in sie Eingang findet, sondern Sie entscheiden selbst darüber.

Die oft beliebte Gruppenmeditation, worüber und auf welche

Weise sie auch immer stattfinden mag, geht in eine andere Richtung. Auch die Einflüsterung eines Sanskritwortes durch einen Oberen, dessen deutsche Bedeutung Sie nicht einmal kennen, das Sie jeden Tag meditieren und für sich behalten sollen, geht in eine andere Richtung. Eine solche Verfahrensweise, wie sie in der Transzendentalen Meditation des Maharishi Mahesh Yogi praktiziert wird, erzieht Menschen zu einem Glück aus psychischer Abhängigkeit. Die psychischen Probleme derjenigen, die sich nach Jahren daraus befreien wollen, geben Zeugnis davon. Das Hören einer Meditations- oder Entspannungskassette ist ebenfalls ein anderer Weg. Auch hier werden Abhängigkeiten geschaffen, unter Umständen von einer Person, die Sie nicht einmal kennen.

Eine wesentliche Aufgabe des Fastens in Selbsthilfe besteht darin, uns aus den in unserem Leben reichlich gegebenen Abhängigkeiten zu befreien und zum eigenen Selbst durchzudringen. In der Welt, die wir wahrnehmen, haben wir nur die eine Hälfte der Wirklichkeit. Die andere Hälfte wird durch das Selbst des Wahrnehmenden gestellt. Dieses Selbst gilt es aus sich heraus zu gestalten. Die geschilderten Meditationsvarianten sind dafür nicht geeignet. Befreiung aus alten Abhängigkeiten durch die Schaffung neuer ist ein Selbstbetrug, der auf Stagnation hinausläuft.

Ein weiteres kommt dazu: Da Fasten nicht nur körperlichen, sondern auch seelischen „Müll" mobilisieren kann, ist es möglich, daß Phasen durchlaufen werden, die für eine Meditation eher ungeeignet sind. Diese Behinderung mag von manchen Menschen nicht empfunden werden, bei anderen ist sie sehr stark. Um frei zu werden für die Aufnahme von etwas Neuem, müssen Sie erst einmal frei werden von altem Unrat. So gesehen ist Fasten eine gute Möglichkeit, um Sie in eine Verfassung zu bringen, die Sie aufnahmefähiger für den Reichtum einer Meditation macht. Eine kurze Fastenwoche ist nicht geeignet, um schnell und nebenbei auch noch in eine Meditation eingewiesen zu werden und diese dann gemeinsam mit anderen zu praktizieren.

Eine Gruppenmeditation lebt auch aus der Atmosphäre, die in dieser Gemeinsamkeit entsteht. Sie wird mit gespeist durch das, was von den einzelnen Teilnehmenden ausgeht. Was von den einzelnen ausgeht, ist sehr unterschiedlich. Es ist möglich, daß Teilnehmende innerlich reserviert bleiben und lediglich mitmachen aus Herdentrieb oder weil sie ihre Vorurteile gegenüber dieser „Gefühlsduselei“ noch einmal bestätigt haben möchten. Deren Ausstrahlung stört dann das Bemühen der anderen.

Es gibt auch Menschen, die „mit beiden Beinen im Leben stehen“, zufrieden und ausgeglichen sind, gute Arbeit leisten und kein Verständnis oder Bedürfnis haben für das, was mit einer Meditation verbunden ist. Es besteht überhaupt keine Veranlassung, diese Menschen zu kritisieren oder vielleicht sogar auf sie herabzuschauen. Vielleicht ist in ihrem Leben aus gutem Grund etwas anderes angesagt. Vielleicht haben sie etwas in ihr Leben bereits mitbekommen oder auf andere Weise erworben, um das sich andere Menschen ein Leben lang – auch durch Meditation – vergeblich bemühen. Vielleicht gehören sie zu denen, die materielle Werte in guter Qualität schaffen, die andere in ihrem ambivalenten Abgehobensein zugleich ablehnen und doch gern konsumieren. Eine Fastenwoche mit Meditation wäre für sie abschreckend. Wenn also Gruppenmeditationen, Gruppengebete oder gemeinsame Kirchenbesuche stattfinden, müssen diese bereits vor der Anmeldung für jeden deutlich erkennbar ausgewiesen sein.

Meditation hat etwas zu tun mit Sammlung, Übung, Besinnung, Reflexion, Versenkung, Betrachtung, Beschauung, Erfahrung, Vertiefung, Verinnerlichung und Konzentration. Entspannung kann dabei hilfreich sein, ist aber als solche noch keine Meditation. Es kann zum Beispiel eine Bildmeditation sein, eine Symbolmeditation oder eine Naturmeditation. Wie die Beispiele von Mönchen aus Ost und West aus früheren Zeiten zeigen, kann eine täglich über Jahre betriebene Meditation ein Weg zu Hellsehen und übersinnlicher Erkenntnis sein. Auch in Steiners Anthroposophie wird dieser Weg aufgezeigt.

Nach einer ausreichend erfolgten Entgiftung und Entschlackung kann Meditation während des Fastens die Möglichkeit geben, stärker in den Körper hineinzuspüren, ihn positiv zu beeinflussen und die Verbindung von Körper und Seele stärker zu erleben. Der Sinngehalt des Fastens kann so tiefer erfahren werden. Am Beginn eines Weges innerer Erleuchtung liegt die Reinigung. Die Jesuiten vollziehen diese Reinigung durch Betrachten der Grundwahrheiten des christlichen Glaubens, Jesus und Buddha sind den Weg über das Fasten gegangen.

Sofern mehr Wert auf die Entspannung gelegt wird, werden gute Voraussetzungen dafür durch eine regelmäßige körperliche Anspannung geschaffen. Während des Fastens in Selbsthilfe werden diese durch das Wandern und die Konzentrationsübungen erfüllt. Eine gut handhabbare Meditation oder Entspannungsübung sollte jederzeit und unabhängig von anderen Personen oder Hilfsmitteln wie etwa einer Kassette praktiziert werden können. Während des Fastens sollte damit auf die persönlichen aktuellen Probleme und Gegebenheiten eingegangen werden können.

Die folgende Übung ist einfach und am besten im Liegen zu praktizieren. Je ruhiger es ist, desto besser. Jeder einzelne Punkt ist mit zwölf Einatmungen und zwölf Ausatmungen verbunden.

- Mit jeder Ausatmung spüren Sie, daß Sie schwerer und schwerer werden.
- Beim Ausatmen stellen Sie sich jedes Mal das Wort „lockern" vor.
- Mit jedem Ausatmen lassen Sie sich mehr und mehr auf die Unterlage sinken.
- Sie atmen jetzt jedesmal Ruhe und Harmonie ein und stellen sich weiter bei der Ausatmung „lockern" vor.
- Sie stellen sich jetzt vor, daß Sie Licht, Sonnenkraft, Energie einatmen und durch die Poren der Haut ausatmen.
- Sie stellen sich jetzt vor, daß Licht beim Einatmen in Ihre Lungen und den ganzen Körper dringt.
- Beim Ausatmen geben Sie das Licht strahlenförmig durch die Poren wieder ab.
- Beim Einatmen lassen Sie Wünsche, Sehnsüchte herein, die für Sie aktuell sind, etwa keinen Hunger zu haben, gut zu schlafen, inneren Frieden zu haben, keinen Appetit auf Zigaretten zu haben. Mit der Ausatmung lassen Sie alles heraus, was Sie bedrückt, ärgert, hemmt oder blockiert, auch Wut, Eifersucht, den Haß auf bestimmte Personen. Sie lassen alle negativen Ereignisse und Empfindungen aus sich heraus.

Es ist wichtiger, sich auf die Übungsinhalte als auf das Zählen der Atemzüge zu konzentrieren. Es können auch ein paar mehr sein oder weniger. Sie behalten Ihr Wachbewußtsein und bleiben konzentriert, dämmern also nicht bereits in der Mitte der Übung in den Schlaf hinüber. Ob Sie schlafen oder belebt und gereinigt aufstehen möchten, entscheiden Sie nach Beendigung der Übung.

Wer eine Meditation oder Entspannungsübung gewohnt ist, wird diese natürlich gern während des Fastens weiter praktizieren.

Vorträge und Gespräch

Trotz inhaltlicher Auseinandersetzung mit der Thematik vor Fastenbeginn und guter Motivation können sich während des Fastens Fragen oder Probleme ergeben, die einer schnellen Klärung bedürfen. In einer Fastenklinik bestehen hierfür gute Voraussetzungen, bei einem Fasten zu Hause in lockerer Anbindung an eine Gruppe von fastenden Berufstätigen weniger. Auch ein ambulant begleitender Fastenarzt wird nicht immer gerade dann die erforderliche Zeit aufbringen können, wenn es nötig ist. Auftretende Fastenbeschwerden, ein Aufflackern von Krisenherden oder Unklarheiten im Zusammenhang mit der praktischen Durchführung können subjektiv belastend sein und sind doch bei ausreichender Sachkenntnis meist sehr leicht einzuordnen und zu lösen. Oft genügt ein Erfahrungsaustausch mit anderen Fastenden, etwa wenn noch keine Erfahrung in der Handhabung einer Darmspülung besteht.

So gibt es viele Gründe, in einer Selbsthilfegruppe zu fasten, die von einer fastenerfahrenen und fachlich qualifizierten Person begleitet wird. Der Sinn einer Selbsthilfegruppe besteht nicht nur darin, sich selbst zu helfen und sich notfalls von anderen helfen zu lassen. Auch die Bereitschaft, gern für andere dazusein, gehört dazu. So wird aus dem gemeinsamen Fastenerlebnis ein ständiges Geben und Nehmen, fernab von Erwartungs- und Anspruchshaltungen, die beispielsweise in einer Klinik auf der Basis des Preis-Leistungs-Verhältnisses eine gewisse Berechtigung haben, aber auch zu eigener Passivität verleiten, indem ein vorgeschriebenes Programm befolgt wird.

Man wird sich im Rahmen des Fastens in Selbsthilfe zunächst

einmal jeden Tag zu dem gemeinsamen Safttrinken treffen und auch die Wanderungen gemeinsam unternehmen. Hierbei besteht Gelegenheit zum Gedankenaustausch und zur Klärung aktueller Fragen. Der Fastenbegleiter wird für Sie dasein und unterwegs in einem persönlichen Gespräch auf Sie eingehen. Das reicht jedoch nicht. Es gibt auch Fastenaspekte, die für Sie wichtig sind, von denen Sie aber (noch) nichts wissen. Die Abende bieten sich an, hierüber im Rahmen von Vorträgen zu informieren. Zwei Abende sind zumindest erforderlich, um wichtige und interessante Aspekte in dem Zusammenhang zu behandeln. Ein weiterer Abend wird reserviert sein für das Thema Ernährung und Gestaltung der Nachfastenzeit. Oft wird er nicht ausreichen, um hinreichend Auskunft zu geben.

Nach den Vorträgen sollte Gelegenheit zu einem Rundgespräch gegeben sein. Es gibt immer wieder persönliche Fastenerfahrungen, die für alle Teilnehmenden interessant sind. Die verbleibenden Abende werden Themen gewidmet sein, die die Mehrheit ansprechen. Je nach Größenordnung der Gruppe kann darüber notfalls abgestimmt werden. Das setzt natürlich voraus, daß sich der Fastenbegleiter im Bereich Gesundheit/Krankheit nicht nur zu Hause fühlt, sondern auch zu Hause ist. Sind die Kenntnisse nicht ausreichend, sollte das freimütig eingestanden werden. Nichts ist schlimmer, als am Abend über etwas zu reden, was von den anderen angenommen wird, aber fachlich falsch ist und in der Nachfastenzeit zu Verhaltensweisen führt, die geradezu gesundheitsschädigend sind.

Sie werden von diesem Problem sogar bei einer ärztlichen Fastenbegleitung nicht befreit sein. Es kann durchaus sein, daß in einer Fastenklinik arbeitende Ärzte selbst noch nicht gefastet haben. Die Begründung lautet dann sinngemäß: Fasten wird als Therapie angewendet. Ein Arzt muß ja nicht jede erfolgreiche Therapie vorher im Selbstversuch testen. Doch ich hoffe und wünsche mir, daß jedem in eine Fastenklinik wechselnden Arzt generell zur Auflage gemacht wird, erst einmal selbst zu fasten.

Ärzte haben oft Schwierigkeiten mit dem Halbwissen ihrer Patienten. Lassen Sie sich davon nicht beeindrucken. Fragen Sie nach.

Nutzen Sie jede Gelegenheit, Ihre Kenntnisse zu verbessern. bei Teilnahme in einer Selbsthilfegruppe bieten sich dafür vielfältige Möglichkeiten.

Vorschlag für einen Fastentag

Während des Fastens wird sich Ihr Tagesablauf etwas verschieben. Vielleicht haben Sie in den ersten beiden Nächten noch ein erhöhtes Schlafbedürfnis aus vorhergegangener Erschöpfung oder einem Schlafdefizit. Betrachten Sie dann die folgenden Vorschläge und den jeweils angegebenen Zeitpunkt nicht als bindend. Die Prioritäten setzen Sie selbst, und Vorrang hat, daß Sie sich gut erholen. Die Tendenz wird von allein ohne Wecker dahin gehen, daß Sie weniger Schlaf brauchen, weil der Verdauungsschlaf entfällt.

6.00 Uhr:	Trockenbürstung zur Kreislaufstabilisierung.
6.15 bis 7.00 Uhr:	Spülzeit Nasenspülung mit der Nasenspülbirne, Mundspülung mit Heilerde. Zur Gewebespülung trinken Sie ein Glas Essig- oder Zitronenwasser. Darmspülung, Dusche.
7.00 Uhr:	Fußmassage mit dem Fußroller. Wenn Sie immer noch etwas brauchen, um in Gang zu kommen, trinken Sie Herz-Kreislauf-Tee. Ansonsten ist jetzt eine gute Zeit, um schluckweise mineralstoffarmes Wasser zu trinken.
8.00 bis 8.30 Uhr:	Gymnastik, bestehend aus Lockerungs-, Kontraktions- und Dehnübungen.
8.30 bis 9.00 Uhr:	Gemeinsames Obstsafttrinken, langsam, in kleinen Schlucken, unter Umständen ergänzt durch Hefe oder eines der genannten Pflanzenpulver.
9.00 bis 9.30 Uhr:	Sie ziehen sich um für die Wanderung und vergessen nicht, Tee oder Wasser für unterwegs mitzunehmen.

9.30 bis 14.30 Uhr:	Gemeinsame Wanderung mit Trinkpausen an schönen Plätzen der Natur.
14.30 bis 16.00 Uhr:	Leber- oder Nierenauflage, Selbstmassage des Dickdarms.
16.00 bis 18.00 Uhr:	Zeit für Schwimmen oder Sauna.
18.00 bis 18.30 Uhr:	Gemeinsames Gemüsesafttrinken, wie oben bei Obstsaft.
18.30 bis 20.00 Uhr:	Vortrag und Gespräch zu Fasten- und Ernährungsfragen oder anderen Themen im Zusammenhang mit Gesundheitsgestaltung aus Eigeninitiative.
20.00 bis 22.00 Uhr:	Zeit für ein gutes Buch, für eine Meditation oder einen Tee in kleiner Runde. Der Fernseher wird nicht gebraucht.
zirka 22.00:	Sie freuen sich über den vergangenen Tag, lassen kleine Mißempfindungen hinter sich und schlafen gut ein.

Wie lange, wie oft und wann fasten?

In den deutschen Fastenkliniken wird oft eine dreiwöchige Fastenkur empfohlen. Nach *Bragg* ziehen die Franzosen eine vierzehntägige Fastenkur vor, während viele Fastensanatorien in England die Ansicht vertreten, daß eine 30tägige Fastenkur am besten ist (22). In Deutschland gibt es außerhalb der Fastenkliniken überwiegend siebentägige Fastenangebote. Da solche Fastenwochen aber manchmal direkt aufeinanderfolgen, haben Sie die Möglichkeit, auch außerhalb einer Klinik länger als eine Woche in Gemeinschaft zu fasten.

Wer das erste Mal fastet, wird etwas länger brauchen, um seine heilsamen Wirkungen zu erfahren. Der Stoffwechsel stellt sich langsamer auf Fastenbedingungen um, und die Einläufe fördern oft noch nach mehrmaligen Wiederholungen älteren Unrat zutage. Es ist also gut, beim ersten Mal schon den Mut zu einem vierzehntägigen Fasten zu haben. Geht es vorrangig um regelmäßige Entschlakkung, um Regeneration und Sichwohlfühlen, sind ein bis zwei Fastenwochen zweimal pro Jahr zu empfehlen. Geht es darum, hartnäckige Krankheiten anzugehen, wird auch mal eine längere Fastenzeit nötig sein. Die seelischen Erfahrungen mit sich selbst während einer dreiwöchigen oder längeren Fastenzeit sind eine wertvolle Bereicherung, die nur empfohlen werden kann. Einmal im Leben länger als drei Wochen zu fasten ist, Normalgewicht vorausgesetzt, eine gute Sache. Eine qualifizierte Fastenbegleitung ist hierbei jedoch erforderlich.

Das Frühjahr ist als Fastenzeit sehr beliebt, um abzuspecken und der Frühjahrsmüdigkeit entgegenzuwirken. Im Sommer das Fasten am Meer mit Baden zu verbinden, hat auch sehr viel für sich. Am intensivsten abgenommen wird in der kalten Jahreszeit, begleitende Wanderungen vorausgesetzt. Ihr Körper verbraucht dann mehr Kalorien, weil er mehr Wärme produzieren muß – als Ausgleich gegen die Kälte von außen. Entgegen einigen Bedenken ist das Fasten im Winter gut durchführbar und verträglich. Es gibt also keine Jahreszeit, die Sie davon abhalten könnte, Ihren Entschluß zu fasten in die Tat umzusetzen.

12. Die Zukunft hat begonnen

Statt „Fastenbrechen“: fließender Übergang zum Essen

Die Wahl einer den individuellen Gegebenheiten nicht entsprechenden Fastenform und -dauer sowie mangelnde Berücksichtigung der erforderlichen Vorbereitungs- und Begleitmaßnahmen können nicht nur zu einer Minderung der Fastenwirkung, sondern auch zu nachteiligen Folgen führen. Sie sind wesentlich stärker möglich, wenn nicht sehr genau auf eine gut durchdachte Beendigung des Fastens geachtet wird. Bereits der gebräuchliche Begriff „Fastenbrechen“ ist unpassend. Er suggeriert einen eher abrupten Wechsel vom Fasten zur Nahrungsaufnahme mit der Folge, daß zu schnell und zuviel von dem Verkehrten gegessen wird. Wir streichen ihn deshalb besser aus dem Fastenvokabular.

In der Literatur wird mehrheitlich die Beendigung des Fastens durch das Essen eines Apfels empfohlen und für den Abend oder spätestens darauffolgenden Tag bereits eine sämige Kartoffelsuppe. Es gibt viele Rezepte für die ersten Essenstage oder -wochen, genau aufgeschlüsselt in Bestandteile und Kaloriengehalt, mit Angabe des Zeitpunkts der erforderlichen Essenseinnahme. Derartige Empfehlungen sind nicht nur unrealistisch, sondern auch schädlich.

Wenn Sie allein leben, wird es nicht möglich sein, die jeweils erforderlichen kleinen Mengen einzukaufen. Beispielsweise sind drei Salatblätter oder sieben Haselnüsse im Handel nicht erhältlich. Sie würden also jeweils größere Mengen der teilweise leicht verderblichen Zutaten kaufen, als Sie zur Einhaltung der Rezeptvorschriften benötigen. Folge: Ihr Kühlschrank und sonstige Küchendepots füllen sich mit Vorräten, die Sie nicht essen dürfen, da für die nächsten Tage andere Speisen vorgesehen sind. Nicht wenigen Menschen, die erfolgreich gefastet haben, wird bereits durch diesen Umstand eine sinnvolle Gestaltung der Nachfastenzeit erschwert. Der Anblick der wachsenden Vorräte bereitet ihnen innere Unruhe. Es schleichen sich Gedanken ein wie: „Schade um die schönen Sachen, die ich nicht verderben lassen möchte." Der Mensch ist schwach, und das in der Nachfastenzeit wesentlich mehr als während des Fastens. Irgendwann wird mehr gegessen, als durch die Rezeptvorschläge empfohlen. Der Genuß ist dann durch ein schlechtes Gewissen angesichts der eigenen Schwäche überlagert. Von da bis zum unkontrollierten Anessen gegen das schlechte Gewissen aus Frust ist es nur noch ein kleiner Schritt.

Zweite Variante: Sie leben allein und sind berufstätig. Dann bleiben die schönen Rezeptvorschläge ohnehin graue Theorie, denn Sie werden mittags in den wenigsten Fällen die Möglichkeit haben, sich das zuzubereiten, was Ihnen gemäß Rezeptfahrplan für diesen Tag empfohlen wird. Dritte Variante: Sie sind Hausfrau und/oder haben eine Familie oder einen Lebenspartner zu beköstigen, ohne daß Ihnen von dieser Seite eine Unterstützung Ihres Vorhabens zuteil wird. Dann sind Ihre Vorratslager ohnehin gefüllt, und es bereitet Ihnen zusätzliche Schwierigkeiten, Ihren Ernährungsplan einzuhalten, da Sie jeweils zwei getrennte Mahlzeiten zubereiten müssen. Kommen dann noch die entsprechenden Kommentare, ist Ihr Vorhaben zusätzlich erschwert.

Sie sind gut beraten, wenn Sie sich bereits zu Beginn der Fastenzeit darüber klar sind, daß mit dem letzten Fastentag die Fastenzeit noch nicht beendet ist. Es ist ein Zeitraum dazuzurechnen, der der Dauer der Fastenzeit entspricht. Wenn Sie Ihre Familie rechtzeitig auf diesen Sachverhalt hinweisen und um Unterstützung bitten, kann Ihnen das die Gestaltung der schwierigen Zeit erleichtern. Wenn Sie allein leben, tun Sie gut daran, es so einzurichten, daß sich zu Beginn der Fastenzeit keinerlei Nahrungsmittel mehr in Ihrem Haushalt befinden. Falls Sie bei Fastenende einen Apfel essen und Ihre Kartoffelsuppe löffeln, wird Ihnen das ausgezeichnet schmekken. Der Appetit auf mehr und vor allen Dingen Kalorienhaltigeres ist jedoch ebenfalls geweckt. Die Einhaltung einer sinnvollen Kalorienbegrenzung wird bei dieser Verfahrensweise vielen Menschen schwerer fallen. Falls Sie dann bereits nach wenigen Tagen bei der von der Vorfastenzeit gewohnten Ernährung angelangt sind, werden Sie nicht nur sehr bald das ursprüngliche Gewicht wieder erreicht haben, sondern sogar zunehmen. Ihr Körper hat sich während des Fastens daran gewöhnt, mit weniger auszukommen. Das vorher gewohnte Maß ist dann bereits ein Zuviel.

Ein oder zwei „Aufbautage" sind zuwenig. Greifen Sie zu schnell zu einer eiweiß- und fettreichen Kost, kann Ihnen das ernsthafte gesundheitliche Probleme bereiten. Sicheres Anzeichen für eine zu frühe eiweißreiche Kost ist die Erfahrung, daß die durch das Fasten und Wandern gewonnene Leichtigkeit im Gehen einer Gliederschwere weicht, die das Treppensteigen mühsam werden läßt. Wer in völliger Unvernunft das Fasten etwa mit geräuchertem Fleisch oder Fisch beendet, bekommt im günstigsten Fall Magenkrämpfe und Erbrechen. Behält der Körper die Nahrung, können Herzrhythmusstörungen, Gleichgewichtsstörungen, verringerte Gehirndurchblutung mit Vergeßlichkeit und Konzentrationsmangel die Folge sein. Zu früh in größeren Mengen genossenes, leichter verdauliches Milcheiweiß führt zu einem übermäßigen Umbau in körpereigenes Eiweiß sowie dessen Einlagerung in Gefäßen und befreit nicht von diesem Risiko. Extreme Fälle von abrupter Kalorienzufuhr führten zum Tode. So ist es nicht wenigen Kriegsgefangenen nach ihrer Befreiung oder Entlassung ergangen. Interessanterweise werden Ernährungsfehler im direkten Anschluß an das Fasten von Rauchern, die auch während des Fastens ohne Einschränkung geraucht haben, besser vertragen. Dieser Umstand weist auf die Tatsache hin, daß ihr Körper durch die permanente Rauchbelastung weniger Gelegenheit zur Umstellung bekam. Dementsprechend zweifelhaft ist der tiefere Fastenerfolg. Auch beim Genuß von Alkohol ist nach dem Fasten Vorsicht geboten, da sein Abbau für die Leber jetzt eine größere Belastung darstellt.

Um Nachfastenbeschwerden zu vermeiden, die Intensität der Fastenwirkung länger zu bewahren und einen praktikablen Einstieg in eine gesündere Ernährungsweise zu eröffnen, wird die Beachtung von drei Kriterien empfohlen: Was Sie in den ersten Tagen nach Fastenende zu sich nehmen, sollte wenig Kalorien und viele

Ballaststoffe enthalten, und Sie sollten es lange kauen müssen. Diese Kriterien werden nicht durch Äpfel erfüllt, die relativ schnell gegessen werden können, und schon gar nicht durch eine sämige Kartoffelsuppe, die kalorienreich ist und das Kauen nicht erforderlich macht. Es bleibt nicht viel, was diese drei Kriterien erfüllt, und trotzdem ist die Auswahl abwechslungsreich. Sie beginnen am besten mit rohem Wurzelgemüse: Karotten, Kohlrabi, rote Bete, Sellerie und gelbe Rüben. Radieschen und Rettich regen aufgrund ihrer Schärfe den Magen an und sind daher nicht empfehlenswert. Sie setzen sich hin beim Essen, verzichten auf jegliche Ablenkung und konzentrieren sich auf das Gemüse, nehmen seinen Geruch wahr. Lassen Sie sich Zeit, und beißen Sie kleine Stücke ab, die Sie langsam und bedächtig kauen. Achten Sie beim Einkauf auf beste Qualität aus ökologischem Anbau, damit Ihnen nicht gleich beim ersten Bissen der Appetit vergeht.

Bei dieser Vorgehensweise werden Sie bald ein leichtes Gefühl der Sättigung verspüren. Hören Sie dann unbedingt mit dem Essen auf, und legen Sie das restliche Stück beiseite, auch wenn es noch so klein ist. Sobald sich Hunger einstellt, dürfen Sie wieder essen, so oft Sie mögen, aber in jedem Falle wieder nicht über das leichte Sättigungsgefühl hinaus. Aus dieser Vorgehensweise ergeben sich einige Vorzüge. Sie unterliegen keinen Mengenbeschränkungen und Zeitauflagen hinsichtlich der Nahrungsaufnahme. Es stellt sich keine Angst ein, die Nahrungsmenge könnte bis zur nächsten vorgeschriebenen Mahlzeit nicht ausreichend sein. Sie können Ihren Hunger jederzeit stillen und sich ohne Bedenken einen großen Vorrat anlegen, ohne daß aus Schwachwerden Probleme entstehen. Über die angebotenen Ballaststoffe hat Ihr Darm Gelegenheit, schrittweise eine gesunde Peristaltik in Gang zu setzen. Es stellt sich ein normaler Stuhlgang ohne Hilfsmaßnahmen ein. Eine physiologische Darmflora beginnt sich aufzubauen. Ihr Magen wird nicht überdehnt, und Sie lernen, sich an ein frühzeitiges natürliches Sättigungsgefühl zu gewöhnen. Sie können bis zur Sättigung essen ohne die Gefahr einer zu hohen Kalorienzufuhr. Langsamer Verzehr von Wurzelgemüse ist eine gute Kauschulung.

Versuchen Sie, diese Phase nicht unter drei Tagen einzuhalten, und essen Sie weder Obst noch etwas anderes in dieser Zeit. Auch danach essen Sie weiter rohes Wurzelgemüse und zusätzlich Knäkkebrot ohne Belag, das zu hundert Prozent aus Vollkornschrot hergestellt ist. Als Getränke dienen Wasser und Kräutertees. Trinken Sie eine halbe Stunde vor und nach dem Essen nichts. Die Verdauung wird dadurch verbessert, das trockene Knäckebrot optimal eingespeichelt. Als nächste Stufe können Sie auch Obst essen, mit Dressing angemachte Salate und Quark. Versuchen Sie, das zwangsläufig im Zusammenhang mit Wurzelgemüse und Knäckebrot geübte lange Kauen nun auch bewußt und freiwillig bei den hinzukommenden Nahrungsmitteln zu praktizieren. Zu hastiges Essen signalisiert bekanntlich unserem Gehirn erst dann ein Sättigungsgefühl, wenn wir bereits zuviel gegessen haben.

In der ersten Stufe des Übergangs zu warmen Mahlzeiten essen Sie am besten Gemüsesuppen in abwechslungsreicher Gestaltung. Die Zubereitung ist etwas aufwendig. Aus Gemüse kochen Sie ausreichend lange (nicht unter 30 Minuten) eine Gemüsebrühe, und verwenden das ausgelaugte Gemüse nicht weiter. In die Gemüsebrühe schneiden Sie frisches Gemüse und lassen es eine Minute aufkochen. Es bewahrt so weitgehend seine Vitamine und sonstigen sekundären Pflanzenstoffe und regt weiterhin zum Kauen an. Über den aufgefüllten Teller streuen Sie Hefeflocken und kleingehackte frische Kräuter und geben drei Eßlöffel Leinöl dazu. Wenn diese Übergangszeit in ihrer Gesamtheit mindestens eine Woche dauert und konsequent ohne Ergänzungen eingehalten wird, haben Sie über Ihr neues Fastenbewußtsein auch den Einstieg in ein neues Essensbewußtsein gefunden. Die Durchführung ist nicht realitätsfern, sondern praktikabel – auch unter erschwerten Umfeldbedingungen. Nehmen Sie Ihr Wurzelgemüse und das Knäckebrot in ausreichender Menge mit zur Arbeit. Sie sind dabei voll leistungsfähig, ohne auf Kantinen- oder sonstiges Essen angewiesen zu sein. Über das Lächeln mancher Kollegen können Sie erhaben sein, resultiert es doch oft nur aus dem Bewußtsein eigenen Unvermögens. Sie sind stärker, und Ihr durch das Fasten gewonnenes, für alle sichtbares Erholtsein spricht für sich.

Wie der errungene Erfolg stabilisiert werden kann – Tips für eine gesunde Ernährung in der Nachfastenzeit

Mit dem Abschluß des fließenden Übergangs zum Essen beginnt die Nachfastenzeit und damit die Problematik unserer modernen Zivilisationskost. Durch die Loslösung der meisten Menschen von Bodenbearbeitung, Jagd und Viehhaltung sowie das Anwachsen der städtischen Bevölkerung gewannen Lagerung, Transport und Konservierung an Bedeutung, bei gleichzeitiger Verminderung des Vitalstoffgehalts der Nahrungsmittel. Weitere Verluste ergeben sich aus der chemiegestützten Ertragssteigerung und damit verbundenen Auslaugung der Böden, der verminderten genetischen Qualität von Saatgut und Nutzvieh, dem Einsatz neuer Küchentechnologien sowie dem gestiegenen Verzehr von Fertig-, Halbfertig- und Großküchengerichten. Eine wie auch immer geartete gesunde Kost ist heute bei gleicher Zusammenstellung weniger wert als vor 100 Jahren. Gleichzeitig stieg durch neue Krankheitsdispositionen sowie erhöhte Streß- und Schadstoffbelastung der individuelle Bedarf an Vitalstoffen. Was eine gesunde Ernährung ausmacht, ist somit einem zeitlichen Wandel unterworfen. Hinzu kommen spezielle Erfordernisse, die sich aus einer zunehmenden Individualisierung der Menschheit ergeben. Wir brauchen in dem Zusammenhang nur an die ständig wachsende Vielfalt allergieerzeugender Substanzen auch aus naturbelassener Nahrung und ihre unterschiedliche Wirkung auf die jeweiligen Menschen zu denken. Ferner ist im Laufe eines Lebens die Ernährungsweise dem jeweiligen Lebensalter anzupassen. „Die" gesunde Ernährung für „den" Menschen gibt es also nicht. Vor 200 Jahren konsumierte der Durchschnittsdeutsche pro Jahr etwa 2 Kilogramm Zucker, 18 Kilogramm Fleisch und 300 Kilogramm Getreide, davon 90 Prozent als Vollkorn. Der Bedarf an den Vitaminen E und B_1 bis B_6 war zu 110 bis 320 Prozent gedeckt. Die entsprechenden Zahlen von heute sind: mehr als 30 Kilogramm Zucker, mehr als 65 Kilogramm Fleisch, unter 100 Kilogramm Getreide, davon weniger als 20 Prozent als Vollkorn. Bei erhöhtem Bedarf (auch durch erhöhten Alkoholkonsum) erfolgt heute eine Minderversorgung mit Vitaminen der B-Gruppe aus der Nahrung. Folgen sind unter anderem: nervöse Gereiztheit, Konzentrationsstörungen, Nerven- und Kopfschmerzen.

Von Karies waren in Frühzeiten menschheitlicher Entwicklung ein bis zwei Prozent aller Menschen betroffen, heute fast alle Deutschen. In die Blutbahn streuende Zahnbakterien und die aus ihrer Zersetzung freiwerdenden Gifte fördern die Entstehung rheumatischer Erkrankungen. Als in Osloer Schulen ein Pflichtfrühstück eingeführt wurde, bestehend aus einem Drittelliter Milch, Vollkornbrot oder Vollkornzwieback mit Butter oder vitaminreicher Margarine, einem Stück Obst oder einer rohen Karotte, sank die Karieshäufigkeit um 40 Prozent (98).

Kollath sah im Zahnverfall den „Ausdruck einer allgemeinen chemischen Unordnung unserer Ernährungsbedingungen" und vertrat die Ansicht, daß bei Mangelzuständen in der Nahrung die lebenswichtigen Organe ihren Bedarf zuungunsten von nicht lebenswichtigen wie Knochen, Zähnen und Muskulatur decken (94).

Diese wenigen Hinweise könnten bereits Anlaß geben, sich für einen Einstieg in die Vollwertkost nach dem Fasten zu entscheiden. Einige Einschränkungen und Vorbehalte sind da angebracht. Der Begriff „Vollwertkost" zeugt von einer gewissen Überheblichkeit oder Ignoranz. Suggeriert er doch, diese Ernährungsform sei vollwertig im Gegensatz zu anderen. Unter dem Begriff werden üblicherweise Ernährungsformen zusammengefaßt, die von Bircher-Benner, Kollath, Waerland, Bruker, Schnitzer und anderen entwickelt wurden und in einigen Details untereinander differieren. Einig sind sich die Verfechter in der Propagierung folgender Forderungen: Die Kost soll überwiegend laktovegetabil sein, hauptsächlich durch Vollkornprodukte, Gemüse, Obst, Kartoffeln, Milch und Milchprodukte. Chemische Lebensmittelzusatzstoffe werden vermieden und mindestens die Hälfte des Pflanzenanteils als Rohkost gegessen. Das morgendliche Müsli besteht aus eingeweichtem Vollkornschrot, Frischobst, eventuell Trockenobst, Nüssen, Honig und etwas Milch.

Es gibt nicht wenige Menschen, die nach dem Genuß von Vollkornbrot oder Müsli unter starken Blähungen leiden. Weil es aber so gesund sein soll, wird es tapfer weiter gegessen mit der Folge, daß sich Dickdarmanteile durch die ständige Aufblähung chronisch erweitern und somit die Darmperistaltik eingeschränkt wird. Auch steht die Empfehlung von Vollkorn als Brot oder Vollkornschrot in merkwürdigem Widerspruch zu der von *Kollath* übernommenen Forderung: „So natürlich wie möglich." Das volle Korn erfährt durch den Mahlvorgang eine Wertminderung. Erfolgt keine sofortige Weiterverarbeitung, schreitet durch Oxidation der Entwertungsprozeß weiter fort. Manchen Menschen verursacht Vollkorn Magenbeschwerden. Für andere ist das morgendliche Müsli zu kalorienhaltig oder der Einstieg in spätere heftige Hungergefühle.

Die Lösung besteht nicht im Ausweichen auf Weißmehlprodukte. Diese sollen nach Möglichkeit vollständig aus dem Speiseplan gestrichen werden. Getreide kann auf bessere Weise in die tägliche Ernährung einbezogen werden, als das durch Vollkornprodukte im Rahmen der Vollwertkost geschieht: Sie lassen es sprießen und keimen. Die bereits erwähnten Hunzas im Himalaja verdanken ihre überragende Gesundheit auch der Tatsache, daß sie sich viel von Keimlingen ernähren. Durch Keimen werden die wertvollen Inhaltsstoffe des Getreides nicht geschädigt, sondern weiter aufgeschlossen. Neue kommen hinzu. Der Gehalt an B-Vitaminen und Vitamin E erhöht sich beträchtlich. Außerdem entstehen Vitamin A und C. Durch Keimen entwickelt das Samenkorn eine Vielzahl von Enzymen, die auf das menschliche Stoffwechselsystem regenerierend wirken. Keime enthalten Kohlenhydrate, Eiweiße und ein wenig Fett in bestens verdaulicher Form. Sie wirken nicht blähend. Der Verdauungstrakt wird entlastet. Der schleimbildende Prozeß des Brotgetreides, unter dem viele Menschen auf unterschiedliche Weise leiden, findet ebenfalls nicht statt. Unter Berücksichtigung der unterschiedlichen Konstitution und der unterschiedlichen individuellen Bedingungen für Gesundheit und Krankheit sind Keimlinge das vitalstoffreichste, bekömmlichste, gesündeste und gesundheitsstärkendste naturbelassene Lebensmittel, das uns zur Verfügung steht. Die Verwendungsmöglichkeiten sind vielseitig. Sie können den Vollkornschrotanteil im Müsli durch Keimlinge ersetzen, aus ihnen Salate herstellen, sie auch anderen Salaten beimengen. Bei warmen Gerichten dienen sie als Beilage anstelle des herkömmlichen Gemüses. Jeder Eintopf erfährt eine Bereicherung, wenn Sie nach Abkühlung auf Eßtemperatur Keimlinge dazugeben. Sie vermeiden so deren Erhitzung und damit die Zerstörung temperaturempfindlicher Inhaltsstoffe, wie das beim Backen von Vollkornbrot der Fall ist. Keimfähiges Getreide ist erhältlich unter anderem in Reformhäusern, Naturkostläden und den Hofläden der Biobauern. Zum Keimen eignen sich Hülsenfrüchte, Luzerne, Bockshornklee, der zu den Knöterichgewächsen zählende Buchweizen, Leinsamen, Senfkörner, Sonnenblumenkerne und die diversen Kräutersamen. Die Geschmacksrichtungen sind unterschiedlich. Durch Keimen kommt mehr Vielfalt in Ihre Küche. Der Geschmackssinn erfährt eine Bereicherung.

Keimgeräte mit der dazugehörigen Gebrauchsanleitung bietet der einschlägige Handel an. Auch Kuchenbleche und sonstige Platten mit ebener Grundfläche sind geeignet, sofern ihre Oberfläche nicht aus Kupfer, Aluminium oder Eisen besteht. Die Samenkörner werden zunächst gewaschen und im Verhältnis eins zu zwei in Wasser eingeweicht, je nach Körnergröße über drei bis fünfzehn Stunden. Danach bringen Sie die Körner einschichtig auf der Platte aus und bedecken den Boden leicht mit Wasser, das während des Keimvorgangs erneuert und ergänzt wird. Die Keimdauer ist wiederum abhängig von der Samengröße und beträgt ein bis fünf Tage (111). Über ein Drittel der Zeit decken Sie am besten den Samen ab, damit die Keime in Dunkelheit bleiben. Erst danach lassen Sie Licht heran – wie es den natürlichen Wachstumsbedingungen aus der Erde entspricht.

Neben den positiven Auswirkungen erhöhte der hohe Getreidekonsum früherer Zeiten – wahrscheinlich aufgrund seines Gehalts an Phytinsäure – die Gichtanfälligkeit, die mit der Einführung der Kartoffeln als einer Erdfrucht mit stark basischen Valenzen zurückging. Getreidekeime beinhalten dieses Risiko nicht und können unbedenklich in größeren Mengen genossen werden. Heute ist die Gicht Folge eines zu hohen Fleisch- und Alkoholkonsums.

Die Nachfastenzeit ist eine gute Gelegenheit, den Sinn oder Unsinn des eigenen bisherigen Fleisch- und Wurstkonsums zu überdenken und sich gegebenenfalls an eine Reduzierung zu gewöhnen. Es ist müßig, der Frage nachzugehen, ob der Mensch von Natur aus ein reiner Pflanzen- oder Gemischtesser sei. Für beide Ansichten lassen sich Begründungen anführen. Ein hoher Fleischkonsum begünstigt nicht nur die Entstehung von Gicht, sondern auch von Herz-Kreislauf-Erkrankungen. Fleisch ist nicht lebenswichtig. Es erleichtert jedoch die Zusammenstellung einer ausgewogenen Kost (86). Bei einer Beschränkung auf 300 Gramm pro Woche dürften keinerlei gesundheitliche Risiken zu erwarten sein – vorausgesetzt, die Qualität ist gesichert.

Wer unter einer Allergie gegenüber Milchprodukten leidet (viele Neurodermitiker gehören dazu), hat durch eine rein pflanzliche Kost in Verbindung mit 300 Gramm Fleisch eine hervorragende Ernährungsform gefunden. Die Erfahrung zeigt jedoch, daß sich allergische Wirkungen erst aus bestimmten Verarbeitungsschritten ergeben. Es lohnt sich also, der Frage nachzugehen, ob die Unverträglichkeit gegenüber Frischmilch, gekochter Milch, allen Sauermilcharten, Quark oder bestimmten Käsesorten besteht (99).

Fisch ist sehr bekömmlich und nahrhaft. Wegen seiner gegenüber dem Fleisch besseren Verwertbarkeit ist jedoch während der Nachfastenzeit ebenfalls Zurückhaltung geboten. Zwar wird der Magen-Darm-Trakt geringer belastet, durch den leichteren Umbau in körpereigenes Eiweiß besteht jedoch bei Konsum größerer Mengen die Gefahr einer Aufquellung von Kapillaren mit den bereits genannten Folgen, die sich daraus ergeben können. Besonders hochwertig sind Seefische aus polaren Kaltwassergebieten aufgrund ihres höheren Gehalts an mehrfach ungesättigten Fettsäuren. Am schmackhaftesten, allerdings auch fettreichsten ist der Fisch zwischen zwei Laichperioden.

Pilze haben einen höheren Eiweißanteil als Gemüse. Der Nutzwert liegt zwischen tierischem und pflanzlichem Eiweiß (100). Wer sich nach dem Fasten in eine rein pflanzliche Kost einüben möchte, ist trotz gesunder Einzelbestandteile auf größere Sorgfalt in der Zusammenstellung angewiesen. Herkömmliche Begründung:

Keine Pflanze enthält alle für den Aufbau körpereigener Eiweißsubstanz erforderlichen Aminosäuren. Erst durch eine Kombination beispielsweise von Vollkorn und Hülsenfrüchten würde diese Lücke geschlossen. Das Stammgericht – Bohnen mit Mais – der armen indianischen Landbevölkerung ist hierfür ein Beispiel. Dem stehen Erkenntnisse von *Kofranyi* aus dem Max-Planck-Institut für Ernährungsphysiologie entgegen, auf die *Kapfelsperger* und *Pollmer* hinweisen, wonach die Minderzufuhr von essentiellen Aminosäuren zumindest teilweise durch unspezifische Stickstoffträger ausgeglichen werden kann (86). Hierzu zählt Gemüse jeglicher Art. Insbesondere die Verwendung von Keimlingen verhindert bei rein pflanzlicher Kost die Entstehung einer Eiweißmangelsituation.

Es gibt einige wenige Gesundheitsneurotiker, die nach jahrelanger pflanzlicher Kost und gelegentlichem Fasten zu einer reinen Obstkost übergegangen sind, offensichtlich angeregt durch die aus Kalifornien empfohlene „Sonnenkost". Der Verfasser hatte Gelegenheit zum Umgang mit einigen von ihnen. Auffallend war ein gewisser Fanatismus in Verbindung mit Entrücktheit bei gleichzeitiger Abmagerung unter die Schlankheitsgrenze. Es soll nicht abschließend beurteilt werden, inwieweit abweichende psychische Verhaltensweisen in diesem Zusammenhang Ursache, Folge oder beides sind. Empfohlen werden kann reine Obstkost lediglich für eine begrenzte Zeit. Als Ernährungsform von Dauer ist sie in unseren Breiten auch aus ökologischen Gründen abzulehnen. Verzichtet sie doch zwangsläufig weitgehend auf Erzeugnisse heimischer Landwirtschaft unter Verwendung exotischer Früchte aus südlichen Gefilden. Eine elitäre Eßgesinnung, die auf Kosten der Umwelt zum Egotrip verkommt, ist letztendlich unsozial und daher abzulehnen. Nahrungsmittelproduktion, -erwerb und das (gemeinsame) Essen haben eine wichtige soziale Funktion. Soziale Störungen äußern sich auch in der Abgrenzung im Eßverhalten und umgekehrt. Gesundende Akzente in Ernährungsfragen erfüllen erst dann ihren vollen Zweck, wenn sie der Mitwelt vermittelbar bleiben. Sich heute gesund ernähren zu wollen ist schwer, angesichts der in den Lebensmittelgeschäften präsenten gesundheitsschädigenden Produkte der Nahrungsmittelindustrie. Die eigentlichen Asozialen von heute sind nicht die Gestrandeten der Wohlstands- und Erfolgsgesellschaft, sondern diejenigen, die aus Herstellung, Anwendung, Verarbeitung oder Verkauf bekanntermaßen gesundheitsschädigender Stoffe ihr finanzielles Einkommen erwirtschaften. Hierzu zählen alle Personen, die in chemischen und Nahrungsmittelkonzernen, in landwirtschaftlichen Betrieben, in Bäckereien und Metzgereien arbeiten, die sich nicht deutschen Empfehlungen oder Richtlinien der Europäischen Union für ökologische Wirtschaftsweisen verpflichtet fühlen. Das sind mehr als 95 Prozent.

Es ist zum Beispiel weithin bekannt, daß Nitrat und Nitrit im menschlichen Körper zur Bildung von Nitrosaminen beitragen, deren Beteiligung an der Krebsentstehung unbestritten ist. Trotzdem verweigern sich Landwirte einer Umstellung ihrer Betriebe zum Beispiel gemäß Bioland- oder Demeter-Richtlinien und erhöhen weiterhin die Nitratbelastung unseres Grund- und somit Trinkwassers. Trotzdem verwenden Metzger weiterhin Nitritpökelsalz zur Konservierung und zum besseren Aussehen der Wurst. Bäcker scheuen den Aufwand, der mit dem Backen eines ordentlichen Brotes verbunden ist, verwenden statt dessen fertige Backmischungen und verschweigen den Kunden deren Inhalt. Verwendung finden rund 1000 Feinchemikalien. So essen die Deutschen zusätzlich zu den Grundstoffen Mehl, Wasser und Hefe jährlich zirka 100 000 Tonnen Backmittel(!), die fast alle nicht deklarierungspflichtig sind. Hier eine kleine Auswahl: Karbonat, Sorbat, Tartrat, Schwefeldioxid, Disulfite, Essigsäure, Natriumorthophosphat, Carboxymethylcellulose, Candelillawachs, Stärkeacetat (145) und andere Stoffe, die zur Entstehung von Allergien beitragen können. Da Deutschland sich den übergeordneten EU-Standards nicht verweigern darf, finden gentechnisch erzeugte und radioaktiv bestrahlte Nahrungsmittel Eingang in die Supermarktregale.

Die Nachfastenzeit bietet Gelegenheit, die erlangte Sensibilisierung gewinnbringend einzusetzen und bisherige Kaufgewohnheiten kritisch zu überdenken. Sehen Sie sich in den Lebensmittelabteilungen von Kaufhäusern und Lebensmittelketten um, den entsprechenden Angeboten von Bäckern und Schlachtern, in Reformhäusern und Naturkostläden, bei den Hofläden der Biobauern und auf den Wochenmärkten. Das Angebot ist größer, als Sie denken.

Über die auf diese Weise erworbenen Lebensmittel tragen Sie zur Stärkung Ihrer Gesundheit sowie einer umwelt- und menschengerechten Landwirtschaft und Nahrungsmittelproduktion bei. Im Vergleich zu den herkömmlichen Geschäften sind die Preise meist höher. Da die Herstellung von Keimlingen aus sprießfähigem Getreide oder sonstigem Samen bei entsprechender Bevorratung überaus preisgünstig ist, gleicht sich dieser Nachteil wieder aus. Abgesehen davon ist langfristig gesehen auch bei bestehender Krankenversicherung Gesundheitsvorsorge preisgünstiger als Nebenkosten und Einbußen, die im Falle von Krankheit auf Sie zukommen. Hinzu kommt die verbesserte Lebensqualität – jetzt und vor allen Dingen im Alter. Die Qualität einer Lebensmittelwirkung ergibt sich nicht nur durch das Lebensmittel, sondern auch durch den inneren Zustand des Konsumenten. Je mehr wir in der Lage sind, unsere Nahrung als Heil-Mittel, als Mittel zum inneren Heilwerden zu begreifen, desto stärker wird sie ihre diesbezügliche Wirkung entfalten können. Desto eher wird auch der einzelne Mensch zu der ihm gemäßen Nahrung finden. Krankheit kann auf der physikalischen Ebene als krankhaftes Schwingungsverhalten gesehen werden, das etwa durch die Bioresonanztherapie gelöscht oder in die Normalität verlagert wird. Natürliche Nahrung ist auch gespeicherte Sonnenenergie und zeigt ihr jeweils spezifisches Schwingungsmuster, das nach dem Essen mit dem körpereigenen Schwingungsmuster harmonisiert, kollidiert, es stärkt, schwächt, zeitlich und räumlich verlagert. So wie die innere Einstellung des Patienten zum Arzt einen Einfluß auf den Erfolg von dessen Therapie hat, beeinflussen unsere Gedanken die Verdauung, Verwertbarkeit, Verträglichkeit und Wirkung eines Nahrungsmittels. Ernährung hat also viel mit Bewußtsein zu tun – auch dem während des Fastens erworbenen. Bewußtsein wächst von innen und kann nicht von außen eingepflanzt werden. Es gibt kaum einen Bereich, in dem wir von Kindheit an auf besserwisserisches Belehren, Verbote und Zwangsbeschränkungen in Zeiten der Not so empfindlich und mit so wenig Folgsamkeit reagieren, wie dem der Ernährung. Sie ist ein klassisches Feld für Selbsterfahrung, Schulung der Willenskraft, Sensibilisierung gegenüber krankmachenden Faktoren, Einübung von Kultur, aber auch Kulturverlust.

Eine japanische Teezeremonie, in deren Verlauf es materiell gesehen nur Tee gibt, ist Ausdruck von Kultur und Rahmen für geistreiche Unterhaltung. Eine einfache Speise aus materieller Armut, an liebevoll gedecktem Tisch eingenommen, ist ebenfalls Zeichen von Kultur. Ein Stück Kulturverlust hingegen ist es, Essen aus vermeintlichem Zeitmangel in sich hineinzuschlingen, ebenso die Schlacht am kalten Büfett und das Essen im Stehen an der Imbißbude.

Auch Geschmack ist wie Charakter Bestandteil einer persönlich gelebten Kultur. Während Charakter eine Verhaltensleistung als Ergebnis von Verhaltensschulung ist, die vorrangig als Botschaft in Handlungsabläufe eingreift, ist guter Geschmack eine Sinnesleistung als Ergebnis der Schulung vorgefundener individueller Sinnesfähigkeiten. Insofern kann es keinen schlechten Geschmack geben, sondern lediglich ein Fehlen desselben.

Wird die Geschmacksentwicklung durch frühkindliche Fehlernährung behindert oder fehlgeleitet, kann lebenslange Neigung zu zu reichlichem Essen die Folge sein. Hat der Körper das instinktive Bedürfnis nach bestimmten Stoffen, an denen ein Mangel besteht, äußert sich dieses Bedürfnis normalerweise als Appetit auf etwas, in dem die Stoffe enthalten sind. Ist der Instinkt gestört (auch Alleinsein, Leid, Frustration oder Streß können die Ursache sein), so bleibt der Appetit auf bestimmte Nahrungsmittel. Er setzt sich fest, obwohl die benötigten Stoffe gar nicht enthalten sind. Erfolgt nun der Versuch, diesen fehlgeleiteten Appetit durch eine betrügerische chemische Ersatzlösung erneut irrezuleiten (Beispiel: Süßstoff gegen Appetit auf Süßes), wird das Problem nicht gelöst, sondern verlagert und verschlimmert: Der Appetit (eher schon Heißhunger) auf andere ungesunde Nahrungsmittel wird größer, und unkontrolliertes Vielessen bleibt weiterhin ein Problem.

Fasten durchbricht diesen Teufelskreis und sensibilisiert für die Zusammenhänge. Der Übergang zum Essen und die Nachfastenzeit bieten Gelegenheit, neue Verhaltens- und Reaktionsweisen zu erlernen, zu erfahren, einzuüben und mental zu verankern.

Mehrjährige experimentelle Arbeiten (1927 bis 1935) von *Davis* kamen zu einem interessanten Ergebnis. Kleinen Kindern wurde über Jahre völlige Freiheit in der Auswahl ihrer Nahrungsmittel gelassen. Ohne fremde Beeinflussung durften sie ihre Erfahrungen machen und sich frei von einem Büfett bedienen, das auch aus Eiern, Fleisch und ungereinigtem Seesalz bestand. Alle Angebote waren frei von Zusatzstoffen, weder „verfeinert" noch raffiniert oder künstlich aus einem natürlichen Lebensmittel isoliert. Ergebnis: Die Zusammenstellung der Mahlzeiten war streckenweise grotesk und von Kind zu Kind völlig unterschiedlich. Die Vorlieben für bestimmte Lebensmittel wechselten. Kein Kind bekam je Ernährungsstörungen in dieser Zeit, alle gediehen prächtig. Das heißt für uns: Gesundes Ernährungsverhalten erwächst im günstigsten Falle aus Instinkt und Erfahrung. Beides wurde durch unsere Eltern und uns als Eltern bei unseren Kindern geschädigt – aus Feigheit, Unwissenheit und Bequemlichkeit. In jeder Sekunde sterben im Menschen etwa zehn Millionen Zellen und werden neu aufgebaut – aus dem, was Sie essen. Kein Erwachsener trägt in sich auch nur eine einzige Zelle aus seiner Kindheit. Wir werden mehrfach in unserem Leben ein „neuer Mensch". Der Mensch schafft sich selbst über die Auswahl seiner Lebensmittel, bis in sein seelisches Befinden hinein. Er trägt daher eine große, aber auch sehr praktisch handhabbare Verantwortung für sich, für seine Gesundheit und Krankheiten. Er wirkt über seine Ernährung formend und bildend auf seinen Charakter und den der Gesellschaft, deren Bestandteil er ist.

Aus dem Dargelegten ergibt sich kein Pflichtprogramm, aber einiges an Orientierungspunkten. Es wird an Ihnen liegen, was Sie davon bereit sind, in ihr Leben (zusätzlich) hineinzunehmen.

- Bilden Sie sich weiter in biologischer Warenkunde. Gute Hilfe ist hierbei unter anderem eine Veröffentlichung in der Hamburger Verbraucherzentrale (141) mit Tips zur Umsetzung in die Praxis.
- Überdenken Sie – wenn nötig – Ihre bisherigen Einkaufsmöglichkeiten. Kaufen Sie dort, wo Sie gewiß sein können, ökologisch einwandfreie Ware zu bekommen.

- Reduzieren Sie den Anteil von Milch- und Fleischprodukten, um Herz-Kreislauf- und Eiweißspeicherkrankheiten vorzubeugen.
- Machen Sie Sprossen und Keimlinge zum täglichen Bestandteil Ihrer Ernährung.
- Essen Sie den größeren Anteil Ihrer pflanzlichen Kost in rohem Zustand, und trinken Sie frisch gepreßte Säfte.
- Bereiten Sie Ihre Mahlzeiten schonend und unter Verzicht auf den Mikrowellenherd zu. Sie beugen so einer Wertminderung und dem Entstehen schädlicher, neuer Verbindungen im Lebensmittel vor.
- Essen Sie langsam und kauen Sie gründlich, möglichst ohne nebenbei zu trinken. Sie intensivieren dadurch die Verdauung und Verwertung Ihrer Nahrung bei gleichzeitiger Entlastung des Stoffwechselgeschehens und Magen-Darm-Trakts. Das Sättigungsgefühl stellt sich spürbarer und nach einer geringeren Nahrungsmenge ein.
- Essen Sie entsprechend Ihrem Lebensalter, Ihren Lebens- und Arbeitsbedingungen, Ihren persönlichen Zielvorgaben zur Lebensgestaltung sowie entsprechend den klimatischen Bedingungen der Jahreszeit. Überkalorische Ernährungsfehler können Sie durch verstärkte körperliche Anstrengung relativieren.
- Essen Sie bedächtig und ohne Ablenkung. Versuchen Sie, dem Wesen Ihrer Speise durch Wahrnehmung über Augen, Ohren, Tastsinn, Geruchs-, Geschmacks- und Temperaturempfinden auf den Grund zu kommen. Sie verbessern dadurch Ihre Sinnes- und Erkenntnisfähigkeiten, wenn es darum geht, minderwertige, verdorbene, schadstoffbelastete oder Ihren wahren individuellen Bedürfnissen nicht gemäße Nahrung zu identifizieren.
- Sehen Sie in Ihrer täglichen Nahrung keine Selbstverständlichkeit. Essen Sie mit Dankbarkeit, Freude und Genuß.
- Essen Sie ohne schlechtes Gewissen. Verdrängen Sie Ihre Schwächen in Ernährungsfragen nicht, und seien Sie nicht selbstgerecht. Besser ist es, um die eigenen Fehler zu kennen, sich kleine gangbare Schritte vorzunehmen und sich nicht zu überfordern. Betrachten Sie Rückschläge mit Gelassenheit und Humor.
- Essen Sie nach Möglichkeit nicht aus Frust, und erkennen Sie

diesen billigen Selbstbetrug als Verletzung Ihrer Menschenwürde.

- Wenn Sie nicht bereit oder in der Lage sind, an Zusammenstellung und Menge Ihrer Mahlzeiten etwas zu ändern: Essen Sie täglich oder so oft wie möglich mittags und abends zunächst einen großen Teller Rohkost aus Salaten und geraspeltem Gemüse mit Dressing. Essen Sie die Rohkost in der freudigen Erwartung, daß Sie anschließend ohne Einschränkung bei den Lieblingsspeisen zulangen dürfen. Sie sichern sich so besser eine ausreichende Vitalstoffzufuhr und werden mit der Zeit feststellen, daß das Bedürfnis nach den weniger gesunden Sachen nachläßt, ohne daß Sie das stört.
- Wenn Sie zu Nahrungs- und zwischenmenschlicher Verweigerung neigen: Betrachten Sie liebevoll eine aus Sonnenlicht und Erde gewachsene Frucht oder Pflanze in ihrer natürlichen Schönheit. Sie ist aus Liebe auch für Sie gewachsen, möchte geachtet werden und Ihnen dienen.
- Wenn Sie wieder mal das Verkehrte essen und davon vielleicht auch noch zu viel: Lassen Sie es sich trotzdem schmecken! Wenn das Unvernünftige schon nicht vermeidbar ist, soll es wenigstens Freude bereiten. Die schädliche Wirkung ist dadurch geringer.

Ich wünsche Ihnen für die Nachfastenzeit in jeder Hinsicht guten Geschmack und daraus resultierenden guten Appetit! Wenn dieses Buch darüber hinaus dazu beitragen konnte, Sie zum Fasten zu bewegen oder aus dem Fasten tieferen Gewinn zu ziehen, hat es seinen Zweck erfüllt. Alles weitere entwickelt sich dann in eigener Dynamik: mehr Lebensqualität und Freude am Leben, besserer Zugang zu Natur und Mitmenschen, mehr Freude der Mitmenschen an Ihnen. Nicht nur kann weniger manchmal mehr sein, auch liegt das Große oft im Einfachen. Sie leisten Großes – einfach durch Fasten. Fasten in Selbsthilfe ist Ihr nicht zu unterschätzender Beitrag zu einer Zukunft in innerer Freiheit und Menschenwürde.

Wenn Sie als Fastender oder Therapeut Fastenwirkungen erfahren haben, die über die hier beschriebenen hinausgehen, so ist das für uns von großem Interesse. Wir sind für Ihre Zuschrift mit näheren Angaben zur Person des Fastenden (Alter, Geschlecht, unter Umständen Krankheits- und Behandlungsvorgeschichte, Art des Fastens, Fastendauer und Verlaufsform) sehr dankbar. Falls Sie Interesse daran haben, mit anderen Menschen gemeinsam zu fasten, schicken wir Ihnen gern Informationsmaterial. Bitte wenden Sie sich hierzu an den Verlag dieses Buches.

Literaturverzeichnis

1) Abele, J.: Fasten und Allergien. In: Der Naturarzt, 4 (1988) 7
2) Abele, J.: Lehrbuch der Schröpfkopfbehandlung. 3. Auflage, Heidelberg (1989)
3) Andersson, B.: Receptors subserving hunger and thirst. In: Neil, E. (Hrsg.): Handbook of Sensory Physiology, Vol. III 1, Berlin – Heidelberg – New York (1972)
4) Anemüller, H. (Hrsg.): D(-)-Milchsäure: ein Stoffwechselproblem. Germering, ohne Jahresangabe, 11
5) Anemüller, H.: Klassische Molketrinkkur. In: Dokumentation der besonderen Therapierichtungen und natürlichen Heilweisen in Europa. Band V, 1. Halbband, Essen (1992) 203
6) Arbesmann, P. R.: Das Fasten bei den Griechen und Römern. Gießen (1929) 120 ff.
7) Aschoff, D.: Warum Eiweißeinschränkungen bei Krebs? In: Krebsgeschehen 5 (1984) 126
8) Baigent, M.; Leigh, R.: Verschlußsache Jesus, München (1991)
9) Baile, C. A. et. al.: Effects of lactate and other metabolites on food intake of monkeys. In: American Journal of Physiology 219 (1970) 1606–1613
10) Bartmann, U.: Laufen und Joggen. Stuttgart (1991)
11) Basaglia, F. D.: Gesundheit, Krankheit. Das Elend der Medizin. Frankfurt (1985)
12) Baier, H.: Ehrlichkeit im Sozialstaat. Gesundheit zwischen Medizin und Manipulation. Zürich (1988) 86, 101
13) Benk, E.: Wissenswertes über Gemüsesäfte. In: AID Verbraucherdienst, 5 (1981) 112–114
14) Benk, E.: Wissenswertes über Fruchtsäfte. In: AID Verbraucherdienst 2 (1983) 28–30
15) Bio 7–8 (1988) Sonderdruck eines Interviews mit H. Lützner

16) Mit Bio-Waffen gegen den Krebs. In: Bio Spezial 3 (1992) 18–20
17) Bircher-Benner, M.; Bircher; M. E.: Früchtespeisen und Rohgemüse. 14. Auflage, Basel – Leipzig – Wien (1931) 8
18) Block, S.: Besser essen – länger leben. Alles über Schlemmen, Fasten und vernünftige Ernährung. München (1985) 145
19) Bös, K.: Handbuch für Walking. Aachen (1994) 64
20) Bohren, R.: Lebensstil: Fasten und Feiern. Neukirchen-Vluyn (1986) 71–72
21) Boysen, D.; Boysen, H.: Hipposana-Stutenmilch aus Nordfriesland. Produktinformation. Niebüll (1994)
22) Bragg, P. C.: Wunder des Fastens. 2. Auflage, Ritterhude (1990) 84, 122–123
23) Brauchle, A.: Handbuch der Naturheilkunde. Leipzig (1933) 98
24) Brehm, W.; Abele, A.: Auswirkungen sportlicher Aktivität. In: Baumann, H. (Hrsg.): Altern und körperliches Training. Bern – Göttingen – Toronto (1992) 103–104
25) Brosig, V.: Die Schroth-Kur. Ärztezeitschrift für Naturheilverfahren 4 (1994) 268
26) Brubacher, G.: Kurze Geschichte des Hungerns. In: Ärztezeitschrift für Naturheilverfahren, 4 (1994) 286–290
27) Buchinger, M. (Hrsg.): Heilfasten. Die Buchinger-Methode. München (1994) 21, 109
28) Buchinger, O.; Buchinger, A.: Das heilende Fasten, 4. Auflage, Wiesbaden (1991) 38, 69–71, 75, 122
29) Buddecke, E.: Grundriß der Biochemie. 6. Auflage, Berlin – New York (1980) 81
30) Bundesverband der Betriebskrankenkassen: Krankheitsarten und Unfallstatistik 1989. Essen (1990) 13
31) Burggrabe, H.: Richtig fasten – aber wie? In: Der Vegetarier, 2 (1991) 71
32) Canaris, U.: Gesundheitliche Selbsthilfegruppen und ihre Zusammenarbeit mit Ärzten. In: Jork, K. (Hrsg.): Gesundheitsberatung. Heidelberg – Berlin (1987)
33) Carlsson, S.: Deutschland im Alkoholrausch. In: Kneipp-Blätter 2 (1995) 49

34) Chevalier, S.: Diagnose: Am Menschen vorbei – Die Fragwürdigkeit des medizinischen Fortschritts. Düsseldorf (1994)
35) Christian Neureuther Gesellschaft (Hrsg.): Gewinnen mit Walking. Düsseldorf (1994) 32–33
36) Dahlke, R.: Bewußt Fasten. 7. Auflage, Neuhausen (1980) 60
37) Douwes, F. W.: Ernährungstherapie bei Krebskranken. In: Ärztezeitschrift für Naturheilverfahren 1 (1984) 5–14
38) Douwes, F. R. et al.: Hat das Fasten in der Therapie von Tumorpatienten einen Sinn? In: Krebsgeschehen 5, 6 (1984)
39) Helga Dürselen: Heilfasten – Entschlackung und Entgiftung nach der Buchinger-Methode. 5. Auflage, Düsseldorf – Wien (1994)
40) Ehret, A.: Vom kranken zum gesunden Menschen durch Fasten. 4. Auflage, Ritterhude (1991) 107
41) Eisenberg, W.: Der Fastenführer. Berlin – Leipzig (1937) 20
42) Ekblom, B.; Nordemar, R.: Rheumatoide Arthritis. In: Skinner, S. (Hrsg.): Rezepte für Sport- und Bewegungstherapie. Köln (1989) 142
43) Elmadfa, I.; Leitzmann, C.: Ernährung des Menschen. 2. Auflage, Stuttgart (1990) 194
44) Fahrner, H.: Das Fasten als Therapie degenerativer Gelenkerkrankungen. In: Ärztezeitschrift für Naturheilverfahren, 7 (1982) 395
45) Fahrner, H.: Fasten als Basistherapie der Hypertonie. In: Ärztezeitschrift für Naturheilverfahren 9 (1984) 512–516
46) Fahrner, H.: Fasten als Therapie. 2. Auflage, Stuttgart (1991) 57–60, 68, 112–113, 142, 164–166
47) Fahrner, H.: Das Heilfasten nach Dr. Otto Buchinger. In: Ärztezeitschrift für Naturheilverfahren 4 (1994) 279
48) Felbermayr, L.: Erfahrungen mit der Mayr-Kur und dem Saft-Fasten nach Buchinger. In: Ärztezeitschrift für Naturheilverfahren 10 (1990) 729
49) Fintelmann, V.: Intuitive Medizin – Einführung in eine anthroposophisch ergänzte Medizin. 2. Auflage, Stuttgart (1988) 32–33
50) Freitag, W.: Schwimmen. Reinbek (1977) 179

51) Gandhi, M.: Mein Leben. Frankfurt (1983) 237–238, 283
52) Gandhi, M.: Wegweiser zur Gesundheit. 2. Auflage München (1992) 19, 43, 66–67
53) Gandhi, M.: Handeln aus dem Geist. 2. Auflage Freiburg – Basel – Wien (1994)
54) Gebauer, D.: Die Mayr-Kur. In: Ärztezeitschrift für Naturheilverfahren 7 (1991) 561
55) Geesing, H.: Heil-Fasten. 3. Auflage, Frankfurt – Berlin (1994) 70
56) Giesecke, D. et al.: Zeitschrift für Ernährungswissenschaft, 24 (1985) 172–186
57) Glöckler, M.; Schürholz, J.; Treichler; M.: Anthroposophische Medizin. In: Dokumentation der besonderen Theapierichtungen und natürlichen Heilweisen in Europa. Band I, 1. Halbband, Essen (1991) 253, 268–303
58) Grafe, E.: Fieber und Fieberstoffwechsel. In: Archiv für Physikalische Therapie, 3 (1956) 139
59) Griesbeck, R.: Weniger ist mehr: Ein Werkbuch für die Fastenzeit. München (1989) 33
60) Große-Ruyken, F.: Gesundheitsbildung in der Praxis. Die Präventation als Grundlage einer neuen Medizin. In: Ärztezeitschrift für Naturheilverfahren 8 (1987) 573
61) Grün, A.: Auf dem Wege. Münsterschwarzach (1983) 27
62) Hacheney, F.: Wilfried Hacheney's levitiertes Wasser. In: raum und zeit 49 (1991) 3–9
63) zitiert nach: Hanssauer, W.: Manipulation mit dem Leben. Stuttgart (1988) 10
64) Zitate nach Heilmann, A. (Hrsg.): Texte der Kirchenväter, Band III, München 1964
65) Heine, H.: Die Grundregulation aus neuer Sicht. In: Ärztezeitschrift für Naturheilverfahren 12 (1987) 909–914
66) Heine, H.: Das System der Grundregulation – Grundlagen für eine ganzheitsbiologische Theorie der Medizin. 7. Auflage, Heidelberg (1989) 13–87
67) Heintz, R. (Hrsg.): Erkrankungen durch Arzneimittel. Stuttgart (1978)

68) Hemgesberg, H.: „Darm-Jogging“ als wesentliche Säule der ganzheitsmedizinischen Behandlung chronischer Obstipationszustände. In: Ärztezeitschrift für Naturheilverfahren 3 (1993) 176–182
69) Hempen, C.-H.: Die Medizin der Chinesen – Erfahrungen mit fernöstlicher Heilkunst. München (1988) 271–273
70) Hentschel, C.: Naturheilkunde – ein geschichtlicher Rückblick. In: Ärztezeitschrift für Naturheilverfahren. 7 (1985) 470
71) Hesseln, E.: Die Schroth-Kur. In: Dokumentation der besonderen Therapierichtungen und natürlichen Heilweisen in Europa, Band V, 1. Halbband. Essen 1992
72) Heun, E.: Die Rohsäftekur. Stuttgart (1951) 25, 86, 238–240, 244–245, 269–270
73) Heun, E.: Das Fasten als Erlebnis und Geschehnis. Frankfurt (1953)
74) Heun, E.: Nahrungstabus und Fasten bei Naturvölkern. In: Ernährungsumschau 2 (1972) 48–51
75) Heun, E.: Meidungen, Speiseverbote, Nahrungstabus und Fasten. Gebräuche bei Indianerstämmen Südamerikas. In: Ernährungsumschau 3 (1974) 74–76
76) Hindhede, M.: Die neue Ernährungslehre. Dresden (1922)
77) Hönck, C.; Annemüller, H.: Bericht über therapeutische Ergebnisse klassischer Molketrinkkur im Kneipp-Kurort. In: Ärztezeitschrift für Naturheilverfahren 10 (1981) 533
78) Hollmann, W.; Hettinger, Th.: Sportmedizin – Arbeits- und Trainigsgrundlagen. 3. Auflage, Stuttgart – New York (1990) 487, 621–624
79) Huber, E.: Liebe statt Valium – Plädoyer für ein neues Gesundheitswesen. Berlin (1993) 22, 39, 143
80) Isner, I. M. et al.: Sudden unexspected death in avid dieters using the liquid protein modified fast diet. In: Circulation 60 (1979) 1401
81) Klimakos, J.: Die Leiter zum Paradies. Landshut (1834). Nachdruck Freiburg (1987) 257 – 259
82) Jonas, H.: Technik, Medizin und Ethik. Praxis des Prinzips Verantwortung. Frankfurt (1987) 272

83) Juchheim, J. K.: Colon-Hydro-Therapie. In: Dokumentation der besonderen Therapierichtungen und natürlichen Heilweisen in Europa. Band V, 1. Halbband, Essen (1992) 75–79
84) Jung, H.: Heilerde – Anwendung und Wirkung. Stuttgart (1957) 53
85) Jungclaussen, E. (Hrsg.): Aufrichtige Erzählungen eines russischen Pilgers. Freiburg – Basel – Wien (1974) 206
86) Kapfelsperger, E.; Pollmer, U.: Iß und stirb – Chemie in unserer Nahrung. Köln (1992) 78–83
87) Kellerer, H.: Fasten à la Natural Hygiene. Bericht über eine Fastenkur in einem Natural-Hygiene-Zentrum in Florida. In: Lebenskunde, 5 (1990) 40–42
88) Kellner, R.; Berg, G.: Elektrolytverhalten im Hungerstoffwechsel. In: Zeitschrift für Ernährungswissenschaft 14 (1975) 285
89) Kellner, R. et al.: Kaliumsubstitution beim Fasten. In: Zeitschrift für Ernährungswissenschaft, 16/2 (1977) 75
90) Kienzle, P.: Fastentherapie bei Hauterkrankungen. In: Ärztezeitschrift für Naturheilverfahren 1 (1985) 34
91) Kirsch, L. M.: Isometrisches Training, Niederhausen (1990)
92) Kitayama, J.: Der Shintoismus – Die Nationalreligion Japans. Berlin (1943) 13–14
93) Köberle, R.: Untersuchung langjähriger Saunapatienten mit den Fragebögen BFB, VFB und MMPI. Diplomarbeit, Berlin (1973) 33
94) Kollath, W.: Zivilisationsbedingte Krankheiten und Todesursachen – ein medizinisches und politisches Problem. 2. Auflage Heidelberg (1962) 152
95) Krämer, W.: Wir kurieren uns zu Tode. Die Zukunft der modernen Medizin. Frankfurt – New York (1993) 139–149
96) Krause, H. R.: Über das Verhalten der Xanthoproteinreaktion nach Becher beim therapeutischen Fasten. Med. Diss., Berlin (1969) 54
97) Krauß, H.: Fasten als Heilmittel. In: Redetzky, H.; Thiele, H. (Hrsg.): Ernährung und Diät in Klinik, Kurort und Betrieb. Berlin (1960) 134, 140

98) Krauß, H.: Die Ernährung des Großstädters. In: Der Mensch in der Großstadt (Das Heidelberger Studio/Eine Sendereihe des Süddeutschen Rundfunks) Stuttgart (1960) 72–83
99) Krauß, H.: Vollwertkost für Kranke und Erholungssuchende. Berlin (1964) 123
100) Krauß, H.: Gesunde Küche. 7. Auflage, Berlin (1965) 73, 113
101) Krauß, H.: Möglichkeiten und Grenzen des therapeutischen Fastens. In: Diaita 4 (1967) 15, 17
102) Krauß, H.: Die Sauna. Uelzen (1973) 40–75
103) Krauß, H.: Leitfaden der Physikalisch-Diätetischen Therapie. Berlin (1975) 194–195
104) Krauß, H.: Physiotherapie zu Hause. Bern (1985)
105) Krauß, H.: Massage. In: Schimmel, K.-CH. (Hrsg.): Lehrbuch der Naturheilverfahren. Band I, Stuttgart (1986) 299, 320
106) Krauß, H.: Hydrotherapie. 5. Auflage, Berlin (1990) 192–193
107) Krauß, H.: Physiotherapie 90 – Anstehende Fragen und Regelungen im wiedervereinigten Deutschland. In: Ärztezeitschrift für Naturheilverfahren 11 (1990) III und persönliche Mitteilung
108) Kühlewind, G.: Vom Normalen zum Gesunden. 4. Auflage, Stuttgart (1991) 140
109) Kuhn, C.: Einflüsse des Fastens auf die kardiozirkulatorischen Risikofaktoren. In: Ärztezeitschrift für Naturheilverfahren 6 (1991) 476
110) Kuhn, C.: Fasten – Physiologie und methodische Notwendigkeiten. In: Ärztezeitschrift für Naturheilverfahren 7 (1992) 574
111) Kulvinskas, V.: Leben und Überleben. Kursbuch ins 21. Jahrhundert. 5. Auflage München (1988) 94–102
112) Kuroda, Y.: Aufrechterhaltung der körperlichen Fitneß. In: Dirix, A. et al: Olympia-Buch der Sportmedizin, Köln (1989) 283–287
113) Lange, H.-D.: Verhalten der Darmflora unter dem Einfluß des Fastens und der Überwärmungsbehandlung. Med. Diss., Berlin (ohne Jahresangabe) 39–41
114) Leibowitz, S. F.; Shor-Posner, G.: Hypothalamic monoamin

systems for control of food intake. Analysis of meal patterns and macronutrient selection. In: Carruba, M. O.; Blundell, J. E. (Hrsg.): Psychopharmacology of eating disorders: Theoretical and clinical developments. New York (1986) 29–49
115) Lenz, E.: Über den Einfluß des Fastens auf die Serumbakterizidie. Med. Diss., Berlin (1955) 33
116) Liepmann, D.: Entwicklung von Gesundheitsprogrammen in Organisationen. In: Schwarzer, R. (Hrsg.): Gesundheitspsychologie. Göttingen – Toronto – Zürich (1990) 449–452
117) Lischka, N.: Fasten als Migränetherapie. In: Ärztezeitschrift für Naturheilverfahren 12 (1992) 980–981
118) Lissner, L.: Komplikationen bei Anwendung ionisierender Strahlen. In: Heintz, R. (Hrsg.): Erkrankungen durch Arzneimittel, Stuttgart (1979) 577–583
119) Ludwig, W., Interview in: Treven, M.; Talkenberger, P. P.: Umweltmedizin. Idstein (1991) 73 ff.
120) Matejka, R.: Damit Gesundheit bezahlbar bleibt! Königstein (1994)
121) Mayer, I.; Bullen, B. A.: Nutrition, weight control and exercise. In: Johnson, W. R. und Buskirk, E. R. (Hrsg.): Science and Medicine of Exercise and Sport. New York (1974)
122) Mellerowicz, H.: Herz und Kreislauf beim Schwimmen. In: Sportmedizin und Schwimmen, Sonderheft von „Theorie und Praxis der Körperkultur". Berlin (1958) 41
123) Messing, N.: Heilen und Bierhefe. Die Wiederentdeckung einer alten Volksarznei. 3. Auflage, Bad Schönborn (1989) 26 –27
124) Messing, N.; Metz, H.: Der Segen aus dem Mikrokosmos. Wie Hefe und pflanzliche Einzeller der Gesundheit dienen. Bad Schönborn (1992) 46–48, 108
125) Messing, N.: Praktische Ernährungsmedizin bei Arteriosklerose, Diabetes und anderen Zivilisationskrankheiten. 6. erw. Auflage, Bad Schönborn (1994) 31
126) zitiert nach: Dr. H. Metz Gesundheitsforum. Hunzaland – das Tal der ewigen Jugend. Kelkheim (ohne Jahresangabe)
127) Misereor: Fasten für Gerechtigkeit. Aachen (1991) 19

128) Moeller, M. L.: Selbsthilfegruppen. Reinbek (1978) 376
129) Möller, S.: Durch Diätkuren zur Gesundheit. Leipzig (1938) 21
130) Moermann, C.; Breuß, R.: Krebs, Leukämie und andere scheinbar unheilbare Krankheiten – mit natürlichen Mitteln heilen. 7. Auflage, Braunschweig (1994)
131) Moog, O.: Fasten ist eine Hoffnung bei multipler Sklerose. In: Der Naturarzt 8 (1988) 11–12
132) Münchner Merkur, 18. Juli 1981
133) natur 2 (1994) 32
134) Nigg, W.: Große Heilige. Zürich (1946) 155–200
135) Noorden, C. v.; Salomon, H.: Handbuch der Ernährungslehre, 1. Band, Berlin (1920) 1139
136) Olivet, I.: Fasten in der Frauenheilkunde. In: Ärztezeitschrift für Naturheilverfahren 10 (1989) 769–770
137) Oman, D.: Interview in: Treven, M.; Talkenberger, P. P.: Umweltmedizin. Idstein (1991) 215–226
138) Ott, G. H. et al.: Zentralisierte interdisziplinäre Krebsbehandlung. In: Kärcher, H. G. (Hrsg.): Krebsbehandlung als interdisziplinäre Aufgabe. Berlin – Heidelberg – New York (1975) 1
139) persönliche Mitteilung einer Teilnehmerin am Fasten in Selbsthilfe. Nähere Angaben über den Verfasser.
140) Pflüger, B.: Gesundheit durch Freude. Leutesdorf, 4. Auflage (1985) 28, 78
141) Philippeit, U.; Schwartau, S.: Zuviel Chemie im Kochtopf? 2. Auflage, Reinbek (1991)
142) Pirke, K. M. in: natur 2 (1994) 46
143) Pirlet, K.: Was versteht man unter Stoffwechselschlacken? In: Erfahrungsheilkunde, 4 (1989) 223–224
144) Platen, M.: Die neue Heilmethode – Lehrbuch der naturgemäßen Lebensweise, der Gesundheitspflege und der naturgemäßen Heilweise. 1. Band, Berlin – Leipzig – Wien – Stuttgart (1907) 97–98
145) Popp, F.-A.: Die Botschaft unserer Nahrung – unsere Lebensmittel in neuer Sicht. Frankfurt (1993) 31–32

146) Probst, K. J.: Das Fasten nach Shelton. In: Ärztezeitschrift für Naturheilverfahren 4 (1994) 273–276
147) Reformhaus-Fach-Akademie (Hrsg.): L(+)- und D(-)-Milchsäure. Vorkommen, Stoffwechsel und ernährungsphysiologische Bewertung. Oberursel (1988) 66
148) Régamey, P. R.: Wiederentdeckung des Fastens. Wien – München (1963)
149) Riedlin, G.: Fastenkuren und Lebenskraft. 3. Auflage, Berlin (1921) 25, 36, 48–49
150) Rogers, P. R.; Blundell, J. E.: Separating the actions of sweetness and calories: effect of saccharin on hunger and food intakt in human subjects. In: Physiologie and Behavior 45 (1989) 1096–1098
151) Sagan, L. A.: Die Gesundheit der Nationen. Reinbek (1992) 66–67, 216–217, 305–308
152) Schaffert, F.-J.: Veränderungen der zirkulierenden Blutmenge bei absoluter befristeter Nahrungskarenz (Fasten). Med. Diss., Hamburg (1978)
153) Scheerer, F.: Die Verwertung unserer Wildfrüchte. Berlin (1948) 74–77
154) Schenck, E. G.; Meyer, E. H.: Das Fasten. Stuttgart – Leipzig (1938) 208–212, 290
155) Schenck, E. G.; Bentz, W.: Durst- und Fastenkuren. Stuttgart (1940) 118–132, 158–173
156) Schimmel, K. Ch.: „Entschlackung" – einst und heute. In: Ärztezeitschrift für Naturheilverfahren 5 (1982) 248
157) Schmidt, H.-G.: Fasten und Fastenwandern. In: Natur und Medizin 1 (1992) 14
158) Schmidt, R. F.: Durst und Hunger: Allgemeinempfindungen. In: Schmidt, R. F.; Thews, G.: Physiologie des Menschen. 20. Auflage, Berlin - Heidelberg – New York (1980) 341, 342
159) Schmidtbauer, W.: Weniger ist manchmal mehr. Zur Psychologie des Konsumverzichts. Reinbek (1990) 135
160) Scholmer, J.: Das Geschäft mit der Krankheit. Köln (1984)
161) Schrag, S.: Diabetestherapie mit Heilfasten. In: Ärztezeitschrift für Naturheilverfahren 10 (1992) 796–800

162) Schüller, H.: Die Gesundmacher. Berlin (1993)
163) Schulz-Utermöhl, H.: Bakteriologische, serologische und serocytologische Untersuchungen. Klinische Wochenschrift 87 (1939). Zitiert in: Schenck, E. G.; Bentz, W.: Durst- und Fastenkuren, Stuttgart (1940) 90
164) Selawry, A.: Johannes von Kronstadt, Starez Rußlands. Basel (1981)
165) Shelton, H. M.: Fasten kann Ihr Leben retten. Ritterhude (1990) 107, 108, 110–111, 323–327
166) Steiner, R.: Vortrag vom 18. Dezember 1916. In: Gesamtausgabe Nr. 173. Dornach (1966)
167) Steiner, R.: Vortrag vom 25. November 1917. In: Gesamtausgabe Nr. 178. Dornach (1966)
168) Steiner, R.: Vortrag vom 11. Oktober 1918. In: Gesamtausgabe Nr. 184. Dornach (1968)
169) Steiner, R.: Geisteswissenschaft und Medizin. Gesamtausgabe Nr. 312. Dornach (1976) 309, 327
170) Steiner, R.: Vortrag vom 1. Dezember 1918. In: Gesamtausgabe Nr. 186. 2. Auflage, Dornach (1979)
171) Thull, M.: Eine religiöse Idee neu entdeckt – Fasten für Leib und Seele. Diplomarbeit oec. troph., Mönchengladbach (1986)
172) Steglich, H.-D.: Ascorbinsäure- und Riboflavinblutspiegel unter den Bedingungen des Fastenstoffwechsels. Med. Diss., Berlin (1967) 51
173) Stöber, O.: Moorbrei oder Schwebstoff? Linz (1955) 36
174) SVR, (1985) 297, 302
175) Time-Life (Hrsg.): Laufen und gehen – Das richtige Trainingsprogramm. Amsterdam (1990)
176) Tschimmel, U. et al.: Power Walking. Gesund und fit durch richtiges Gehen. München (1994) 113–116
177) Tugendhat, E.: Vorlesungen über Ethik. Frankfurt (1993) 317–318
178) Verband Deutscher Rentenversicherungsträger (Hrsg.): VDR-Statistik. Rentenzugang 1989 (1990)
179) Vereinbarung zur Zusammenarbeit zwischen Betriebskran-

kenkassen und Betriebsärzten vom 4. 10. 1984 zwischen dem Bundesverband der Betriebskrankenkassen Essen und dem Verband Deutscher Betriebs- und Werksärzte e.V. Karlsruhe (Vorwort)
180) Völter, D.: Der Ursprung des Mönchtums. Tübingen – Leipzig (1900) 28–38
181) Vogler, P.; Krauß, H.: Periostbehandlung, Kolonbehandlung – Zwei reflextherapeutische Methoden. 5. Auflage, Leipzig (1980) 155–163
182) Waerland, A.: Übersäuerung als Ursache der Krankheiten. 11. Auflage, Bern, ohne Jahresangabe
183) Walker, N. W.: Natürliche Gewichtskontrolle. Ritterhude (1992) 32
184) Wallis, A.: Fasten: Was sagt die Bibel dazu? 6. Auflage, Aßlar, (1990)
185) Warburg in Scheller, E. (Hrsg.): Krebs – ein Milchsäureproblem. Krebsprobleme. Baden-Baden (1980)
186) Wassermann, O.: Fälschung und Korruption in der Wissenschaft. In: Bultmann, A.; Schmithals, F. (Hrsg.): Käufliche Wissenschaft – Experten im Dienst von Industrie und Politik. München (1994) 205–206
187) Weckbecker, E. v.: Fasten als Psychotherapie bei Hildegard. In: Der Naturarzt 1 (1993) 11
188) Weissinger, V.: Suchtprävention und Gesundheitsförderung. Grundlagen, Philosophie, Ansatzpunkte. In: Hauswirtschaftliche Bildung 1 (1994) 33–40
189) Wilhelmi-de Toledo, F. in: natur 2 (1994) 45
190) Wörterbuch der Medizin, Band 1 und 2, Berlin (1984)
191) Yanker, G.: Walking. München (1994) 10
192) Zabel, W.: Das Fasten. Stuttgart (1950) 91
193) Zerlett, G.: Präventionsmaßnahmen im Betrieb. In: Brandenburg, U. et al. (Hrsg.): Prävention und Gesundheitsförderung im Betrieb. Schriftenreihe der Bundesanstalt für Arbeitsschutz, Tb 51, Dortmund (1990) 35

Vorträge, Seminare und Kurse auch zum Thema Fasten bietet der Deutsche Naturheilbund e.V. an:

Deutscher Naturheilbund e.V.
Bundesgeschäftsstelle
Kreuzbergstraße 45
74564 Crailsheim
Telefon 07951/5504
Telefax 07951/45568

Das Thema Fasten in der Bibel

Altes Testament
Erstes Buch Mose 24, 23
Zweites Buch Mose 34, 28
Drittes Buch Mose 16, 29, 31
Drittes Buch Mose 23, 27, 32
Viertes Buch Mose 6, 3, 4
Viertes Buch Mose 29, 7
Fünftes Buch Mose 9, 9, 18
Buch der Richter 20, 26
Erstes Buch Samuel 20, 34
Erstes Buch Samuel 30, 11, 12
Erstes Buch Samuel 31, 13
Zweites Buch Samuel 1, 12
Zweites Buch Samuel 3, 35
Zweites Buch Samuel 11, 11
Zweites Buch Samuel 12, 16–23
Erstes Buch der Könige 17, 6–16
Erstes Buch der Könige 19, 8
Erstes Buch der Könige 21, 4, 5
Erstes Buch der Könige 21, 9, 12
Erstes Buch der Könige 21, 27
Erstes Buch der Chronik 10, 12

Zweites Buch der Chronik 20, 3
Buch Esra 8, 21–23
Buch Esra 10, 6
Buch Nehemia 1, 4
Buch Nehemia 9, 1
Buch Ester 4, 3
Buch Ester 4, 16
Buch Ester 9, 31
Buch Hiob 33, 19, 20
Buch der Psalmen 42, 3
Buch der Psalmen 69, 10
Buch der Psalmen 102, 4
Buch der Psalmen 107, 17, 18
Buch der Psalmen 109, 24
Buch Jesaja 58
Buch Jeremia 36, 6, 9
Buch Daniel 1, 12–16
Buch Daniel 6, 18
Buch Daniel 9, 3
Buch Daniel 10, 2, 3
Buch Joel 1, 14
Buch Joel 2, 12
Buch Joel 2, 15
Buch Jona 3, 5–9
Buch Sacharja 7, 3–5
Buch Sacharja 8, 19

Neues Testament

Evangelium nach Matthäus 4, 2
Evangelium nach Matthäus 6, 16–18
Evangelium nach Matthäus 9, 14–15
Evangelium nach Matthäus 9, 15
Evangelium nach Matthäus 11, 18
Evangelium nach Matthäus 15, 32
Evangelium nach Matthäus 17, 21
Evangelium nach Markus 2, 18

Evangelium nach Markus 2, 19, 20
Evangelium nach Markus 9, 3
Evangelium nach Markus 9, 29
Evangelium nach Lukas 2, 37
Evangelium nach Lukas 4, 2
Evangelium nach Lukas 5, 23
Evangelium nach Lukas 5, 34, 35
Evangelium nach Lukas 18, 12
Apostelgeschichte 9, 9
Apostelgeschichte 13, 2, 3
Apostelgeschichte 14, 23
Apostelgeschichte 23, 12–21
Apostelgeschichte 27, 9
Apostelgeschichte 27, 21–33
Brief an die Römer 14, 21
Erster Brief an die Korinther 8, 13
Zweiter Brief an die Korinther 6, 5
Zweiter Brief an die Korinther 11, 27
Erster Brief an Timotheus 4, 3

Teilfasten – ein Gesundheitsschlager

Entsäuern – Entschlacken – Entgiften und dabei abnehmen

Doris Wroblewski

4. Auflage

Das Heilfasten gilt bei vielen Erkrankungen als der „Königsweg" zur Wiedererlangung der Gesundheit. Entlastet von einem Übermaß an Nahrung kann sich der Körper von Schlacken und Giften befreien. Der Geist findet in der Zeit der Nahrungsenthaltung zur Ruhe und der Mensch so zu innerem Gleichgewicht zurück. Doch fällt vielen Menschen der völlige Verzicht auf das tägliche Essen nicht leicht.
Jenseits von Verboten und strengen diätetischen Richtlinien hat Doris Wroblewski deshalb aus der Fülle des heutigen Ernährungswissens einen für jeden gangbaren Weg entwickelt. Mit dem hier beschriebenen Teilfasten können die Vorteile des Fastens genutzt werden, ohne auf Essen und Trinken verzichten zu müssen.
Mit den vielen praktischen Tips, die über den Ernährungsbereich hinausgehen, mit leicht anzuwendenden Grundrezepten, einem Einkaufszettel, nützlichen Adressen und Literaturhinweisen können auch Sie schrittweise Ihrem Ziel, Gesundheit und Idealgewicht wiederzuerlangen, näher kommen.

ISBN 3-929960-09-5

DM 18,80

Die Heilkraft der Eigenharn-Therapie

Ingeborg Allmann

8. Auflage

Die Aktivierung unserer Selbstheilungskräfte ist heute – in einer Zeit, in der unsere Gesundheit mehr und mehr durch Umwelteinflüsse, Apparate-Medizin und chemische Medikamente beeinflußt wird – wichtiger denn je.
Die Eigenharn-Therapie, eine schon seit Jahrtausenden von vielen Völkern erprobte Heilweise, gewinnt auch bei uns immer mehr Anhänger.
Daß diese Therapie sich inzwischen erfolgreich bewährt hat, beweist Ingeborg Allmann in diesem Buch.
Abseits ausgetretener medizinischer Pfade zeigt sie anhand von Heilbeispielen, umfangreicher Literatur, die sie teilweise selbst übersetzt hat, und nicht zuletzt an ihrer eigenen Krankheitsgeschichte, wic Eigenharn helfen und heilen kann.
Wunder kann auch die Eigenharn-Therapie nicht vollbringen, aber es mutet fast wie ein Wunder an, was der Eigenharn bei seiner Wiederverwertung Erstklassiges zu leisten vermag.

ISBN 3-929960-08-7 DM 24,80

Damit Gesundheit bezahlbar bleibt!

Kosten senken durch Naturheilverfahren oder was am Gesundheitswesen (so) alles faul ist und was zu ändern wäre

Dr. Rainer Matejka

Hohe Kosten, hohe Versicherungsbeiträge, Gruppenegoismus und steigende Probleme vor allem mit den sogenannten Zivilisationskrankheiten kennzeichnen unser heutiges Gesundheitswesen.
Während viele von einem „weiter so" reden und meinen, es ginge nur darum, dieses „weiter so" irgendwie zu finanzieren, will das Buch aufzeigen, daß unser Gesundheitswesen zahlreiche Schwachstellen aufweist. Bloße Reparaturen reichen da nicht aus. Vielmehr sind in weiten Bereichen grundlegende Umdenkprozesse notwendig. Im Mittelpunkt dabei: die nachhaltige Integration naturheilkundlicher Denk- und Heilweisen in die medizinische Aus- und Weiterbildung. Doch die Bevölkerung muß mehr als bisher über die Möglichkeiten einer naturgemäßen Heil- und Lebensweise informiert werden.
Alle Reformbemühungen werden jedoch zwecklos sein, wenn sie nicht durch eine Reform unseres Krankenversicherungswesens begleitet werden. Das gegenwärtige System begünstigt vor allem die „Absahner". Es würgt jegliche Eigeninitiative ab, bestraft eine gesundheitsbewußte Lebensweise durch überhöhte Beiträge und belohnt immer diejenigen, die unkritisch die Hand aufhalten. Am Beispiel der häufigsten Erkrankungen wie etwa Herz-Kreislauf-Erkrankungen, Krebs, Allergien, Rheuma, Osteoporose und Migräne werden zwanglos die andersgelagerten Denkansätze einer naturheilkundlich ganzheitlich orientierten Medizin geschildert.
Deshalb will das Buch eine Brücke bauen zwischen Naturheilkunde und der Schulmedizin. Denn nur gemeinsam haben beide eine Zukunft.

ISBN 3-927027-09-X DM 22,80

Pro und Contra Rohkost-Ernährung

Jamila Peiter

3. Auflage

Jamila Peiter zeigte Mut und hat das Tabu der Verfechter der reinen Rohkostlehre gebrochen. Nach enthusiastischen Jahren mit der „Heilkost“ sieht sie nicht allein die Pro-Seite dieser naturbelassenen unerhitzten Frischkost, sondern nimmt auch zunehmend die Contra-Seite zur Kenntnis. In ihrer dritten überarbeiteten Auflage von „Die Heilkraft der Vitalernährung“ läßt die Autorin ihre langjährigen Erfahrungswerte mit der Rohkost einfließen und ändert zwangsläufig den Buchtitel ab zu „Pro und Contra Rohkost-Ernährung“. Ihr engagierter Einsatz für naturbelassene Nahrung und ihr späteres kritisches Hinterleuchten dieser Ur-Nahrung des Menschen sind untrennbar mit ihrem persönlichen Schicksal verbunden. Ihr selbst war das Leidenspäckchen „Immunschwäche“ bereits in die Wiege gelegt, was eine „unendliche Krankengeschichte“ auslöste. Kaum ein Organ ihres Körpers blieb von Krankheiten verschont. Die Wende 1979 verdankte sie Dr. med. M. O. Bruker. Das Unglaubliche geschah: Nach zehn Tagen der Umstellung auf Rohkost war Jamila Peiter beschwerdefrei. Das Thema Ernährung bestimmte seitdem ihr Leben. 1981 ließ sie sich bei Dr. Bruker zur Gesundheitsberaterin ausbilden, eröffnete in Frankfurt/Main einen Naturkostladen, ging mit Vorträgen und Seminaren über Vollwertkost an die Öffentlichkeit und hält seitdem Kontakt mit vielen Rohkost-Anhängern. 1984 befaßte sie sich außerdem intensiv mit der Instinkto-Therapie von Guy Claude Burger in seinem Therapie-Zentrum in Paris.
In ihren ersten Rohkost-Jahren zählte nur die Pro-Seite dieser vitalisierenden Kostform. Ja, ihre Überzeugung nahm solch fanatische Züge an, daß jeder Verstoß gegen die selbstauferlegten Ernährungsregeln ein schlechtes Gewissen erzeugte und schon der Verzehr einer gekochten Kartoffel in Selbstvorwürfen endete!

Doch ab dem vierten Rohkostjahr kamen die Rückenschmerzen und Magen-Darm-Beschwerden zurück und öffneten der Autorin zunehmend Auge und Ohr für die Contra-Seite. Sie mußte feststellen, daß mit jedem weiteren Rohkostjahr „Körper und Seele immer mehr auf der Strecke blieben“. Eine Umfrage-Aktion der Autorin brachte außerdem zum Vorschein, daß etwa 90 Prozent der antwortgebenden Rohköstler (522 von 1000) durch die Umstellung auf reine Rohkost – genau wie die Autorin selbst – eßsüchtig geworden waren. Und Sucht bedeutet immer ein Mangel. Diese Extrem-Erfahrungen in der Rohkost-Szene haben sich inzwischen auf ein gesundes Maß eingependelt und stabilisiert. Nach Ansicht der Autorin ist „eine Ernährungsform in gleichem Maße nützlich, wie sie von Körper, Seele und Geist nicht nur angenommen, sondern tagtäglich praktisch umgesetzt werden kann“. Wer in dem Buch naturwissenschaftliches Detailwissen und Fakten über Nährstoffe, Vitamine, Mineralstoffe und Spurenelemente erwartet, wird nicht auf seine Kosten kommen. Wer jedoch an erlebten Erfahrungen mit der Vitalkost interessiert ist und seine Ernährungsweise grundsätzlich und kritisch überdenken möchte, wird diesem Buch eine Fülle von konkret umsetzbaren Anregungen und auch Kontakt-Adressen entnehmen können.

ISBN 3-927027-08-1 DM 30,–

Zwischen Ethik und Profit

Arzt und Patient als Opfer eines Systems

Edgar Berbuer

Ein Arzt packt aus. Schuld daran ist unser Gesundheitssystem, das Arzt wie Patient dazu verführt, von den Pfaden der Moral und Ethik abzuweichen. Moral ist Luxus und wird bestraft mit Leistungsentzug.
Das Vertrauensverhältnis zwischen Arzt und Patient bleibt davon nicht unberührt. Zwänge und Ängste, die daraus entstehen, lassen Vertrauen schwinden und Mißtrauen wachsen. Eine offene Front nach vielen Seiten entsteht. Das Fazit lautet: Unsere Medizin ist krank, reduziert auf intensive technische Diagnostik und ausgiebige Medikamentenverordnung. Der Mensch, der Patient als Ganzes verschwindet aus dem Blickwinkel. Die Medizin degeneriert immer mehr zu einem profanen Dienstleistungsunternehmen, in dem der Mensch zu kurz kommen muß. Sein Körper wird fachärztlich aufgeteilt, für Seele und Gefühle ist da kein Platz mehr.
Dieses Buch ist keine Schuldzuweisung. Es ist die Bilanz eines engagierten Arztes für Allgemeinmedizin aus vorderster Frontlinie. Es ist ein Hilferuf an alle, die sich für die Medizin und unser Gesundheitssystem verantwortlich fühlen. Angesprochen sind Patienten, Ärzte, Politiker, Juristen, Journalisten, Versicherungen, Gewerkschaften und die Verantwortlichen für die medizinische Ausbildung.
Dr. med. Berbuer appelliert an Ethik und Moral aller, die die Verantwortung dafür tragen, wie die Zukunft an die Solidarität des einzelnen, aus sozialer Absicherung kein Ausbeuteverhalten zu entwickeln. Unser Gesundheitssystem ist kein Selbstbedienungsladen. Das würde über kurz oder lang Konkurs bedeuten.

ISBN 3-927027-04-9 DM 24,80